PARALYSIES

DANS LES

MALADIES AIGUES

DU MÊME AUTEUR

———

Trois observations de rage humaine, réflexions (*Progrès médical*, 1873).

De la sciatique et de l'atrophie musculaire qui peut la compliquer (*Arch. génér. de médecine*, 1875) et tirage à part, in-8.

Contribution à l'étude des convulsions et paralysies liées aux méningo-encéphalites fronto-pariétales; thèse Paris, 1876, avec six figures intercalées dans le texte et en lithographie. J.-B. Baillière et fils.

De la blépharoptose cérébrale, paralysie dissociée de la troisième paire (*Arch. génér. de méd.*, août 1877).

Des conditions matérielles qui empêchent le cœur de se contracter dans l'asthénie cardiaque, en collaboration avec le Dr J. RENAUT (*Bullet. Soc. de biologie*, 1877).

De l'adipose sous-cutanée des membres atteints d'atrophie musculaire deutéropathique (*Revue mensuelle de médecine et de chirurgie*, janvier 1878).

Note sur un cas d'athétose : observation, autopsie (*Bulletin de la Société anatomique*, 1878).

Note sur un cas de rétrécissement acquis de l'artère pulmonaire, chez un malade mort de tuberculose généralisée ; en collaboration avec le Dr J. DUGUET (*Bulletin de la Soc. médic. des hôpitaux*, novembre 1878).

De la déviation conjuguée des yeux et de la rotation de la tête par excitation ou paralysie des sixième et onzième paires (*Soc. anatomique*, avril 1879) et tirage à part, in-8, 60 pages avec une planche en lithographie, publication du *Progrès médical*, 1879.

DES

PARALYSIES

DANS LES

MALADIES AIGUES

PAR

Le Dr Louis LANDOUZY,

Médecin des hôpitaux.
Ancien Chef de clinique de la Charité,
Membre honoraire de la Société Anatomique,
Membre titulaire de la Société de Biologie.

———

PARIS
LIBRAIRIE J.-B. BAILLIÈRE ET FILS
RUE HAUTEFEUILLE 19, PRÈS LE BOULEVARD SAINT-GERMAIN
——
1880

A LA MÉMOIRE DE MON PÈRE

M. H. LANDOUZY

Directeur, Professeur de l'École de Médecine de Reims, etc.

ERRATA

Page 8, *lisez :* portée *au lieu de* partie.

— 9, *lisez :* relèvent *au lieu de* relève.

— 13, *lisez :* convalescence *au lieu de* guérison.

— 27, *lisez :* plus solide *au lieu de* solide.

— 30, *lisez :* excuse *au lieu de* exerce.

— 31, *lisez :* un nombre *au lieu de* au nombre.

— 66, *lisez :* ceux-ci consistent *au lieu de* celle-ci consiste.

DES

PARALYSIES

DANS LES

MALADIES AIGUES

CHAPITRE PREMIER.

Délimitation du sujet.

IDÉE GÉNÉRALE DES PARALYSIES DANS LES MALADIES AIGUES.

Nos efforts doivent tendre, tout d'abord, à fixer les limites dans lesquelles peut être renfermée la question *des Paralysies dans les maladies aiguës*.

Nous en tenant aux termes mêmes du programme, notre objectif principal, sinon exclusif, sera l'étude des troubles moteurs dans leur subordination, immédiate ou éloignée, aux maladies aiguës. Le mot paralysie, employé seul, est si étroitement lié, par l'usage, à l'idée de perte des mouvements volontaires ou involontaires, qu'on prend soin de spécifier chaque fois qu'on veut lui donner une plus grande extension.

Landouzy.   2

Nous ne traiterons pas les paralysies sensitives, c'est-à-dire les anesthésies, nous n'en parlerons qu'incidemment alors que nous trouverons dans leur combinaison ou dans leur non association avec les troubles moteurs partiels ou étendus, un moyen de mieux peindre la physionomie, de mieux fixer la marche, le siège et la nature des paralysies.

Nous noterons, chemin faisant, les troubles de la sensibilité générale ou sensorielle, aussi bien que les troubles intellectuels quand nous les verrons faire cortège aux paralysies ; nous relèverons et les perversions psychiques et les perversions sensitives mariées aux paralysies, bien moins par préoccupation de donner du malade un portrait ressemblant, que par le désir, envisageant la maladie sous toutes ses faces, de la mieux comprendre. Tout en ne voulant traiter ni des paralysies sensitives, ni des paralysies intellectuelles, nous aurons en plus d'une occasion à les invoquer comme un moyen de nous faire de la nature des paralysies une idée plus exacte, certain qu'elles peuvent prendre, entre les mains du médecin, l'importance d'un réactif physiologique et l'aider à pénétrer plus avant dans les notions de siège et de mécanisme des akinésies.

Pour ce qui est des paralysies vaso-motrices, nous ne pourrons non plus les étudier, nous les enregistrerons simplement dans leurs rapports avec les autres troubles paralytiques. A cela, devra se borner notre étude des paralysies vasculaires, sans quoi, les congestions, les inflammations, la fièvre, par lesquelles s'affirment les affections aiguës, étant, en tout ou partie, sous la dépendance de troubles paralytiques vaso-moteurs, il nous faudrait faire de fréquentes excursions en dehors de notre sujet, il nous faudrait passer en revue la pathologie tout entière.

Mais, s'il est clairement indiqué, de par le titre du sujet, de n'enregistrer qu'incidemment, comme complément d'informations, les paralysies sensitives et vaso-motrices, nous nous trouvons embarrassé pour marquer les limites dans lesquelles doit se faire l'étude même des troubles moteurs dans les maladies aiguës.

En effet, ce serait excéder toutes mesures imposées d'ordinaire aux travaux du genre de celui-ci, que, prenant au pied de la lettre, l'expression paralysies dans les maladies aiguës, de songer à esquisser, même dans ses traits généraux, l'histoire des paralysies liées aux maladies aiguës, c'est-à-dire « aux modifications, soit anatomiques, soit physiologiques, soit chimiques, survenues dans l'économie accidentellement et en dehors de toute action organique régulière. (1) »

Les paralysies, dans ces maladies de durée assez courte, d'évolution définie, cyclique ou non cyclique, n'apparaissent-elles pas en grand nombre, tantôt comme élément morbide accessoire surajouté et de peu d'importance, tantôt au contraire, comme faisant partie intégrante de la maladie, comme tenant la première place dans le cortège symptomatique, comme immédiatement et nécessairement subordonné à l'expression anatomique de l'affection?

Parmi les premiers de ces troubles paralytiques, nous pourrions citer les paralysies locales, développées in situ, si étroitement liées, si immédiatement superposées aux affections aiguës locales que leur physiologie pathologique ne saurait guère être discutée. Telles sont, les paralysies des muscles sous-jacents à une muqueuse ou à une séreuse enflammée, toutes paralysies rentrant sous l'application de la loi de Stokes; telles, par exemple, la parésie du voile du palais contemporaine d'une palatite, la parésie

(1) Hardy et Béhier, Pathol. générale, in traité de pathol. interne, t. II, 3e édition.

cardiaque subordonnée à une endocardite, le collapsus cardiaque compliquant une péricardite intense, telle l'hémiparésie du diaphragme dans la pleurésie diaphragmatique, telle encore la paralysie des intercostaux dans l'empyème, telle la paralysie des parois musculaires intestinales dans la péritonite, tel enfin l'engouement cæcal aussi souvent effet que cause de la pérityphlite.

Parmi les seconds des troubles paralytiques, devraient figurer tous ceux qui font partie intégrante de la maladie, qui constituent son expression symptomatique principale, ordinaire et attendue, telles sont les paralysies des méningites simple, tuberculeuse ou épidémique, des encéphalites, des méningites spinales, des myélites, etc., etc.

Etudier ces diverses paralysies sous prétexte qu'elles apparaissent dans des maladies aiguës, ce serait donner à notre sujet toute la partie compréhensive dont il serait peut-être, de par son titre, à la très grande rigueur susceptible, mais, ce serait forcer les termes de la question et ne l'envisager ni sous son vrai jour, ni dans son acception classique.

Nous livrer à l'étude de ces diverses paralysies, localisées ou étendues, nous forcerait à faire une incursion dans la pathologie presque tout entière : cela nous amènerait d'une part à faire un chapitre de physiologie pathologique dont l'intérêt consisterait à rattacher les symptômes paralytiques aux lésions grossières, indiscutables, qui les ont produits. Cela, d'autre part, nous conduirait à esquisser un chapitre de séméiotique dans lequel, comparant dans leur mode de début, dans leurs allures, dans leur marche, dans leur durée, dans leur terminaison, toutes les paralysies, nous les rattacherions à leur substratum anatomique, et, par le procédé mis chaque jour en œuvre au lit du malade, nous nous efforcerions de remonter du symptôme à la lésion et de celle-ci à la maladie.

Procéder à une pareille enquête dont nous ne méconnaissons nullement l'intérêt, ne serait pas envisager par le vrai côté la question qui nous est échue.

Interrogeons la tradition, sachons entendre le langage de l'Ecole ; celui-ci, d'accord avec les idées que les médecins se sont transmises au travers des âges, nous apprendra que, étudier les paralysies dans les maladies aiguës, veut dire : étudier celles d'entre les paralysies qui, survenant soit au cours, soit le plus souvent au déclin, durant la convalescence. parfois même après la guérison des maladies aiguës, relève évidemment d'elles, sont sous leur dépendance mais ne sont qu'un accident accessoire, purement contingent et même assez rare.

Cette notion de paralysies surajoutées à un certain nombre de maladies aiguës générales, de fièvres, cette notion léguée par la vieille médecine, n'a fait que s'affirmer, positive et vraie qu'elle était, comme demeurent exactes toutes les acquisitions dues à l'observation rigoureuse et dépourvue de toute préoccupation de systèmes.

Tandis que cette notion défiait le temps, tout autre était la destinée des théories péniblement édifiées pour relier ces faits entre eux, théories reflétant, soit les doctrines dominantes des époques qui les ont vu naître, soit les idées et les préoccupations de leurs auteurs ; idées doctrinales et théories avec lesquelles nous aurons à compter. alors que nous verrons les paralysies des maladies aiguës, être dénommées paralysies essentielles, paralysies des convalescents, paralysies des fièvres, paralysies diffuses, asthéniques, sympathiques, réflexes ou périphériques, suivant que les auteurs, par l'emploi de chacun de ces qualificatifs entendent marquer l'idée qu'ils se sont faite de ces troubles paralytiques envisagés, soit dans leur modalité anatomique, dans leurs causes occasionnelle ou détermi- nante, dans leur physiologie pathologique, soit enfin, dans le siège des lésions qui pourraient bien les produire.

Ce sont tous les troubles paralytiques décrits sous ces diverses dénominations que nous devrons étudier, nous gardant, jusqu'à plus ample informé, de les englober sous une appellation commune, nous en tenant à l'expression vague de paralysies dans les maladies aiguës. Cette ex- pression a l'immense avantage de ne préjuger ni la nature, ni la physiologie pathologique des troubles morbides si variables dans leur fréquence, si différents dans leurs al- lures, si dissemblables dans leur destinée, qu'on doit, *à priori*, admettre qu'ils n'apparaissent pas, dans leur genèse justiciables d'un procédé univoque.

Ce sont toutes ces paralysies que nous aurons à étudier dans leurs formes, leur marche, leur durée, leur terminai- son et leur pathogénie, préoccupé plutôt de les mettre en lumière que de chercher à grouper, quand même, entre eux, des troubles paralytiques dont le seul lien véritable- ment commun est d'apparaître dans les maladies aiguës. Ces paralysies, en effet, prêtent-elles bien, d'emblée, à un autre rapprochement ?

La variabilité, dans le temps, d'apparition des paraly- sies plus encore que la variabilité extrême de leur expres- sion symptomatique se charge de répondre par la négative.

Cette variabilité chronologique des akinésies est si grande qu'elle établit déjà de singulières différences entre elles et permet de former, parmi les paralysies, deux groupes na- turels. Un premier groupe comprendrait les paralysies qui viennent à la traverse de l'évolution jusqu'alors nor- male et classique de la maladie, soit à titre de phénomène symptomatique singulièrement grossi et exagéré (paraplégie frappant un varioleux rachialgique pendant la période d'invasion), soit encore à titre d'accident purement fortuit (hémiplégie pneumonique) n'ayant en apparence. de près ou de loin, pas grand'chose à voir avec la maladie aiguë.

Un second groupe comprendrait les paralysies survenant d'une façon lente, tardive et lointaine (paralysies diphthéritiques), formant à la maladie comme une suite qu'on a peine à rattacher à son commencement, tant la distance est grande entre la fin de la maladie et le commencement des paralysies.

Pour qui envisagerait la maladie aiguë, — qui est celle de courte durée et d'évolution définie, cyclique ou non cyclique, — comme un drame morbide en trois actes :

Premier : prélude morbide durant lequel la maladie prend possession de l'organisme ;

Second : stade évolutif, caractérisant la réaction de l'organisme ;

Troisième : stade de restitution lente à l'état normal, c'est-à-dire à la santé.

Les paralysies du premier groupe formeraient comme autant de tableaux plus ou moins directement reliés à l'action qui se déroule sous les yeux de l'observateur, ces tableaux trouvant leur place, sinon obligée, au moins naturelle dans l'un quelconque des trois actes, donnant, si on peut ainsi dire, plus d'intérêt encore à l'action, augmentant les péripéties du drame et menaçant parfois d'en précipiter le dénouement !

Tout autres seraient les paralysies du second groupe ; elles apparaissent si lentement et si longtemps après que le drame morbide est terminé, qu'on a peine à saisir un lien entre les événements passés et ceux dont l'évolution commence à peine. La maladie est si bien finie. parfois si

bien oubliée, qu'on fait difficulté de lui rattacher les accidents nouveaux, dont on risque ainsi de méconnaitre la
filiation.

Pour reprendre notre comparaison, on croirait à un
drame nouveau évoluant sur le même théâtre, tandis que,
en réalité, il s'agit d'évènements se rattachant au drame
comme une suite, sinon fatale, au moins naturelle.

La paralysie du convalescent, car c'est d'elle qu'il s'agit
ici, apparait alors comme un épilogue ; elle se rattache à la
maladie par les mêmes liens qu'une morale s'unit à la fable
qu'elle achève, sans que, pourtant, cette fable cesse d'être
complète, si on ne la fait pas suivre de son épilogue.

De toutes les paralysies liées aux maladies aiguës, les
plus variables dans leurs formes sont celles qui ressortissent au premier groupe, celles qui apparaissent au cours
de la maladie, tantôt lentement, comme dans le premier
stade de la variole par exemple, ou encore au déclin du rhumatisme, tantôt subitement, avec la soudaineté d'un orage,
telles, par exemple, la paralysie de l'impaludisme, telle
encore l'hémiplégie survenant au cours d'une pneumonie
ou d'une pleurésie, alors, que la première semble évoluer
normalement ou que la seconde est simplement traversée
par une thoracentèse.

Les paralysies ressortissant au second groupe, ont, d'ordinaire, une allure spéciale et une physionomie originale.
Le type de ces paralysies à lointaine échéance nous est
offert par ces akinésies progressant insidieusement, lentement, régulièrement au lendemain d'une diphthérie.

A côté de ces dernières paralysies, véritables épilogues
de maladies aigües, nous en trouvons d'autres, qui ayant
avec elles d'étroits liens de parenté, en diffèrent pourtant
par leur façon d'apparaître. Véritables paralysies *évoquées*
par la maladie aiguë éteinte, elles surviendront : tantôt brus-

quement, avant, au moment ou au lendemain même de la guérison, comme si la guérison n'avait fait que provoquer la *mise en train* de troubles paralytiques jusque là latents ; tantôt, lentement, comme résultant de la perturbation jetée dans l'organisme par la maladie qui semble avoir fait germer un levain qui, sans elle, n'aurait peut-être jamais levé. Ces paralysies, qu'on peut vraiment dire évoquées par les maladies aiguës, ont une importance considérable que nous aurons à faire ressortir à propos du pronostic à longue portée des troubles paralytiques associés aux maladies aiguës.

En résumé, l'histoire clinique des akinésies dans les maladies aiguës nous paraît comporter l'étude de paralysies, qu'il serait peut-être permis, vu leurs manières si dissemblables de subordination aux pyrexies, de ranger sous les épithètes suivantes :

Paralysies-accidents des maladies aiguës ;

Paralysies-épilogues des maladies aiguës ;

Paralysies-évoquées par les maladies aiguës.

Les variantes extrêmes dans la fréquence des paralysies des maladies aiguës (l'akinésie n'est-elle pas aussi commune dans la diphthérie qu'elle est exceptionnelle dans la rougeole?), leurs variétés dans la manière et le moment d'apparaître, leurs dissemblances symptomatiques, la multiplicité enfin des procédés mis en œuvre pour les produire, tout cela nous contraint à étudier les troubles paralytiques successivement dans chacune des maladies aiguës. Une description d'ensemble nous paraît, sinon impossible, au moins difficile à donner ; elle nous paraît surtout peu propre à montrer, avec les affinités organiques de telle ou telle maladie, ses tendances aux paralysies, ses prédispositions à faire celles-ci de telle manière plutôt que de telle autre. Nous pensons que c'est seulement après avoir démandé à la clinique les éléments d'une étude successive et comparative de toutes les paralysies des maladies aiguës, après les avoir envisagées sous toutes leurs faces, dans dans leurs divers modes de subordination, dans toutes leurs manières d'éclore et de finir, que nous pourrons prendre, d'abord, de leur personnalité une idée complète. essayer ensuite de rechercher leur nature et tenter de pénétrer leur physiologie pathologique.

Cette méthode analytique qui paraîtra, nous le savons, longue et fastidieuse, aura l'immense avantage de permettre de présenter les paralysies des maladies aiguës sous un jour un peu nouveau ; de démontrer que, à la faveur des enseignements de l'anatomie pathologique, la question longtemps confuse et obscure commence à s'éclaircir. Cette méthode, enfin, aura l'avantage de démontrer qu'il n'y a, de la part des maladies aigusë, derrière toutes ces paralysies, qu'une question d'affinités organiques, de déterminations et de localisations morbides.

CHAPITRE II.

Historique.

LES PARALYSIES DANS LES MALADIES AIGUES : D'APRÈS
LA TRADITION, D'APRÈS LES TRAVAUX MODERNES.

Les phénomènes par lesquels se révèlent les paralysies
sont trop manifestes pour qu'elles n'aient pas été remarquées dès les premiers temps de la médecine ; leur subordination aux maladies aiguës, en vertu de l'adage *post hoc
ergo, propter hoc*, fut consignée bien avant qu'on cherchât
à l'expliquer. Sur ce sujet, la pathologie contemporaine
doit se dire en communion d'idées avec la pathologie ancienne. Aussi, M. Imbert-Gourbeyre a-t-il pu, dans un mémoire très remarqué (1), faire l'histoire de ces paralysies,
« en laissant parler la tradition elle-même, en mettant en
regard l'observation ancienne et l'observation moderne. »

Si Avicenne, il y a près de mille ans, semble avoir compris la filiation de certains troubles paralytiques aux maladies aiguës, Forestus est sur ce point très explicite,
comme en témoigne le passage suivant : « Fit paralysis,
« statutis quibusdam febribus, quæ, quando, in paralysis
« membrorum anteriorum permutantur. »

Torti, Vogel, Eller, Boerhaave, Cullen, expriment la même
idée. Gruner (2), semblant même faire la distinction de cer-

---

(1) Recherches historiques sur les paralysies consécutives aux maladies aiguës. Gaz. médic. Paris. 1863 p. 381 et suiv.

(2) Semeiotice Halœ. 1775, (cité par Imbert-Gourbeyre.

tains troubles paralytiques survenant *au cours ou à la fin* des maladies aiguës, parle de l'avenir et de la terminaison des paralysies, *suites des maladies aiguës*, en des termes auxquels les médecins modernes ne trouveraient guère à reprendre quand il écrit, à propos de ces paralysies : « Mi- « nus periculum in fine acutorum. »

Il est si peu de maladies aiguës dans lesquelles les anciens n'aient signalé de paralysies, qu'on est tenté de se demander s'ils ont toujours bien vu ; si, d'une part, les perversions de la motilité dont ils parlent doivent toujours être mises sur le compte d'une vraie paralysie ; si, d'autre part, ils n'ont pas admis la filiation de phénomènes et de symptômes là où il n'y avait qu'une pure coïncidence ? Cette remarque doit, du reste, s'appliquer aussi bien aux travaux de quelques contemporains qu'à ceux des anciens ; à côté de faits incontestables, bien interprétés, une foule d'erreurs d'observation se sont glissées et ont fait englober dans une description commune certaine s des paralysies, qui ne sauraient rentrer dans les termes de la question tels que nous avons cru devoir la comprendre.

Sous ces réserves, il est certain que la médecine ancienne, qui poussait si loin les qualités d'observation, a sur ce point beaucoup vu.

Pour ce qui est, des paralysies signalées comme accidents et conséquences des fièvres continues graves, M. Imbert-Gourbeyre, qui en appellerait volontiers au témoignage d'Hippocrate, cite, comme ayant explicitement noté la subordination des troubles paralytiques, Forestus, Tissot, Fr. Hoffmann, Cullen, Stoll et J. Frank.

Malouin, à propos des épidémies du XVIII siècle (fièvre continue simple), signale l'apparition de paralysies, et insiste même sur ce fait, que quelques personnes malades de cette fièvre sont tombées paralytiques des cuisses et des jambes *dans le temps qu'on les saignait, et la saignée réitérée a augmenté cette paralysie.* Il y a dans cette constatation, un fait que nous aurons à retenir à propos de la pathogénie des accidents paralytiques.

Ferriar, dans sa relation de l'épidémie de typhus de Londres de 1795, dit expressément qu'en général les symptômes paralytiques n'apparaissent qu'après la cessation de la fièvre.

Fernel (1) serait le premier à signaler les paralysies *in fine intermittentium ;* après lui, cette conséquence des accès paludéens aurait été affirmée par Sennert, Hoffmann, Vogel, de Haen, Cullen, Borsieri, Torti, Verlhoff et Sauvages, d'où l'introduction par ces derniers pyrétologues, dans la nombreuse nomenclature des fièvres intermittentes, des fièvres soporeuses, apoplectiques, paralytiques et hémiplégiques.

Sanchez, Sennert, Etmuller, au xvii" siècle, avaient parlé des paralysies postdysentériques bien avant que Fabrice, Zimmermann et Frank nous en eussent donné la description.

On lit dans Etmuller : « Valide adstringentibus, maxime « in principio, dyssenteria suppressa, subinde graves exci- « tat affectus; nunc paresin contumacem, nunc abcessus « mesenterii. . . . . sic etiam paresin et dyssenteria ob- « servavit Velschius. »

Etmuller cite également Jean de Lamonière, médecin lyonnais, qui, dans sa Monographie parue à Lyon en 1626, dit de l'épidémie de dysentérie qu'il vient d'observer : « Ali- « quando transiit (dysenteria) in aliam morbi speciem, ut « dolores articulorum, paralysim, paresim, apoplexiam... »

Dans son chapitre VII, consacré à l'histoire de la paralysie dysentérique, de Lamonière distingue la paralysie

(1) Cité par Imbert-Gourbeyre. In Recherches historiq., p. 517.

complète de la paralysie incomplète (paresis). Comme
exemple de la première, il cite l'observation d'une servante
prise d'hémiplégie.

Fabrice de Hilden rapporte, dans les termes suivants, une
belle observation de paraplégie complète survenue chez un
jeune homme après une dysentérie grave : « Ab umbilico
« usque ad pedes resolutus fuit, ut excrementa alvi, simul
« et urina, involuntarie et guttatin effluerent. » Particularité importante, cette paralysie avait été précédée de contracture des extrémités.

Joseph Franck décrit la paralysie dysentérique d'après
des faits empruntés aux relations de l'épidémie meur-
trière qui a régné à Mayence en 1793.

Depuis, nombre de travaux ont été produits, dans lesquels les complications paralytiques ont été étudiées;
Schmidtmann notamment a décrit, en même temps que la
paralysie des membres, la paralysie des sphincters de l'anus
et de la tunique musculaire de la dernière portion du gros
intestin; c'est ce même accident de paralysie anale qu'a
décrit Cartier (De la dysentérie, th. doct. Paris 1859) dans
une épidémie dysentérique qui a sévi sur le Val-de-Grâce
au lendemain de la guerre d'Italie.

Imbert-Gourbeyre prouve, par nombre de citations, que
les nosologistes anciens, Stahl, Lieutaud, Cullen, etc.,
avaient saisi et noté la production des paralysies à la suite
des exanthèmes; cette idée se retrouve dans le mémoire de
Heine (Stuttgard, 1840), quand il affirme que l'origine des
paralysies chez les enfants remonte le plus souvent, soit à
la dentition, soit à un exanthème aigu.

La connaissance des paralysies, suites de varioles, ne
remonterait pas jusqu'à Avicenne, comme l'avait écrit
Gubler : il faut arriver jusqu'au xvii et xviii siècles pour
voir Horstius indiquer nettement les paralysies comme

épilogues de la fièvre varioleuse, pour voir Freind, préoccupé de combattre l'opion générale qu'on se fait du peu de
danger des varioles discrètes, citer le fait d'un enfant de
11 ans, pris de paraplégie au décours d'une fièvre qui
s'était marquée par l'apparition d'une quarantaine de pus-
tules varioliques. La paralysie dura six mois.

On trouve des observations de ce genre dans Sydenham,
Mead, Lieutaud, Van Swieten et Morton. A partir de cette
époque, la subordination des paralysies à la variole est
acceptée, bien des faits sont publiés ayant trait soit à des
paralysies des membres inférieurs, soit à des paralysies
généralisées, soit à des paralysies ne portant que sur un
membre, sur la vessie, sur le larynx ou sur l'un quelconque
des sens (cécité, surdité post-varioleuse). Non seulement
la filiation de ces faits est nettement établie, mais le pronostic de ces paralysies est généralement reconnu bénin ;
bien plus, les pyrétologues insistent sur cette particularité
qui a frappé les médecins contemporains, à savoir que les
paralysies sont loin d'être exceptionnelles dans la convalescence des varioloïdes les plus bénignes.

Pour être moins communes dans la fièvre pourpre,
les paralysies y sont observées dans les épidémies du
xviiie siècle. Delius (1) publie à Erlangen, en 1777, une monographie sur la paralysie des membres supérieurs à la
suite de la scarlatine. Klein, J. Frank en citent des exemples ; toutefois la plus grande attention doit être apportée
dans l'examen de ces faits, qui pourraient bien avoir trait
plutôt aux accidents cérébraux dont peut être traversée
la sacarlatine maligne, qu'aux complications paralytiques
proprement dites du déclin ou de la convalescence de la
fièvre pourpre.

1) Cité par Imbert-Gourbeyre.

Cependant, les paralysies isolées et vraiment scarlatineuses étaient décrites dans la relation que Högstrom (1) nous a laissée de l'épidémie de fièvre rouge qui a régné à Stokholm en 1790.

Ces troubles paralytiques signalés au décours des fièvres éruptives, Fr. Hoffmann les décrit également comme conséquences des rétrocessions de l'érysipèle. Ce qui ressort des observations anciennes aussi bien que des travaux produits par les auteurs contemporains, c'est que les paralysies érysipélateuses offrent cette particularité d'accompagner ou de suivre l'exanthème d'une façon bien plus immédiate que les paralysies ne le font d'ordinaire pour les fièvres éruptives. C'est ce que montre clairement l'analyse de trois cas de paralysie générale post-érysipélateuse publiés par M. Baillarger ; c'est ce qui ressort des faits produits par R. Leroy d'Etiolles, par Graves et par Gubler.

Ce n'est pas seulement dans les paralysies des maladies aiguës générales, des fièvres, que les anciens ont su reconnaitre une subordination étroite, il semble qu'ils aient bien vu les paralysies locales et voisines, puis les paralysies éloignées et diffuses que peuvent entraîner après elles la pneumonie et la pleurésie ; peut-être Hippocrate a-t-il décrit les premières ? En tout cas, Avicenne, dans plus d'une occasion, rattache aux maladies de poitrine certaines paralysies étendues, parfois même généralisées. Pour ce qui est des paralysies liées aux affections thoraciques, à en juger au moins par ce qu'en disent les contemporains, à s'en tenir aux faits qu'ils invoquent comme probants, nous croyons qu'il est prudent d'en beaucoup rabattre : nous savons que, dans plus d'un cas, il y a eu faute d'observation, erreur d'interprétation ou coïncidence fortuite. Pour

(1) Cité par Imbert-Gourbeyre.

tout dire en un mot, nous pensons, d'abord, que la subordination des akinésies aux phlegmasies thoraciques a été exagérée par Macario et par Gubler et que, dans le cas particulier comme en beaucoup d'autres, on a parfois exagéré ou mal interprété les paralysies écloses au lendemain d'une maladie aiguë. Combien de ces paralysies rapportées par Gubler à une pneumonie ou à une pleuro-pneumonie et qui ne sont que des paralysies diphthéritiques écloses à la faveur de vésicatoires pseudo-membraneux !

Ce n'est qu'au siècle dernier que les médecins sont frappés des coïncidences de certaines paralysies et des maladies de la gorge, notamment de certaines angines graves. D'après Littré, pourtant, on devrait faire remonter l'histoire des paralysies post angineuses jusqu'aux temps hippocratiques. Disons que ce qu'on trouve, sur ce sujet, dans les livres du père de la médecine, est si peu de chose qu'on comprend que la tradition s'en soit perdue pendant des siècles. Si, en 1684, Bellini, non content de signaler les paralysies angineuses cherche à les expliquer par la compression exercée par les parties phlogosées sur les carotides, d'où gêne à la nutrition et au fonctionnement du cerveau, il faut arriver jusqu'à la première moitié du xviii° siècle pour voir Chomel l'ancien, à propos d'une épidémie de mal de gorge gangréneux qui a régné à Paris en 1748, donner des paralysies angineuses une bonne description bientôt complétée par la relation de l'épidémie observée (1749) en Italie par Ghisi. La constatation des faits rapportés par le médecin de Paris et par le médecin de Crémone est assez nettement établie pour qu'il soit juste de faire, avec M. Maingault (1), dater du xviii° siècle l'histoire des paralysies post angineuses.

(1) De la paralysie diphthéritique. Paris, 1860.

Landouzy.   3

Chomel, à la fin de sa huitième observation, décrit en ces termes la paralysie du voile du palais : « la malade n'a commencé à être véritablement hors d'affaire que le quarante-cinquième jour de la maladie, ayant toujours de la peine à s'exprimer, parlant du nez et ayant la luette traînante. »

Il ajoute, à propos d'un autre cas, celui de la demoiselle de Bonac :

« J'ai appris que, le quarantième jour de la maladie, la malade parlait beaucoup du nez, était devenue louche et contrefaite, mais, en reprenant ses forces, elle a repris son état naturel. »

Une observation non moins topique est celle que Ghisi nous transmet de l'angine couenneuse de son fils :

« Nous laissâmes, dit-il, à la nature le soin de remédier aux étranges effets de cette maladie, effets qui se remarquaient chez beaucoup de ceux qui étaient déjà rétablis, et persévèrent pendant un mois environ après la guérison de l'angine et de l'abcès, l'enfant continuant à parler du nez ; ses aliments, au lieu de suivre le chemin de l'œsophage, revenant souvent par les narines, principalement ceux qui étaient le moins solides. »

Même constatation d'accidents paralytiques, mêlés à l'angine suffocante, est faite par Samuel Bard, dans sa relation de l'épidémie d'angines qui sévit à New-York en 1771.

« Il ne lui resta, dit le médecin américain, à propos du fait d'une petite fille de 2 ans 1|2, qui guérit d'une angine avec croup, qu'une grande faiblesse et un enrouement extraordinaire ou plutôt une telle perte de la voix qu'il était difficile de l'entendre ; le larynx conservait une sensibilité particulière par rapport aux liquides, de sorte qu'au moment où la petite malade essayait de boire, elle tombait dans un accès de toux, bien qu'elle pût avaler des aliments solides sans difficulté. Ces symptômes mêmes s'évanouissent à l'exception de la faiblesse et de l'aphonie, qui persévèrent plus longtemps, de sorte qu'au dixième mois elle pouvait marcher seule et élever la voix au-dessus du chuchotement. »

En 1810, Sédillot publia (journal de médecine) sous le titre : Paralysie des organes de la déglutition, une observation dans laquelle les symptômes de la paralysie du voile du palais et du pharynx étaient étroitement mêlés à une angine.

En 1828, dans son mémoire sur une épidémie d'angine maligne ou diphthéritique, qui avait régné dans l'Indre-et-Loire, le Dr Guimier relate que plusieurs de ces angines couenneuses furent suivies de paralysie palatine, d'amaurose incomplète et d'affaiblissement des membres inférieurs.

Ozanam, à propos de l'épidémie gangréneuse dont il se fait l'historien, dit, qu'à la suite de cette maladie, il restait souvent un nasillement de la parole, un affaiblissement de la vue et des membres inférieurs.

Jusque-là, pour intéressantes que soient les observations produites par les médecins que nous venons de citer, pour minutieusement rapportés dans leurs détails que soient ces faits, ils menacent de rester stériles, car la relation de cause à effet est méconnue. Le premier auteur qui aperçoit le trait d'union existant entre la diphthérie angineuse, laryngée et les paralysies, est le Dr Orillard, dans la relation qu'il nous a donnée de l'épidémie d'angine couenneuse qui a régné dans le département de la Vienne, entre 1834 et 1836.

Dans ce mémoire, non seulement le rapport est établi entre la maladie pseudo-membraneuse et les troubles paralytiques, mais le moment d'apparaître de ceux-ci, leur manière d'évoluer, de se généraliser et de disparaître, est explicitement noté.

En 1851, Trousseau et M. Lasègue signalent spécialement la paralysie pharyngo-laryngée à la suite de l'angine couenneuse ; la même année, M. Morisseau étudie, dans les mêmes conditions, la paralysie du voile du palais.

En 1854, paraît sur la paralysie palatine, suite d'angine, la thèse de M. Maingault qui n'était que le prélude des études remarquables (auxquelles nous devrons faire de larges emprunts) que l'auteur devait nous donner sur la paralysie diphthéritique.

En dépit de la lumière jetée sur la question par les faits accumulés, la subordination des paralysies à la diphthérie n'était pas une notion courante en médecine, la preuve en est que cette suite possible, « cette complication des angines, » avait complètement échappé (1) à la sagacité de Bretonneau, qui ne la mentionne pas dans ses travaux restés célèbres sur la diphthérite : en effet, ce n'est que sur la sollicitation de Trousseau, témoin de quelques paralysies post-angineuses, qui interrogeait sur ce point l'expérience de son maître, que Bretonneau, recueillant ses souvenirs, se remémora plusieurs faits de sa pratique, et rappela en même temps — en se servant de sa propre narration — l'observation du professeur Herpin, de Tours, chez lequel au printemps de 1843, « quinze jours après le développement d'une angine diphthéritique inoculée par un enfant, apparurent des troubles de la vue, une paralysie du voile du palais, devenu insensible, avec régurgitation et reflux des aliments par le nez ; marche très difficile et très lente, faiblesse surtout pénible quand il s'agissait de monter. »

(1) Des paralysies diphthéritiques et angineuses. Leçon clinique de la Charité, par Hardy, in Annales des maladies du larynx, juillet 1878.

A partir de cette époque, grâce à l'enseignement retentissant de Trousseau, la question des paralysies dans la diphthérie fut mise à l'ordre du jour et, depuis ces trente dernières années, les accidents paralytiques diphthéritiques ont été l'objet d'un nombre considérable de travaux, parmi lesquels nous ne pouvons citer ici que le mémoire de M. Maingault (1), le rapport de M. Roger (2), le travail du même maitre dans les Archives de médecine (3), réservant pour l'index bibliographique, l'énumération des mémoires, thèses d'agrégation et de doctorat, observations et travaux de tous genres qui ont été produits sur ce point spécial aussi bien que sur l'ensemble de la question.

Cependant, avait paru le Mémoire classique de Gubler (4) qui, pour si remarquable qu'il soit, à force d'avoir trop voulu prouver, n'a point établi d'une façon inattaquable la relation étroite qui relierait les paralysies aux maladies inflammatoires *simples*, aux phlegmasies thoraciques en particulier, à la pneumonie, aux angines simples, et enfin à *toute* maladie aiguë grave ou bénigne.

Les questions de faits et de doctrine soulevées par Gubler étaient trop importantes, trop nouvelles, le mérite de l'homme trop considérable pour que son travail ne fût pas commenté et attaqué ; c'est ce qui se produisit dans les discussions restées célèbres de la Société médicale des hôpitaux, dans lesquelles la spécificité des paralysies diphthéritiques sembla victorieusement établie par Trousseau.

(1) De la paralysie diphthéritique : recherches cliniques sur les causes, la nature et le traitement de cette affection, 1859.

(2) Société medic. des hôpitaux de Paris, juillet 1859.

(3) Recherches cliniques sur la paralysie consécutive à la diphthérite, 1862.

(4) Des paralysies dans leurs rapports avec les maladies aiguës et spécialement des paralysies asthéniques, diffuses, des convalescents. Arch. génér. de médecine, 1860-1861.

En dépit du mérite incontestable du Mémoire de Gubler, on ne peut s'empêcher de reconnaître que ce savant maître ne sut éviter deux écueils : il fit jouer, peut-être, à la débilité de l'économie, à la convalescence, un rôle trop considérable dans la genèse des paralysies auxquelles il donna logiquement l'épithète d'asthéniques ; il crut trop à l'*égalité* des maladies aiguës devant les paralysies. Nous aurons à revenir sur ce point à propos de l'étiologie et de la pathogénie générales des paralysies dans les maladies aiguës.

Tout ce que nous pouvons dire quant à présent, c'est que si des paralysies ont pu et peuvent survenir à propos de toute maladie aiguë, on ne doit pas méconnaître certains droits de préséance paralysigène que diverses maladies paraissent devoir à leurs affinités organiques.

Sans nier la subordination des paralysies aux angines aiguës simples (cette subordination peut se concevoir, après tout), nous ne croyons pas qu'elle soit commune. Nous ne croyons pas, qu'à cet égard, démonstration soit faite, tant sont nombreuses les causes d'erreurs, tant est trompeuse dans ses allures la diphthérie (Trousseau, Lasègue, Roger, Peter), tant surtout paraissent discutables certains des faits invoqués comme devant emporter conviction, tant sont enfin absolument exceptionnels les cas de cette nature, qu'on aurait dû pouvoir produire plus nombreux depuis vingt ans que la question reste en litige. Et puis, sous toutes les réserves indiquées, un cas de paralysie généralisée post-angineuse viendrait-il à être dûment constaté, qu'il serait encore perdu dans l'immensité des paralysies consécutives à la diphthérie et aux maladies septiques.

C'est là, pour qui prend soin d'analyser, une à une, les observations de Gubler, une notion inattendue qui ressort précisément de son Mémoire, écrit, on le sait, dans un tout autre sens.

Jusqu'à présent, la question des paralysies dans les maladies aiguës est restée, ou peu s'en faut, sur le terrain de la simple observation. On s'est efforcé d'établir la subordination des troubles paralytiques aux affections aiguës, de connaître leur fréquence, de fixer leurs caractères, de préciser leur marche et leur terminaison ; l'anatomie pathologique est restée lettre morte, c'est à peine si la question a été portée sur le terrain de la physiologie pathologique ; on vit sur les idées léguées par les médecins des siècles derniers, on se laisse aller à ranger en bloc toutes ces paralysies dans la classe des paralysies *sine materiâ*.

Une réaction féconde se produit : elle commence avec Graves, Leroy d'Etioles, Brown-Séquard, se poursuit avec M. Jaccoud, s'affirme et se fortifie avec les travaux d'Hoffmann, de Buhl, d'Œrtel, de MM. Charcot et Vulpian et de leurs élèves, de Westphal, de Nothnagel, de Zenker, d'Hayem, de Leyden, d'Erb, avec les enseignements de M. Peter, de Lorain et Lépine, de Hardy et Béhier, qui, dévoilant, analysant les troubles fonctionnels ou nutritifs auxquels ressortissent les paralysies dans les maladies aiguës, entrevoient, pour les unes, une origine spinale, pour d'autres une origine cérébrale, pour d'autres une origine névritique, pour d'autres, enfin, une origine réflexe.

De ces conquêtes de l'anatomie et de la physiologie pathologiques contemporaines, qui, portant la question sur un terrain solide, semblent faire sortir définitivement les paralysies des maladies aiguës du groupe chaque jour appauvri des affections *sine materiâ*, il résulte que, par ce côté encore, les paralysies des maladies aiguës cessent de former une famille unie.

Différentes dans leurs symptômes, différentes dans leurs allures, différentes dans leur marche et leur durée, différentes enfin dans les procédés mis en œuvre pour les produire, toutes ces paralysies n'ont entre elles qu'un seul trait de ressemblance véritablement saisissable : la subordination prochaine ou éloignée à des maladies aiguës. A ce trait distinctif, la médecine ancienne les avait reconnues ; à ce trait distinctif, la médecine moderne doit de pouvoir les classer et les réunir dans une description commune, les considérations étiologiques primant toutes les autres.

Dans cette question des paralysies dans les maladies aiguës, avant, sinon au-dessus des enseignements de l'anatomie pathologique qui, du reste, promet plus qu'elle n'a donné, l'observation clinique doit prendre une place qu'il y aurait imprudence plus encore qu'ingratitude à lui disputer. Appliquant à notre sujet ce que M. Lasègue écrivait à propos de l'étude des angines, disons que, insuffisante dans les maladies qui conduisent à la mort, la clinique est la vraie méthode qui convient aux paralysies des maladies aiguës, à ces troubles nutritifs et fonctionnels, passagers souvent, disparaissant sans laisser après eux de matériaux d'étude.

Ces matériaux d'étude que la léthalite lui fournissait peu, la clinique a su les chercher ailleurs, elle a su les trouver dans l'analyse fine et délicate des symptômes. En plus d'une occasion, en l'absence du contrôle direct de l'anatomie pathologique, la clinique a su comprendre que, suivant l'heureuse expression de M. Peter (1), les perversions fonctionnelles n'étaient, après tout, que des vivisections spontanées ; en plus d'une occasion, la clinique a su, par induction, remonter des symptômes à la lésion et préluder

(1) Leçons de clinique médicale, t. II.

heureusement aux conquêtes de l'anatomie pathologique contemporaine.

A la clinique donc de parler la première : c'est à elle qu'il appartient de nous dévoiler l'existence et l'infinie variété desparalysies dans les maladies aiguës, de fixer les caractères d'une subordination qu'elle peut seule étudier dans le temps aussi bien que dans la forme. Après la clinique, viendra le rôle de l'anatomie pathologique dont le devoir est de ne point oublier, que « derrière toute pertur- « bation fonctionnelle révélee par les cliniciens, il y a pour « elle un problème résolu ou à résoudre, une lésion déli- « cate ou grossière, passagère ou durable à trouver et à « décrire (1). »

(1) Charcot. Cours de la Faculté. Progrès méd., 1877, p. 262.

CHAPITRE III.

Exposé clinique des paralysies dans les maladies aiguës.

FRÉQUENCE. CONDITIONS ÉTIOLOGIQUES. SYMPTOMES. ÉVOLUTION.

Dans cette revue successive que nous allons faire des paralysies dans les maladies aiguës, nous donnons le pas aux paralysies de la diphthérie. Peut-être trouvera-t-on notre description trop longue et hors de proportion avec les développements consacrés aux autres paralysies?

La fréquence extrême des akinésies diphthéritiques, comparée à la rareté relative des paralysies dans toutes les maladies aiguës, exerce et commande l'importance que nous avons cru devoir donner à l'étude de la diphthérie. On pourrait dire, sans exagération, que la moitié de l'intérêt de notre question est là : c'est, du reste, l'opinion qu'imposent les enseignements de la clinique, c'est là un fait qui ressortira clairement de l'exposé qui va suivre, c'est enfin la manière de voir de plus d'un pathologiste, de M. Léon Colin (1) entre autres, quand il dit dans le chapitre qu'il consacre aux paralysies consécutives à certaines affections aiguës : « Une hémiplégie, une paralysie générale, voilà les seuls faits de paralysies consécutives (non diphthéritiques) que j'ai observées dans un service où j'ai reçu 350 fièvres typhoïdes, 100 dysentéries, 70 pneumo-

(1) Etudes cliniques de médecine militaire. p. 281. Paris, 1864.

nies, 229 pleurésies, au nombre bien autrement considérable de bronchites, diarrhées, etc. »

La diphthérie, affection paralysigène par excellence, constitue pour ainsi dire une maladie d'étude, tant son histoire est féconde en enseignements et permet, par induction (en attendant mieux), d'entrevoir la solution de quelques-uns des problèmes si obscurs encore de la pathogénie des paralysies des autres maladies.

L'exposé des paralysies diphthéritiques sera complétée par celui des akinésies dans les maladies générales ; à celles-ci fera suite l'étude des paralysies dans les maladies locales : paralysies urinaires, articulaires, pleurétiques, etc., que leur pathogénie a permis de réunir sous le titre commun de paralysies réflexes.

Si les observations tiennent dans notre travail une grande place, c'est que nous avons voulu montrer plus que décrire : l'enquête que nous avons faite sur les paralysies dans les maladies aiguës nous a convaincu que, plus d'une fois, on ne les avait pas présentées sous leur vrai jour. Il s'en faut que ces paralysies si variables de fréquence, de formes et d'allures, si différentes enfin dans leurs destinées, se prêtent à une description d'ensemble. Qu'on ne cherche donc pas ici un tableau dans lequel nous nous serions efforcé de fondre, quand même, les traits communs et discordants de toutes les paralysies : nous avons dû renoncer à une œuvre aussi artificielle qu'impossible. Nous avons pensé qu'il valait mieux ne pas essayer un tableau que de le donner mal ressemblant.

Et d'ailleurs, ne semble-t-il pas que, à cette question de paralysies dans les maladies aiguës, convienne merveilleusement ce que disait un maître (1) des « symptomato-

(1) Charcot. Leçons sur les maladies du système nerveux, t. I.

logies faites à grand renfort d'éloquence, loin du lit des malades? Elles ne parviennent guère, quoiqu'on fasse, qu'à faire naître des images sans relief et qui ne laissent, en général, dans l'esprit du lecteur, qu'une empreinte vague et passagère. »

PARALYSIES DANS LA DIPHTHÉRIE.

Parmi toutes les paralysies, liées aux maladies aiguës, il n'en est pas de moins contestées que les paralysies de la diphthérie ; c'est que, dans cette maladie, les troubles paralytiques affectent une physionomie caractéristique, d'ordinaire facilement reconnaissable.

Fréquence. — La fréquence de ces paralysies est remarquable, et telle, qu'on pourrait presque dire qu'elles sont plus nombreuses que toutes les paralysies des autres maladies aiguës réunies.

Mais, si cette fréquence est notoire, il est difficile de la chiffrer. il est difficile de connaître exactement la subordination des paralysies à la diphthérie.

Beaucoup de malades succombent avant que les accidents paralytiques aient eu le temps de se développer, d'autres quittent les hôpitaux au bout de peu de temps, et peuvent être atteints. après leur sortie, de troubles du système nerveux qui passent alors inaperçus. Bien que le nombre des cas relatés soit inférieur à la réalité, il est cependant extrêmement élevé.

Roger a relevé à l'hôpital des Enfants, pendant l'année 1860, sur 210 cas de diphthérie, 36 cas de paralysies (pour la plupart localisées au pharynx); ce qui donne une moyenne de plus d'un sixième.

Dans un tableau dressé par M. Mansord, on trouve que la paralysie a été observée par M. Lemarié, de Pont-Audemer, 12 fois sur 18 ; par Hermann Weber 16 fois sur 190 ; par Bouillon-Lagrange (Gazette hebdomadaire 1859) 4 fois sur 50, si on élimine des 73 malades soignés par lui, 23 qui sont morts dans la première période ; par Moynier, 8 fois sur 29 ; par Barascut, 3 fois sur 19 ; par Sellerier, 3 fois sur 160 ; par Mouckton de Maidstone, 9 fois sur 300.

Garnier a fait la statistique des cas de diphthérie soignés en 1853 dans le service de Barthez, il a trouvé une proportion de 7 à 8 pour 100 ; mais, on n'a pas défalqué les malades qui sont morts de bonne heure.

On peut voir quelle différence existe entre ces diverses statistiques ; il suffit de comparer celle de M. Lemarié qui donne 66 pour 100, avec celle de Monckton qui obtient 1,15 pour 100 ; mais, dans ce dernier relevé, il est probable que bien des cas de paralysies sont restés ignorés.

En 1866, H. Roger admettait une fréquence plus considérable que celle à laquelle il croyait en 1860, puisqu'il dit que, d'après l'expérience qui lui est commune avec M. Peter (art. Angine diphthéritique., Dict. encyclopéd.), les paralysies surviennent dans près de la moitié des cas.

Sur 1,382 cas de diphthérie relevés par Sanné, il y a eu paralysie 155 fois, ce qui donne une proportion de 11 pour 100 ou de 1 sur 9, par conséquent un peu inférieure à celle de Roger, qui est de 1 sur 6. Lorain et Lépine. dans leur article du dictionnaire, font remarquer que la moyenne, généralement acceptée, doit être au-dessous de la réalité, pour les raisons que nous avons indiquées plus haut ; aussi ces auteurs concluent-ils que la paralysie doit se développer chez un quart ou même un tiers des sujets qui ne succombent pas primitivement.

Cette donnée est peut-être un peu exagérée. mais malgré

l'inégalité des statistiques il reste un fait bien établi, c'est la grande fréquence de la paralysie dans le cours ou à la suite de la diphthérie.

CONDITIONS ÉTIOLOGIQUES.

Formes et localisations de la diphthérie. — Voyons, maintenant, s'il existe une relation entre les différentes formes, les différentes localisations de la diphthérie et les accidents de paralysie consécutifs. Voit-on ces derniers survenir aussi souvent quand les fausses membranes sont localisées au larynx, aux fosses nasales, à la surface cutanée, que lorsqu'elles occupent le pharynx?

Dans le plus grand nombre des observations, on voit les paralysies succéder à des angines couenneuses; ce qui ne doit pas surprendre puisque le pharynx, les amygdales, les piliers et le voile du palais, sont le véritable siège d'élection de la diphthérie.

La localisation des manifestations diphthéritiques peut être très limitée, les fausses membranes peuvent n'occuper qu'une amygdale et la paralysie se produire malgré cela; on trouve beaucoup d'exemples de ce genre. Nous en voyons un dans l'observation de Colin (obs. XLIX), chez un malade qui n'eut de fausses membranes que sur l'amygdale gauche. Huit jours après la disparition de cette pseudo-membrane survient du nasonnement, une gêne légère dans la déglutition, puis les troubles ne tardent pas à s'accroître, les boissons ressortent par les fosses nasales, les extrémités inférieures deviennent un peu insensibles, et bientôt très faibles. Quelques jours après les bras se prennent. Voici donc un exemple bien net de paralysie généralisée, survenue après une diphthérie en apparence bien légère localisée à une seule amygdale. Pératé, dans sa thèse, rapporte plusieurs observations qui sont analogues.

Dans les cas de diphthérie nasale, dans les coryza couenneux les paralysies sont fréquemment observées. Pour Bretonneau les troubles du côté du système nerveux appartiendraient surtout à cette variété ; pour lui « l'atteinte portée à la myotilité, à la crase du sang, à l'innervation, les infirmités qui se sont tant prolongées, sont la conséquence trop fréquente de la diphthérie nasale passée à l'état chronique. » Mais la paralysie n'appartient pas plus à cette forme de diphthérie qu'aux autres, ou observe constamment les troubles les plus graves de l'innervation, sans que les fosses nasales aient été atteintes, alors que les pseudo-membranes sont localisées au pharynx.

Il serait intéressant de rechercher s'il survient des paralysies lorsque la diphthérie est limitée au larynx, dans le croup d'emblée. Malheureusement les auteurs se sont peu occupés de cette partie de la question ; on ne trouve aucune statistique à cet égard. Cette lacune s'explique parfaitement quand on sait la rareté du croup d'emblée, et le chiffre elevé de la mortalité fournie par la diphthérie des voies respiratoires.

Cependant, pour Sanné, « toutes les formes, toutes les localisations de la diphthérie, les plus simples comme les plus graves, les plus limitées comme les plus étendues, qu'elles siègent à la gorge ou sur une autre partie du corps, qu'elles aient présenté ou non de l'albuminerie, peuvent être suivies de paralysie. » Plus loin le même auteur ajoute : « Toutes les complications qui dépendent de l'empoisonnement diphthéritique ressortissent aussi au croup. Ce sont celles qui ont rapport au sang. au *système nerveux*, au tube digestif, aux ganglions lymphatiques. » L'auteur

indique donc clairement la paralysie succédant à la diphthérie localisée au larynx. Mais, comme nous venons de le
dire, on ne peut trouver sur ce point d'observation bien
concluante, car le plus souvent le croup succède à l'angine
couenneuse.

Quant aux observations de diphthérie cutanée, elles sont
très nombreuses ; beaucoup, il est vrai, indiquent l'apparition consécutive des plaques dans la gorge, mais dans un
bon nombre de cas la peau a été seu e touchée.

Peut-on voir dans ces conditions survenir des accidents
paralytiques. Trousseau rapporte beaucoup d'exemples de
diphthérie cutanée, mais dans aucune il ne parle de troubles survenus du côté du système nerveux. Cependant, en
étudiant la paralysie diphthéritique, il dit que ces accidents
se manifestent aussi bien consécutivement à une diphthérie cutanée qu'à la suite de l'angine couenneuse.

Plusieurs auteurs les ont mentionnés dans des cas analogues ainsi qu'on peut le constater dans les observations
rapportées

Par Roger (Archives générales de méd. 1862),

Par Raciborsky (Gaz. des hôpit. 1864),

Par Paterson (Médic. times, and. gaz. 1866),

Par Caspary (berlin. Klon. Woch. 1867),

Par Garnier (thèse Paris 1860).

Dans ces observations on voit la diphthérie, limitée soit
aux plis des oreilles, soit à l'aine, soit à la surface de la
peau recouverte d'un vésicatoire (que la gorge ait été prise
ou non), suivie de paralysie limitée au pharynx ou généralisée. Sanné, dans son ouvrage, insiste sur l'existence des paralysies consécutives à la diphthérie cutanée, admises
déjà sans conteste par Maingault ; si, dit cet auteur, les
accidents consécutifs sont surtout à redouter lorsque l'affection primitive a envahi les membranes muqueuses, on

peut les observer aussi, lorsque la diphthérie siège à la peau, à la surface d'une plaie ou d'un vésicatoire.

Dans une clinique sur la paralysie diphthéritique faite par M. Gueneau de Mussy, on trouve l'observation suivante, qui est un type de troubles nerveux consécutifs à une diphthérie cutanée.

Observation I.

B... (Antoine), 24 ans, entré le 10 juin. Dans le courant de mars dernier, il fut soigné, dans le même service, d'une pneumonie double compliquée d'un état adynamique, et pour laquelle on appliqua des sinapismes et de larges vésicatoires, deux sur les côtés de la poitrine, et un dans la région dorsale. La pneumonie guérit assez vite, mais les vésicatoires présentèrent, au bout de quelques jours, des ulcérations recouvertes d'une couche pultacée grisâtre et comme gangrenée; leurs bords gonflés, mollasses, étaient entourés d'un liseré foncé à partir duquel s'étendait assez loin une rougeur érythémateuse.

On ne crut point d'abord avoir affaire à une affection diphthéritique, chose qui semblait d'autant plus improbable, qu'il n'existait dans la salle aucun cas de diphthérie. L'ulcère fut traité par les applications de décoction de quinquina et de dissolution de chlorure de soude; il se modifia rapidement, et B... sortit le 15 avril de l'hôpital pour reprendre son travail de maçon.

Bientôt après, il s'aperçut que ses forces diminuaient rapidement, il chancelait en marchant, et ne pouvait plus saisir les objets; la vue était très affaiblie, il éprouvait un sentiment de constriction à la gorge avec gêne de la déglutition.

A sa rentrée, il ne peut plus marcher, la jambe gauche et la main droite sont affaiblies; les doigts habituellement contracturés restent dans la demi-flexion et sont difficiles à étendre.

Comme dans le cas précédent, il existe des engourdissements, un sentiment de froid dans les membres, mais au lieu d'hyperesthésie il y a un certain degré d'anesthésie et d'analgésie.

A plusieurs reprises, B... ressentit des douleurs assez vives au niveau des articulations; ces douleurs durèrent seulement quelques heures ou tout au plus un ou deux jours; elles paraissaient siéger aux attaches **musculaires,** et étaient surtout provoquées par les mouvements.

La vue était très affaiblie, mais il n'existait ni strabisme ni diplopie; l'anaphrodisie était complète.

Sous l'influence de bains sulfureux, de douches froides et d'un régime tonique et reconstitutif, tous ces symptômes diminuèrent rapidement. L'anesthésie disparait d'abord puis ensuite l'anaphrodisie; depuis quelques jours le malade peut marcher, mais il est obligé d'étendre fortement les jambes et de s'appuyer sur les talons; il lui semble qu'il tomberait s'il voulait fléchir les genoux, la main serre sans énergie. Mais le mieux est toujours croissant et promet une prompte guérison.

L'observation suivante de Paterson, est d'autant plus intéressante, que la porte d'entrée de sa diphthérie a été une plaie du doigt et qu'il s'en est suivi une paralysie généralisée, épargnant toutefois le voile du palais.

Observation II.

Diphthérie cutanée, digitale, par inoculation directe, un mois après hémiplégie droite, puis paralysie des quatre membres. Amaigrissement et refroidissement du bras droit : œdème des membres inférieurs sans albuminurie. Guérison lente, mais radicale.

(Paterson. Diphtheritis by inoculation ; Medical Times, 1866, p. 608).

John A..., fermier, âgé de 43 ans, d'apparence robuste, vient me consulter pour une affection de l'index de la main droite, qu'un autre médecin soignait depuis déjà dix jours. Je vis, en l'examinant, que, depuis la dernière articulation phalangienne, jusqu'au métacarpe, le doigt était malade sur toute sa circonférence. A la face palmaire, il était, sur une moitié de son étendue, couvert d'une fausse membrane grosse et molle, l'autre moitié était recouverte d'une ulcération qui exhalait un pus fétide. La peau de la face dorsale était d'un rouge foncé; le doigt tout entier était refroidi, les fléchisseurs contracturés.

Quinze jours auparavant, cet homme s'était, nous dit-il, fait avec un couteau une plaie insignifiante à la partie moyenne de la face palmaire de l'index. Il était marié et avait cinq enfants, trois d'entre eux étaient morts du croup durant les trois semaines précédentes. Chez son troisième enfant, qui mourut un jour ou deux avant qu'il vint me voir, il avait, pendant un accès de suffocation, plongé son doigt dans la gorge, croyant en retirer ce qui provoquait l'asphyxie. Depuis, sa petite plaie était devenue enflammée et douloureuse. Il se plaignait de fièvre et d'un malaise général; l'examen le plus minutieux ne laissait voir dans sa gorge aucune trace de diphthérie; il ne s'en était du reste jamais plaint. Traitement, cautérisations au nitrate d'argent et cataplasmes.

Les jours suivants, les symptômes s'aggravent, le cœur faiblit, le pouls devient faible, irrégulier. Tous ces phénomènes inquiétants cèdent peu à peu à un régime fortement tonique, et le doigt se cicatrise.

Huit jours après que j'avais cessé de le voir, et un mois après ma première visite, on vient me chercher de nouveau. Le malade avait des vertiges, sa jambe droite était paralysée, surtout dans ses extenseurs, le bras droit pendait inerte et sans force. Celui-ci était aussi paralysé depuis une semaine, devenant d'autant plus faible que le malade allait mieux. A part cela, sa santé générale était excellente; les urines sédimenteuses ne contenaient pas d'albumine.

A la fin de la deuxième semaine, paralysie motrice complète des deux membres droits; impossibilité d'élever le bras gauche jusqu'à la tête.

Cinq semaines après le début de la paralysie, paralysie motrice complète des quatre membres; le bras droit est froid et très amaigri. Du reste, facultés intellectuelles parfaites, appétit dévorant, et digestions excellentes. J'essaye la strychnine. Au bout de peu de jours, la température des extrémités, surtout au bras droit, s'élève, mais les pieds et les jambes s'œdématient jusqu'au genou. Au bout de huit jours de strychnine, contractures spasmodiques des muscles des extrémités. Je supprime le traitement.

Peu à peu, le mouvement revient, d'abord à la jambe gauche, puis au bras gauche et à la jambe droite, enfin au bras droit, qui avait été le premier atteint.

Jamais il n'y eut de paralysie palatine ou pharyngée.

Cet homme est aujourd' nui, au bout de quatre mois, aussi robuste et aussi vigoureux que jamais.

Ces faits et bien d'autres, prouvent clairement, que la
paralysie diphthéritique survient souvent après les seules
manifestations cutanées de la maladie.

A quelle époque apparaissent les différents troubles nerveux ? est-ce dans le cours de l'infection diphthéritique,
immédiatement ou longtemps après.

« Quelquefois, dit Trousseau, vers la fin d'une angine
couenneuse, dont le malade n'est pas encore guéri, le plus
souvent après la disparition des fausses membranes, huit,
douze, quize jours et même un mois après la guérison apparente d'une diphthérie pharygienne, survient une paralysie du voile du palais. »

C'est là évidemment l'opinion de presque tous les auteurs ; pour Sanné, les troubles paralytiques débutent le
plus communément pendant la convalescence, de huit à
quinze jours après la guérison : cette limite peut être re-
culée, dit-il, jusqu'à trente jours. Ils peuvent se montrer
plus précoces ; ils se manifestent alors pendant l'évolution
locale de la diphthérie du cinquième au onzième jour à
partir du début, quelquefois même du second au troisième.

Leur époque d'apparition a une influence sur leur mode
de développement. Ainsi lorsqu'ils surviennent à une époque éloignée du début de la maladie diphthéritique, les
organes qui doivent être atteints par la paralysie sont ordinairement pris presque tous à la fois. Si, au contraire,
les accidents paralytiques se montrent de bonne heure, il
s'écoule souvent un temps assez long entre la paralysie
d'un organe et celle d'un autre plus ou moins éloigné, entre
celle du pharynx par exemple, et celle des extrémités inférieures et supérieures. C'est du reste l'opinion de Sanné

qui s'exprime ainsi : « Quand les troubles paralytiques paraissent à une époque éloignée, leurs manifestations sur plusieurs appareils, quand elles doivent avoir lieu. se déroulent sans interruption. Si, au contraire, ils sont précoces, il n'est pas rare de les voir cesser au bout de peu de jours, pour reprendre dans un temps plus ou moins éloigné, sous une forme différente. »

Age. — L'âge a-t-il une influence sur le développement de la paralysie diphthéritique ? Cette question, qui ne manque cependant pas d'intérêt, n'a pas été examinée par les auteurs. Si la diphthérie était également fréquente à toutes les périodes de la vie, il serait facile d'établir une statistique à peu près exacte sur ce sujet par le relevé des différentes observations. Mais il s'en faut de beaucoup que tous les âges soient également frappés par l'affection couenneuse qui est surtout une maladie de la jeunesse. Elle se rencontre, il est vrai, depuis les premiers jours de la vie, jusqu'à un âge très avancé, mais tous les auteurs s'accordent pour fixer son maximum de fréquence dans les premières années de la vie. Trousseau le fixe à trois à six ans, Guersant ainsi que Rilliet et Barthez de deux à sept ans. Dans le livre de Bouillon Lagrange, nous trouvons le tableau suivant :

Avant 2 ans............	14 cas.
De 2 à 6 ans......	18 —
6 à 12 —	10 —
12 à 18 —	9 —
18 à 30 —	15 —
30 à 40 —	4 —
40 à 50 —	1 —
Après 50 —	2 —

Ce qui porte le maximum entre deux et six ans. D'après les relevés de la Société Épidémiologique de Londres, la maladie serait surtout fréquente pendant les dix premières années de la vie.

Donc, si les paralysies diphthéritiques survenaient avec une égale fréquence à tous les âges, chez les enfants comme chez les adultes, le plus grand nombre des cas devrait appartenir aux dix ou douze premières années de la vie ; il n'en est rien, comme le prouve ce relevé que nous avons fait de 68 observations de paralysie diphthéritiques.

De 2 à 6 ans.	De 6 à 10 ans.	De 10 à 18 ans.	De 20 à 30 ans.	De 30 à 40 ans.	De 40 à 50 ans.	Après 50 ans.
2 ans.	6 ans 1/2	10 ans.	20 ans.	30 ans.	40 ans.	50 ans.
2 ans 1/2.	6 ans.	10 —	24 —	30 —	40 —	50 —
3 ans 1/2	7 —	10 —	24 —	30 —	40 —	54 —
4 ans.	8 —	12 —	24 —	30 —	40 —	55 —
4 ans.	8 —	12 —	25 —	32 —	40 —	60 —
5 ans.	9 —	12 —	25 —	33 —	40 —	63 —
	9 —	12 —	25 —	34 —	40 —	
	9 —	13 —	25 —	36 —	49 —	
	9 —	13 —	26 —			
		14 —	27 —			
		16 —	27 —			
		16 —	27 —			
		16 —	28 —			
		17 —				
		17 —				
		17 —				
		17 —				
		18 —				
Total des cas 6 cas.	9 cas.	18 cas.	13 cas.	8 cas.	8 cas.	6 cas.

D'après ce tableau, nous voyons que les cas de paralysie à l'âge de deux à six ans, époque à laquelle la diphthérie atteint son maximum de fréquence, sont peu nombreux, six cas seulement ; de 6 à 10 ans, les angines couenneuses sans être aussi communes, s'observent encore bien souvent.

nous ne trouvons que 9 cas de paralysie ; tandis, que de 10 à 18 ans et de 20 à 30, lorsque la diphthérie sévit beaucoup moins, les cas de paralysie sont les plus nombreux, 18, de 10 à 18 ans et 13 de 20 à 30 ans.

De 30 à 40, de 40 à 50, et après 50 ans, la diphthérie est rare, cependant dans notre tableau, nous trouvons autant de cas de paralysie que dans les premières années de la vie ; 8 cas de 30 à 40 ; 8 cas de 40 à 50 ; 6 cas après 50 ans.

On peut donc conclure, que dans l'âge adulte et dans l'âge mûr, la diphthérie s'accompagne d'accidents paralytiques plus souvent que dans le jeune âge.

Sexe. — On trouve également peu de documents sur ce sujet ; en consultant les diverses observations de paralysies diphthéritiques, nous notons sur 93 cas, 38 appartenant au sexe féminin et 55 au sexe masculin ; cette prédominance pour le sexe masculin, qui du reste n'est pas très forte, ne doit pas surprendre, puisque les auteurs pensent qu'il y a un peu plus de diphthérie chez les garçons que chez les filles ; en effet, pour Barthez et Rilliet et pour Trousseau, le sexe masculin est plus souvent frappé.

Conditions antérieures. — Y a-t-il des conditions spéciales au développement de la paralysie ? Pourquoi tels ou tels malades deviennent-ils paralysés tandis que d'autres restent exempts de cette complication ? Y a-t-il un rapport entre la gravité de la diphthérie et les troubles consécutifs du système nerveux ? Faut-il accorder une influence à l'état de santé dans lequel se trouvait le sujet avant l'infection diphthéritique ; à l'apparition de l'albuminurie pendant la maladie ? Examinons ces différentes questions. D'abord, les angines graves de longue durée sont-elles accompagnées

ou suivies plus que les formes légères de paralysies diph-
thériitiques ?

Trousseau prétend, que, si les exemples de paralysie sont
plus communs depuis un certain temps, cela tient probablement à ce que, depuis plusieurs années, la diphthérie a
pris cette physionomie particulière qu'elle n'avait pas auparavant, et qui caractérise la forme toxique. Pour lui,
par conséquent, les troubles nerveux se lient surtout aux
formes graves. Cependant, dans les rapports des épidémies
si meurtrières qui ont sévi plusieurs fois en France, on ne
fait guère mention de la paralysie. D'après la lecture du
grand nombre d'observations de paralysies diphthéritiques que nous possédons, on voit les formes les plus bénignes, les plus légères suivies de paralysies. On ne peut
donc affirmer que les manifestations les plus graves
de la diphthérie donnent lieu beaucoup plus souvent aux
accidents paralytiques. C'est l'opinion de Sanné et de tous
ceux qui, dans ces temps derniers, ont écrit sur la diphthérie.

Nous pourrions citer à ce propos un grand nombre d'observations. Nous en rapporterons plusieurs qui sont très
probantes, d'abord l'une (Colin, observ. XLVIII) des
plus nettes. et, dans laquelle, une angine, en apparence
très légère et de très courte durée, fut suivie d'une paralysie généralisée et fort grave.

Observation III.

Carriére (Edouard), caporal au 41°de ligne, constitution moyenne.
tempérament nerveux, âgé de 22 ans. Etant en garnison à Agen, il
est atteint d'angine couenneuse d'assez courte durée, maladie dont
il nous précise parfaitement les principales circonstances. Le 8 juillet il avait éprouvé un léger frisson, de l'inappétence avec courbature générale et gène dans la déglutition.

Le 11, il entrait à l'hôpital d'Agen où l'on constatait la présence de fausses membranes sur les amygdales. Cautérisation fréquente, chaque deux heures avec l'acide chlorhydrique au quart pendant quatre jours.

Le 15, disparition des fausses membranes ; on cessait toute cautérisation. L'appétit était revenu. Le traitement avait été purement local ; la maladie, depuis le jour de l'invasion, n'avait duré qu'une semaine.

Le 20. Etant en pleine convalescence, il éprouve de la fatigue en parlant ; sa voix était devenue nasonnée ; il lui arrive à plusieurs reprises de rendre une partie de sa tisane par le nez.

Ces symptômes d'une paralysie encore toute locale devinrent plus prononcés pendant les jours suivants ; vers le 6 août il s'y joignait des troubles de la vision, des fourmillements dans les extrémités.

11 août. Le malade obtenait un congé de convalescence qui le ramenait dans sa famille à Paris.

Tous ces phénomènes s'aggravant, il entra le 16 août à l'hôpital du Val-de-Grâce.

A la visite du 17, on constate : un nasonnement très marqué de la voix, la contraction de tous les muscles de la face lorsque le malade parle, et une grande fatigue à la suite de ces efforts de pronouciation ; rejet des boissons par les fosses nasales ; impossibilité de siffler, de souffler une bougie, de gonfler les joues. A l'ouverture de la bouche, avec abaissement de la langue, le voile du palais ne se relève pas, la luette traîne sur la base de la langue ; mais si l'on fait prononcer la lettre A, le voile est entraîné à droite et la dépression qu'à l'état normal on remarque à la base de la luette pendant l'émission de cette voyelle apparaît dans le cas actuel à droite du raphé médian, au point qui nous semble correspondre à l'insertion du péristaphylin interne à la membrane fibreuse du voile. Du côté droit aussi le contact d'une plume provoque des nausées, de sorte qu'en cette région la paralysie n'existe complète que du côté gauche et suffit néanmoins à produire tous les troubles fonctionnels de l'inertie du voile entier. Les pupilles sont dilatées et peu contractiles ; les troubles de la vue ont sensiblement augmenté depuis le commencement du mois. L'amblyopie existe avec caractère presbytique très marqué ; le malade ne peut lire qu'en augmentant la distance les titres en grosses lettres des livres qu'on lui présente. Il éprouve des fourmillements aux extrémités; la sensibilité des doigts est surtout émoussée et il ne se rend pas compte de la sensation des petits objets, comme un fil, un cheveu, ni de la surface des corps. Les membres inférieurs ont une grande tendance au refroidissement.

Le 23 et le 24 il se plaint de faiblesse dans les jambes.

Le 25. Ayant voulu se lever, il ne peut se soutenir et fait une chute; on constate le lendemain une augmentation bien marquée dans l'anesthésie et l'analgésie des membres inférieurs qui ont perdu toute sensibilité jusqu'au tiers supérieur des jambes. Le malade est condamné à garder le lit. Pour la première fois depuis son entrée au Val-de-Grâce il accuse de l'inappétence.

Le 30. L'appétit était complètement revenu; les jambes avaient repris un peu de force, et en s'appuyant le malade pouvait faire quelques pas; mais dans la station, debout surtout, la tête retombe en avant sur la poitrine, et nous notons ainsi l'extension de la paralysie aux muscles du tronc.

1er septembre. A cette époque seulement semble se manifester une légère diminution dn nasonnement et de la dysphagie.

Le malade accuse sous ce rapport un soulagement considérable; la sensibilité au froid est moins marquée aux membres inférieurs, qui reprennent aussi chaque jour un peu d'énergie. L'engourdissement des doigts avait au contraire augmenté; il s'y joint une grande faiblesse; et le 4 septembre elle était devenue telle que le malade ne pouvait soutenir son assiette.

Le 8. Ces derniers symptômes se sont considérablement amendés; le malade serre encore très faiblement, mais une amélioration notable et rapide s'étend, dès lors, à tout le système locomoteur.

Le 15. L'état général est excellent, les forces sont revenues; il n'existe plus de paralysie que dans les régions où se distribue le nerf cubital droit; ainsi l'insensibilité est complète dans les deux derniers doigts de la main droite, et le long du bord interne de l'avant-bras de ce côté; le mouvement volontaire de ces doigts est également aboli, mais la contractilité électro-musculaire est parfaitement conservée.

Le 21. Le malade quitte l'hôpital pour jouir d'un congé de convalescence. La paralysie du sentiment et du mouvement existe encore à l'avant-bras droit dans les parties innervées par le rameau cubital ; toutes les autres régions précédemment parcourues par la paralysie ont repris intégralement leurs fonctions et leur énergie normale.

Pendant tout son séjour au Val-de-Grâce le malade fut soumis à la faradisation, répétée chaque jour, et à un régime tonique et réparateur.

Maingault dans sa thèse émet la même opinion ; dans un grand nombre de faits qu'il rapporte, l'angine a disparu rapidement, a été très légère, et n'en a pas moins été suivie de paralysie. Voici une de ses observations, dans laquelle on voit une angine couenneuse, d'une durée de cinq jours, déterminer des troubles de l'innervation d'une extrême gravité.

OBSERVATION IV.

Le nommé Lefèvre, âgé de 40 ans, teneur de livres, demeurant rue Lamartine, entre dans les salles de M. Pidoux, le 24 février 1879. C'est un homme d'une constitution délicate, petit et frêle, fatigué par des travaux excessifs. Il n'a jamais eu de rhumatisme ; fièvre typhoïde antérieure, dont la convalescence a été rapide.

Le 10 janvier, il est pris de fièvre intense, ayant débuté par un frisson et accompagnée de douleur de gorge. Le lendemain, un médecin constate l'existence de fausses membranes qu'il cautérise avec la pierre infernale. Pendant quatre jours on répète les attouchements matin et soir, et le cinquième jour la gorge est complètement dégagée, et le malade se trouve guéri.

Lefèvre ne souffre plus en avalant, la déglution est facile ; il commence à sortir, lorsque huit jours, environ, après la cessation des symptômes primitifs, il éprouve de la difficulté à avaler, les liquides reviennent par le nez, la voix est nasonnée.

Dans les premiers jours de février sa vue se trouble, il a comme un brouillard devant les yeux, il lui est impossible de lire.

Quelque temps après il commence à ressentir des fourmillements dans les pieds, ses forces diminuent notablement, il peut à peine marcher. Bientôt les fourmillements et la faiblesse gagnent les membres supérieurs; il se décide alors à entrer à l'hôpital, et le 25 février il est reçu dans le service de M. Pidoux.

Au moment de son entrée la paralysie palatine existait à un haut degré, il y avait anesthésie, analgésie très marquée aux membres, faiblesse extrême, troubles de la vue et surdité. Peu à peu cette faiblesse fait des progrès, et le malade a de la peine à se remuer dans son lit; il lui est impossible de se mettre sur son séant. L'anesthésie est telle que le malade n'a nulle conscience des objets qu'il touche.

Jusqu'à la fin de mars la maladie persista à son maximum d'intensité; la paralysie palatine disparut presque tout à coup. A partir de cette époque les symptômes diminuèrent peu à peu d'intensité, la vue se rétablit, la surdité disparut, les forces revinrent graduellement, et la constipation, qui avait été extrêmement marquée, cessa.

Le 2 avril, Lefèvre quitta l'hôpital presque complètement guéri, avec encore un peu d'anesthésie et d'analgésie aux pieds et aux mains qui n'empêchent pas le malade de marcher; les organes génitaux n'ont pas repris leur activité, et depuis le commencement de la maladie il n'y a pas eu une seule érection.

L'observation suivante que nous trouvons dans le travail de Maingault démontre également que la paralysie peut survenir après une diphthérie de bien courte durée.

Observation V.

Un homme de 26 ans, robuste, est pris d'une angine couenneuse légère; les fausses membranes étaient minces, peu étendues; trois cautérisations et quelques gargarismes suffirent pour faire tout disparaître.

Cette homme, marchand ambulant, se mit en voyage se croyant guéri; au milieu de son voyage, il s'aperçoit que les jambes faiblissent. Il ne peut plus monter un trottoir sans prendre un appui; bientôt des fourmillements se font sentir depuis les orteils jusqu'aux genoux, et depuis les doigts jusqu'aux coudes; la respiration est gênée, le malade expectore une quantité considérable de mucosités filantes et d'une odeur nauséabonde; le pouls est d'une lenteur remarquable, 50 pulsations par minute, il est régulier. L'appétit revient, les aliments sont bien pris, et malgré cela les membres inférieurs s'affaiblissent au point qu'il faut maintenir le malade sous les bras, et qu'il ne peut tenir une cuillère.

Après un mois, tout commence à disparaître insensiblement; un mois plus tard la guérison est complète.

Quant à l'état de santé dans lequel se trouvent les malades avant la maladie, nous croyons qu'il n'a pas une grande importance, sinon sur la gravité de la diphthérie, ce qui serait une grande erreur, mais sur le développement de la paralysie. On trouve plusieurs observations de paralysies graves survenues chez des sujets fatigués, déprimés; mais, aussi combien étaient en parfaite santé au moment de l'invasion de l'angine qui devinrent paralytiques!

Le rôle que peut *jouer l'albuminurie* survenue pendant la diphthérie sur le développement de la paralysie consécutive a été diversement interprété par les auteurs. Beaucoup lui ont attribué une importance considérable (Sée, Bergeron, Empis, Bouchut). Trousseau, ainsi que beaucoup d'autres auteurs, Maingault, Sanné. etc., ne lui accordent aucune valeur.

C'est l'opinion qui prédomine aujourd'hui. Millard, Pératé, etc., ont rapporté des cas de paralysie diphthéritique survenue chez des individus qui, à aucune époque de leur maladie, n'avaient présenté d'albuminurie.

Pour Sanné, toutes les formes de la diphthérie, qu'elles aient présenté ou non de l'albuminurie, peuvent être suivies de paralysie.

Blache et Roger pensent également que la valeur pronostique de l'albuminurie est beaucoup moins grave qu'on ne l'avait admis.

En effet, si dans beaucoup d'observations il est fait mention de l'albuminurie, dans un plus grand nombre encore on constate l'absence d'albumine, alors même que surviennent des troubles de la vision. Sellerier, Marchessaux signalent des cas semblables.

Maingault, qui a bien étudié cette question et qui a montré qu'il n'y avait pas de rapport entre l'albuminurie et les paralysies diphthériques, rapporte l'observation suivante, dans laquelle les urines n'ont jamais été altérées à aucune époque de la maladie primitive, bien qu'il y ait eu des troubles de la vue très prononcés, et une paralysie des plus graves.

Observation VI.

Madame X..., âgée de 33 ans, de bonne santé habituelle, a été prise de diphthérie des amygdales du voile du palais et des fosses nasales, à la suite des nuits passées près de ses deux enfants, et des fatigues qu'elle a éprouvées.

De ces deux enfants, l'un a succombé à un croup infectant, avec coryza couenneux, l'autre est mort au quinzième jour d'une diphthérie pharyngo-nasale.

Madame X... fut atteinte d'angine couenneuse, environ seize ou dix-huit jours après le début de la maladie de son premier enfant. Les amygdales se couvrirent de petites plaques diphthériques, et presque en même temps les fosses nasales furent envahies, la fièvre dura quinze jours. Pendant ce laps de temps la diphthérie occupa la gorge, et un écoulement ichoreux s'écoulait du nez et excoriait ses lèvres. Un point intéressant à noter est celui-ci : que l'engorgement ganglionnaire fut presque nul. Il existait une douleur excessivement intense, dans un point limité au-dessous de l'amygdale droite ; cette douleur résista à tous les moyens employés pour la combattre. Dès le début de la maladie Madame X... tomba dans un état de faiblesse excessive.

Les urines examinées dès le premier jour ne contiennent jamais d'albumine. La paralysie du voile du palais commença à se manifester vingt jours environ après le début de l'angine, la fièvre était tombée, la malade put se lever, quoique très faible.

Quinze jours plus tard environ Madame X... vint chez moi, se plaignant de fourmillements dans les pieds ; il existait une absence complète de la sensibilité siégeant aux membres inférieurs et s'étendant jusqu'aux genoux, anesthésie, analgésie ; l'insensibilité était telle à la faradisation cutanée, qu'on pouvait tirer des étincelles à la plante des pieds sans que la malade en eût conscience. La contractilité musculaire était intacte.

A peu près en même temps survint une amaurose. Madame X... y voyait encore assez pour se conduire, mais elle ne pouvait distinguer les caractères d'imprimerie, même les plus gros. M. Sichel examina les yeux à l'aide de l'ophthalmoscope ; il ne découvrit aucune altération appréciable ; il conseilla l'application de deux vésicatoires volants à la nuque, et la continuation du traitement général, traitement tonique que suivait la malade ; l'amaurose dura plus d'un mois.

Bientôt les troubles de la sensibilité gagnèrent les membres supérieurs, et en même temps la faiblesse des membres inférieurs devient telle que Madame X... fut pendant quelque temps paralysée et dans l'impossibilité de marcher ou de se soutenir.

Il existait en outre une pâleur externe, un amaigrissement des plus prononcés, mais jamais il n'y eut de souffle ni au cœur, ni aux vaisseaux du cou.

Pendant le cours de ces accidents consécutifs l'albumine manqua dans les urines comme elle avait manqué pendant la maladie primitive. Madame X... guérit au bout de cinq mois.

Un traitement tonique fut suivi avec une scrupuleuse exactitude et je fis usage, d'une manière suivie, de la faradisation cutanée. Je dois ajouter que sous l'influence des bains de mer la guérison survint très rapidement.

SYMPTOMES. — Nous venons d'étudier les particularités étiologiques des paralysies diphthéritiques, recherchons maintenant quels en sont les symptômes. Mais, avant d'examiner les troubles apportés dans chaque organe par la paralysie, avant de décrire chaque symptôme en particulier, nous tâcherons d'esquisser à grands traits le tableau de ces accidents nerveux, afin de montrer plus nettement l'allure qu'ils ont l'habitude de prendre, leur manière de débuter, de s'accroître, de durer et de finir.

Comme nous l'avons indiqué, c'est en général quinze jours, trois semaines, après la disparition des fausses membranes que survient la paralysie.

Souvent il n'y a point de malaise, point de symptômes généraux, pouvant faire prévoir le début des accidents.

Pour Sanné cependant leur début est annoncé assez fréquemment par de la fièvre et par l'apparition ou la recrudescence de l'albuminurie. Quand, dit-il, dans la convalescence de la diphthérie on voit la courbe thermique se relever subitement, la paralysie est un des événements imminents.

C'est également l'opinion de Lorain et Lépine. D'après eux le début des accidents est annoncé par quelques symptômes généraux. On a noté fréquemment l'accélération du pouls et une augmentation sensible de la chaleur cutanée ; mais ce mouvement fébrile est loin d'être constant.

Maingault dit qu'il n'y a pas de fièvre, mais que la convalescence ne s'établit pas franchement, qu'il survient de l'amaigrissement qui n'est en rapport ni avec une alimentation souvent bien supportée, ni avec l'époque déjà éloignée de la terminaison de l'angine.

Cette faiblesse, cet état adynamique consécutifs à la diphthérie sont tellement habituels qu'on ne saurait d'après eux prévoir l'apparition prochaine de la paralysie.

Weber, qui a étudié à Londres un grand nombre de cas de paralysies diphthéritiques, insiste beaucoup sur le ralentissement bien marqué du pouls.

Chez les enfants on observerait de la tristesse, une irascibilité extrême, des colères fréquentes et sans cause (Maingault).

On voit d'après ces divergences d'opinions qu'il n'y a rien de précis à cet égard.

Quoi qu'il en soit, c'est ordinairement par le voile du palais que débute la paralysie ; tous les auteurs sont d'accord sur ce point.

Non seulement le voile du palais est généralement le premier affecté de paralysie diphthérique, mais encore, souvent celle-ci se limite exclusivement dans cette partie (Trousseau). Lorain et Lépine expriment la même opinion : c'est, disent-ils, par un trouble dans l'acte de la déglutition que se manifeste le début de la paralysie.

« Son lieu d'élection, ainsi que le remarque Sanné, celui auquel elle se limite d'ordinaire est le voile du palais, auquel on doit joindre la partie supérieure du larynx. Cette dernière région est souvent lésée seule et presque toujours avant le voile du palais : le malade tousse au moment de la déglutition par suite du contact des aliments avec la muqueuse laryngée. » D'autres fois, mais assez rarement, c'est par une faiblesse de la vue que débutent ces accidents paralytiques. Ceux-ci, dans quelques circonstances, peuvent envahir à la fois les différents organes ; la paralysie est d'emblée générale, et alors frappe simultanément le voile du palais, les membres, et les différents appareils; ou bien, ce qui est exceptionnel, la paralysie du voile du palais a complètement disparu lorsque les autres accidents se produisent.

Les troubles nerveux débutent donc ordinairement par le voile du palais, pour gagner les muscles oculaires, puis s'étendre ensuite aux membres inférieurs, aux membres supérieurs qui sont pris en général peu de temps après.

On peut voir dans le tableau suivant que nous empruntons au travail de Maingault dans quelle proportion sont atteints les différents organes :

Tel est le début habituel de la paralysie, tel est l'ordre dans lequel on voit, ordinairement, se prendre les différents muscles.

Ainsi donc, le malade à la fin ou plutôt, peu de temps après une angine couenneuse est gêné pour parler, sa voix change de timbre et de force, elle devient nasillarde, certaines consonnes ne peuvent plus être prononcées ; la déglutition devient pénible, les aliments, les boissons surtout refluent par le nez, quelquefois menacent de s'engager par le larynx, le malade avalant de travers. Si on examine la gorge on trouve que le voile du palais est déformé, moins mobile qu'à l'état normal, et peu ou point sensible.

Tout peut se borner là ; mais si la paralysie se généralise, la vue ne tarde pas à se troubler. Les malades ont une grande peine, souvent même de l'impossibilité à lire ; bientôt ils se plaignent d'engourdissements, de fourmillements qui siègent dans les jambes, puis dans les bras. La sensibilité tactile est obtuse. En même temps il survient une faiblesse considérable, la marche devient impossible ; bientôt les mains ne serrent que très faiblement, et laissent souvent échapper les objets qu'ils cherchent à saisir.

Tels sont, dans leur ensemble, les principaux symptômes

de la paralysie diphthéritique, la lecture d'une observation, les montrera encore plus clairement.

En voici une, tout à fait typique.

OBSERVATION VII.

(Colin, loco citato).

G... (Jean), fusilier au 6e de ligne, 25 ans, entré à l'hôpital du Val-de-Grâce le 20 juillet 1862, salle 27, n° 15.

Traité du 1er au 7 août par les cautérisations au nitrate d'argent (en solution) sur l'amygdale gauche où s'était développée une pseudo-membrane épaisse et tenace ; après avoir un peu débordé sur le pilier antérieur gauche du voile, cette fausse membrane disparaissait complètement le 15 août.

Huit jours après sa disparition, le 22, nasonnement et gêne légère dans la déglutition.

Ces troubles fonctionnels s'accroissent chaque jour ; le malade rejette par le nez une partie des boissons, éprouve une gêne très grande à faire descendre le bol alimentaire, ne peut plus gonfler les joues, souffler une bougie, etc.

Le 30. Commencement d'anesthésie des extrémités inférieures, qui depuis plusieurs jours semblaient toujours très froides au malade.

2 septembre. Gêne et désordre notables dans la motilité de ces mêmes parties ; marche incertaine, titubation.

Le 5. Engourdissement de la pulpe des doigts ; impossibilité, les yeux fermés, de ramasser une épingle, de distinguer le drap de la couverture de laine.

Il y eut quelques bluettes les jours suivants, mais l'amblyopie ne se prononça pas davantage ; les muscles du tronc et les sphincters conservèrent toute leur énergie.

Le 5 octobre, la sensibilité est revenue peu à peu aux extrémités inférieures, mais malgré l'emploi des toniques, de l'électricité, d'une alimentation très substantielle, la motilité des jambes est encore aujourd'hui aussi compromise que les premiers jours, et quant aux bras, l'affection semble plutôt en voie de progrès, les mouvements d'extension et surtout de flexion devenant chaque jour plus faibles et plus incertains.

Cette lenteur d'évolution de la paralysie généralisée tient-elle à la persistance de la paralysie palatine? C'est probable, toujours est-il qu'aujourd'hui (6 octobre), bien que la gêne de la déglutition, le nasonnement, aient en grande partie disparu, on peut encore constater d'une manière presque aussi nette qu'au début de la paralysie partielle du voile, paralysie limitée au côté envahi par l'exsudation couenneuse. Ainsi, à l'ouverture de la bouche, si l'on engage le malade à faire un effort de déglutition, on voit que le point le plus élevé de la voûte palatine ne siège plus immédiatement audessus de la luette, mais sur le côté droit de la ligne médiane, au point correspondant de l'insertion du péristaphylin interne droit à la membrane fibreuse du voile, en raison de l'inertie du muscle symétrique du côté gauche ; cette forme s'exagère si le sujet prononce la voyelle A et l'on remarque alors, en même temps, que la luette est légèrement entraînée à droite, ainsi que le raphé médian du voile vu la prédominance d'action des muscles de ce côté. Si pendant cet examen il arrive au malade d'éprouver une nausée, d'où résulte à l'état normal la réunion sur la ligne médiane des deux piliers postérieurs, on observe que chez-lui, le pilier postérieur gauche ne vient plus s'étaler en rideau jusqu'à la rencontre du droit, en raison de l'inertie du muscle pharyngo-staphylin du côté gauche.

Du reste la sensibilité, soit tactile, soit électrique du voile du palais, ne semble pas plus diminuée d'un côté que de l'autre.

La marche de la paralysie n'est pas toujours la même ; mais, il s'en faut que les accidents aient la mutabilité que Trousseau a donnée comme une caractéristique de la diphthérie.

« Une particularité qui n'a pas été indiquée, dit-il, par aucun des auteurs qui ont publié des faits de paralysie diphthérique, particularité sur laquelle j'appelle votre attention, que j'ai notée plusieurs fois, c'est la mutabilité des accidents. Ainsi, vous verrez la paralysie qui occupait un membre diminuer dans ce membre pour se manifester dans un autre. Les engourdissements que le malade éprou-

vait dans une jambe, par exemple, cessent momentanément et sont plus prononcés dans l'autre ; puis les parties
primitivement affectées le seront une seconde fois davantage. Cette étrange allure des phénomènes n'est guère le
propre des paralysies symptomatiques d'une lésion matérielle des centres nerveux, appréciable à l'autopsie. »

Depuis, presque tous les auteurs ont signalé ce fait.
Ainsi Sanné dit que les localisations paralytiques présentent souvent une instabilité remarquable, des alternances
rapides, des rémissions, des exacerbations qui déconcertent toutes les prévisions.

Nous croyons qu'on a singulièrement exagéré cette instabilité des paralysies diphthéritiques qui, au contraire,
semblent affecter une allure progressivement croissante et
décroissante, aussi, sommes-nous complètement de l'avis
de Magne, quand il dit, dans sa thèse : « Cette instabilité dans les phénomènes paralytiques postdiphthéritiques
devait évidemment attirer l'attention des médecins, aussi
l'ont-ils peut-être exagérée... On comprend aisément que
les auteurs se soient laissé entraîner si loin ; pour eux, en
effet, il n'existait aucune lésion expliquant ces paralysies,
ils les considéraient comme de simples paralysies de cause
dynamique. »

Durée. — Quelle est la durée de ces paralysies?

On ne saurait établir de moyenne exacte à cet égard, car
elle varie beaucoup suivant les circonstances. Lorsque le
voile du palais seul est pris, la faiblesse de cet organe disparaît au bout de dix jours, quinze jours, trois semaines
habituellement. Lorsqu'au contraire la paralysie se généralise, elle dure beaucoup plus longtemps, deux, trois,
quatre mois; bien rarement elle persiste au-delà de six
mois. Quelquefois, lorsque la paralysie qui a atteint le

voile du palais en premier lieu, comme cela est la règle, pour s'étendre ensuite aux membres inférieurs et supérieurs, quitte très rapidement ces parties, mais persiste bien longtemps au voile du palais. Nous avons vu, cette année, un exemple de ce genre à l'hôpital Beaujon, pendant que nous remplacions M. Guyot.

Une jeune fille avait été prise immédiatement après la disparition de fausses membranes qui recouvraient la gorge, de paralysie du voile du palais avec tous les symptômes consécutifs : nasonnement, reflux des liquides par le nez, etc. Quinze jours environ après le début de cette paralysie localisée, les jambes puis les bras devinrent faibles. Mais ces troubles nerveux des extrémités, quoique très prononcés, ne durèrent que fort peu de temps, une douzaine de jours, tandis que la paralysie du voile du palais persista pendant trois mois.

Du reste, tous les auteurs sont d'accord sur l'impossibilité de fixer une limite exacte à la durée de la paralysie diphthérique. Pour Lorain et Lépine « la durée des accidents varie suivant les individus et suivant les parties atteintes ; on ne peut d'une manière générale donner aucune moyenne ; certains accidents peuvent ne durer que quelques jours ; d'autres persistent des mois. La paralysie de la gorge qui, isolée, est ordinairement passagère, se fait souvent remarquer par sa tenacité, lorsque les accidents se généralisent. » Voici maintenant l'opinion de Sanné : « Il est impossible de fixer d'une manière précise la durée de la paralysie diphthérique. Quelquefois très courte lorsqu'elle est limitée au larynx ou à la gorge, elle ne dépasse pas sept à neuf jours ; mais, même dans ces conditions, elle dure souvent plus et n'atteint souvent son terme qu'au bout de quinze à dix-huit jours. Quand elle se généralise, quand elle affecte les membres supérieurs, la face, les yeux, les viscères, il n'est pas rare de la voir parcourir une période de trois à quatre mois. »

Magne est absolument du même avis. « Quand, dit-il, elle est limitée au larynx ou à la gorge, la paralysie peut ne durer qu'une dizaine de jours; mais, dans certains cas, cependant, deux mois après son début, elle n'aura pas encore disparu. »

Généralisée, elle ne persiste pas ordinairement au-delà de six à huit mois.

Cependant cette durée peut quelquefois être dépassée.— Maingault cite un exemple où la paralysie dura vingt mois. Morisseau (Union médicale. oct. 1851), rapporte l'observation d'une jeune fille qui, ayant contracté à l'âge de 8 ans une angine diphthéritique, avait encore un peu de nasonnement à l'âge de 17 ans. Roger a rapporté un fait d'aphonie persistante.

TERMINAISON. — Habituellement, la paralysie diphthéritique ne laisse pas après elle de suites fâcheuses. Les organes reprennent assez vite leurs fonctions : cependant, quelques auteurs ont signalé quelques cas d'atrophie à marche rapide survenant dans les muscles paralysés. Nous en trouvons deux observations dans la thèse de Magne.

La guérison est la règle dans la paralysie diphthéritique. Sur 117 observations que nous avons analysées, nous trouvons 16 cas de mort, ce qui se rapproche de la moyenne donnée par Lorain et Lépine dans leur article, puisqu'ils trouvent que la mort n'arrive que 12 fois sur 100.

Lorsque la guérison survient, Magne prétend que les organes pris les premiers sont les premiers à recouvrer leurs fonctions. Cependant le voile du palais, pris le premier, est en général le dernier à reprendre ses fonctions. Les membres inférieurs, qui sont atteints par la paralysie avant les bras. restent faibles souvent après que ceux-ci ont recouvré toute leur force.

La terminaison par la mortest, comme nous l'avons indiqué, plus fréquente qu'on ne serait tenté de le croire. Du reste, Trousseau insiste sur cette forme grave de la diphthérie « dont la terminaison est fatale et survient au milieu d'accidents nerveux terribles, contre lesquels les ressources de la médecine restent impuissantes. »

Quant aux conditions le plus habituellement observées en clinique, et dans lesquelles la mort peut se produire, nous ne saurions mieux faire, pour en donner le tableau, que de citer ce passage d'une clinique de M. Hardy :

La paralysie diphthéritique guérit-elle toujours ? Malheureusement non, et la mort peut survenir soit brusquement, du fait d'un accident inhérent aux paralysies elles-mêmes, soit lentement. du fait de l'anémie, de la cachexie, dans laquelle est jeté le malade, du fait de l'immobilité à laquelle le condamne sa paralysie, et de la gêne qu'elle peut apporter à la déglutition.

Dans le premier cas, ainsi que MM. les professeurs Tardieu et Peter en ont rapporté chacun un exemple, il peut arriver que par suite de la paralysie du larynx, un bol alimentaire s'engage dans la trachée artère et détermine la mort par asphyxie.

Dans le second cas, la paralysie du pharynx et de l'œsophage ne s'amende pas ; les malades ne pouvant plus se nourrir, maigrissent, s'affaiblissent de plus en plus, et succombent par inanition.

J'ai été le témoin attristé de deux terminaisons fatales survenant au cours de paralysies angineuses.

Dans le premier cas, il s'agissait d'un jeune garçon de sept ans, qui fut atteint de stomatite pultacée. avec propagation de l'inflammation aux amygdales. Il était guéri depuis une dizaine de jours de son angine et de sa stomatite, quand il fut pris de paralysie du voile du palais, et bientôt après de gêne de respiration allant jusqu'à la suffocation. Les choses en étaient là, quand les parents, habitant la campagne pour la convalescence de leur enfant, l'amenèrent dans mon cabinet, pour que je portasse remède aux nouveaux accidents. Pendant que les parents me racontaient ce qui s'était passé les jours derniers, j'avais les yeux fixés sur le petit malade, assis sur les genoux de sa mère. Tout d'un coup, je le vis pâlir, sa tête s'inclina sur la poitrine, il était mort. Voici le premier fait : dans ce cas, les désordres paralytiques avaient porté et sur les muscles respirateurs et sur le cœur ; l'enfant mourait de syncope.

Une autre fois, c'était en 1871, je donnais des soins dans une famille à un enfant atteint d'angine pseudo-membraneuse, qui succomba au croup quelques jours plus tard. La mère, qui avait veillé son enfant, fut atteinte à son tour ; pendant très longtemps, la maladie persista sous la forme d'une plaque localisée sur l'une des amygdales, puis elle finit par guérir au bout de trois semaines. La malade était complètement guérie de son angine depuis dix jours, quand elle fut prise de paralysie du voile du palais ; après celle-ci, survint de l'amblyopie, puis une paraplégie presque complète, une faiblesse notable dans les muscles supérieurs, et enfin survint une paralysie du pharynx et de l'œsophage. Pendant dix jours je soutins les forces de la malade, en lui faisant prendre matin et soir, à l'aide de la sonde œsophagienne, un potage et un verre de vin. J'espérais que la maladie s'arrêterait là, quand, à la suite de la paralysie de l'œsophage, survint une paralysie des muscles respiratoires. A partir de ce moment, cette femme fut en proie à une dyspnée constante que venaient encore accroître des accès apparaissant sans cause apparente.

Les inhalations d'oxygène, l'application des courants continus, tous les moyens indiqués en pareille circonstance, furent insuffisants, et la malade mourut dans un accès de suffocation. »

Ces deux faits sont loin d'être isolés, nombreuses se retrouvent les observations où il est question d'accidents mortels de la paralysie diphthéritique ; il faut moins s'en étonner lorsqu'on voit tous les appareils susceptibles de devenir, soit isolément, soit successivement, tributaires des complications paralytiques de la diphthérie. Aussi rien de plus imprévu, rien de plus capricieux, fait observer Sauné, que leur extension et les variations de leur répartition. Trousseau a vu plusieurs malades, dont il rapporte les observations dans ses cliniques, succomber aux suites de la paralysie diphthéritique.

Nous trouvons dans le travail de Maingault deux observations que nous empruntons, parce que l'une montre un cas de paralysie généralisée avec mort subite par syncope, l'autre une paralysie de l'œsophage, et qui, de même que dans un cas rapporté par Magne, entraîna la mort du malade. Elles nous prouvent encore que l'âge n'a point de privilège, puisque la première observation a trait à une femme de 30 ans, la seconde à un enfant de 2 ans.

OBSERVATION VIII.

Paralysie généralisée. Mort par syncope.

M. X..., âgé de 30 ans, d'une bonne constitution, ayant toujours été bien portant, et habitant une maison dans laquelle cinq cas semblables s'étaient déjà montrés, est atteint d'une angine couenneuse qui cède en huit jours aux moyens généraux, et à des attouchements répétés avec le perchlorure de fer.

Bientôt après, il est pris de paralysie de voile du palais avec absence du sens, du goût et de la sensibilité de la langue; les mêmes phénomènes existent pour le sens de l'odorat.

En même temps la vue s'affaiblit extrêmement, les pupilles restent à l'état normal, la sensibilité des téguments disparaît dans une grande étendue; il y a une faiblesse musculaire générale, le rectum et la vessie sont paralysés.

Le malade essaye de sortir en voiture, on l'y tranporte; en revenant, il veut faire quelques pas, ses jambes fléchissent, il tombe à terre. La paralysie des membres inférieurs est surtout caractérisée par un défaut de coordination dans l'action musculaire. Les membres supérieurs sont sous la même influence, le malade ne peut serrer avec ses mains ni tenir ou prendre les petits objets.

Malgré un régime tonique, quoique l'appétit ne fut pas complètement perdu et que le malade pût prendre une nourriture suffisante, les troubles de la déglutition étant peu intenses, les symptômes généraux augmentent; l'impuissance musculaire est à son plus haut degré, l'urine et les matières fécales s'échappent involontairement. Au milieu de tous ces désordres, l'intelligence reste nette, le pouls faible se maintient entre 70 et 80. A l'auscultation on constate de l'intermittence dans les battements du cœur, il y a de l'anxiété, des syncopes, et c'est au milieu d'une syncope que le malade succombe un mois après avoir eu une angine couenneuse.

OBSERVATION IX.

Paralysie du voile du palais. Paralysie de l'œsophage.
Mort par inanition.

Le 13 février 1877 je suis appelé par un médecin de mes amis pour voir un de ses petits malades atteint d'angine diphthéritique depuis plusieurs jours déjà. L'enfant, âgé de 2 ans, est pâle, légèrement bouffi. Il présente sur les amygdales des plaques blanchatres caractéristiques qui ne laissent aucun doute sur la nature diphthérique de l'exsudat.

Le 21. Les plaques blanchâtres ont presque disparu. On me re-

montre l'enfant attein t d'une paralysie du voile du palais et reje-
tant par les narines les liquides qu'il avale.

En outre, il y a une insensibilité absolue de toute la surface cutanée. On ne trouve ni sur la face, ni sur le tronc, ni sur les membres un seul point sensible à la douleur, à la chaleur ou a i contact. Les sens de la vue et de l'ouïe paraissent intacts, l'enfant est
trop jeune pour qu'on puisse se rendre compte de l'état de l'odorat
et du goût.

La voix, les cris sont nets, mais la parole est fortement troublée, il est presque impossible de comprendre un des mots prononcés. Cependant l'enfant parait intelligent, et il parlait· assez
bien avant sa maladie.

Le 24. Le frère aîné du malade est pris d'une angine diphthéritique sans croup, avec d'énormes ganglions du cou. Il meurt le
27. Le même jour, une sœur et la mère du malade sont prises et
guérissent sans accident.

Quant au petit enfant atteint, l'angine disparut aussi, la paralysie du voile du palais s'amenda peu à peu, mais l'anesthésie persista aussi complète qu'au début.

Enfin, au moment où la paralysie du voile du palais était presque
terminée, où les aliments ne refluaient plus par les narines, l'œsophage se paralysa à son tour. Les aliments liquides ou demi-li-
quides s'accumulaient dans une sorte de poche qui se trouvait vers
la base du cou, puis un sentiment 'd'angoisse se produisait, l'enfant introduisait ses doigts au fond de sa gorge, provoquait une
expulsion du contenu de cette petite poche et se sentait soulagé.

Le sentiment de la soif, de la faim se faisait de nouveau sentir,
le pauvre enfant redemandait à boire, remplissait son entonnoir
œsophagien, puis quelques minutes après en rejetait encore le
contenu.

Une tentative d'introduction d'une petite sonde œsophagienne
n'eut pas de succès, à cause de la terreur qu'elle causa à l'enfant.
Il succombait le 4 mars, trois semaines environ après le début de
sa maladie.

Après avoir donné une vue d'ensemble de la paralysie
diphthéritique, après en avoir montré les allures, il nous

reste maintenant à étudier les symptômes qu'elle présente dans chaque organe ou appareil.

Nous commencerons par la paralysie qui est de beaucoup la plus fréquente, celle du voile du palais.

Paralysie du voile du palais. — Nous ne nous occuperons ni de l'époque à laquelle apparait cette paralysie, ni de sa fréquence relative à celle des autres organes; toutes ces questions ont été suffisamment examinées à propos de l'étiologie. Voyons quels sont les troubles que détermine cette paralysie. A ce propos, nous ne saurions mieux faire que de rapporter les paroles d'une malade qui donne de sa paralysie une description fort complète; nous trouvons encore cette observation consignée dans le travail de Maingault.

Quelque temps après, dit la malade, les douleurs de gorge cessèrent; mais c'est alors que se produisirent toutes ces bizarreries qui m'ont été plus à charge que la douleur elle-même. Je nasillais tout à coup d'une façon particulière qui n'avait rien de l'enchifrènement; je ne pouvais pas souffler une bougie et lorsque je voulais me moucher, l'air au lieu de passer par le nez frappait ma joue gauche et la frappait sans vouloir prendre la direction que je cherchais à lui imprimer. La luette me balayait la langue et c'était un mal de cœur perpétuel. Le nasillement s'accrut, l'articulation des mots me devint presque impossible, les sons me vibraient dans le nez, et, après la seconde phrase, au lieu d'un mot, il s'échappait un bruit sans nom qui se produisait malgré moi. J'avais peur de devenir aboyeuse.

Chaque fois que j'essayais de boire, je faisais entendre une espèce de râle sonore, comme un cheval qui renâcle, et cette boisson que j'avalais de travers me ressortait par le nez; j'avais au palais comme un écrou serré qui me le

paralysait, ma bouche me semblait tapissée d'un parche-
min, j'avais des fourmis dans la langue et un cheveu perpétuel que je cherchais toujours à ôter.

Les solides, que, jusqu'à présent, j'avais avalés plus facilement que les liquides, s'arrêtaient dans la gorge, d'où
bien souvent ils s'échappaient. Une heure après le repas,
je mâchais encore des mies de pain et de la viande.

C'est, en effet, par du nasonnement, par de la gêne de la
déglutition, par de la difficulté à exercer la succion, à gonfler les joues, à souffler par la bouche que se traduit la
paralysie du voile du palais. En examinant alors la
gorge, on voit que le voile est immobile, pendant, déformé,
et d'ordinaire insensible aux diverses excitations.

Le nasonnement est le premier symptôme qui ait attiré
l'attention ; il va en se prononçant de plus en plus pendant
quelques jours ; bientôt la voix devient presque inintelligible
surtout quand les malades ont parlé pendant quelques minutes. Ce nasonnement ressemble à celui qui survient chez
les personnes qui ont subi une destruction plus ou moins
considérable du voile du palais. La voix ressemble tout à
fait à celle qu'on produit « en ouvrant la bouche et en cherchant, ce qui est très facile, à faire passer l'air directement
par les fosses nasales » (Maingault). Les malades ne peuvent prononcer certaines consonnes ; pendant le sommeil
ils font entendre un ronflement plus ou moins sonore. Le
nasonnement persiste quelquefois pendant longtemps ;
lorsque la paralysie est en voie de guérison, le voile reprend
peu à peu sa contractilité et la voix son timbre normal.

Presque en même temps que le phénomène du nasonnement apparaît surviennent les troubles *de la déglutition*.

Celle-ci consiste dans la difficulté, quelquefois **extrême**,
que le malade éprouve pour avaler.

D'abord peu prononcée, cette gêne n'est suivie que du rejet par le nez de quelques gouttes de liquide, mais les troubles augmentent rapidement et bientôt la presque totalité des boissons ingérées reflue par les fosses nasales. On voit alors les malades se boucher le nez pour boire, et renverser fortement la tête en arrière; ces différents procédés n'arrivent à suppléer qu'incomplètement le défaut d'action du voile du palais, et une certaine quantité de liquide est toujours rejetée.

Les aliments de consistance solide et épaisse sont en général assez facilement avalés ; cependant lorsque le pharynx est paralysé la déglutition des solides devient difficile, et quelques parcelles alimentaires refluent par le nez lorsque le malade se mouche, ou s'engagent dans les voies aériennes.

Cette difficulté de la déglutition n'est pas en général assez prononcée pour nécessiter l'emploi de la sonde œsophagienne ; avec quelque précaution, et, en ayant soin de ne prendre que des aliments assez épais, les malades arrivent à se nourrir d'une façon suffisante pendant le temps que persiste la paralysie. Cependant, l'alimentation au moyen de la sonde est quelquefois nécessaire, lorsque aucun aliment ne peut être ingéré, lorsque des parcelles s'engagent fréquemment dans les voies aériennes et lorsque le rejet des aliments inspire au malade une véritable horreur pour la nourriture ; on a vu quelques exemples de mort par inanition dans de telles circonstances. Cette terminaison fatale peut être causée brusquement par l'engagement dans les voies respiratoires de substances alimentaires plus ou moins volumineuses.

La difficulté de la succion est un phénomène moins constant et surtout beaucoup moins remarqué que les précédents. Maingault est un des premiers qui ait insisté sur ce phénomène.

« Cette impossibilité, dit-il, m'a été signalée, pour la première fois, par un malade qui ayant voulu se remettre à fumer, fut fort étonné de ne pouvoir aspirer la fumée de sa pipe. J'ai depuis ce temps observé ce symptôme nombre de fois. »

L'impossibilité de souffler, de gonfler les joues, de se gargariser est encore un des symptômes qui se lient à la paralysie du voile du palais. En effet, la quantité d'air qui sort par la bouche, dans ce cas, est si peu considérable que lorsqu'un malade cherche à souffler une bougie, c'est à peine si la flamme vacille, si toutefois on a eu la précation d'empêcher, à l'aide d'une carte placée devant le nez, que l'air qui s'échappe par les fosses nasales n'éteigne la lumière.

Il en est de même pour l'impossibilité de gonfler les joues, lesquelles ne sont en aucune façon paralysées et se contractent, sous l'influence du rire, de la mastication, etc. En même temps que s'observent tous les symptômes que nous venons d'étudier, l'examen de la gorge, montre le voile du palais, complètement immobile, tombant verticalement, au lieu d'être obliquement dirigé comme à l'état normal. Il paraît très allongé dans le sens vertical, la luette pend sur la base de la langue et donne lieu à des nausées continuelles. Si on dit au malade de prononcer la voyelle A, aucun mouvement d'élévation ne se produit. La sensibilité de ce voile membraneux est également affectée ; on peut le titiller, le déprimer, et même, ainsi que que cela est noté dans quelques observations, le piquer jusqu'au sang avec une épingle, sans que le moindre mouvement se produise et sans que le malade accuse aucune douleur.

« Si la contractilité volontaire a complètement disparu, il n'en n'est point de même de la contractabilité galvanique ; sous l'influence de l'électricité, on voit le voile
du palais devenir mobile comme à l'état normal. » (Maingault.)

Quelquefois la paralysie porte sur un seul côté du voile
du palais, et c'est alors ordinairement du côté où siégeaient
les fausses membranes. Colin a publié plusieurs observations de ce genre. Magne, dans sa thèse, en rapporte une
où la paralysie siégeait d'un seul côté, bien que les plaques
eussent occupé les deux côtés :

OBSERVATION X (du Dr Labarrière).

Je suis allé dans le service de M. Bergeron du 26 mai au 2 juin.
Mais dès le soir de ce jour, veille de la Pentecôte, je partis pour la
province.

Le lendemain dimanche, douleur au niveau de l'articulation
temporo-maxillaire droite. Quoique cette douleur ait augmenté les
jours suivants je revins le mardi dans le service de M. Bergeron.

Les 6, 7 et 8 gêne dans les mouvements du cou. La région caro-
tidienne est tuméfiée et douloureuse.

Le 9. Je vis une fausse membrane sur l'amygdale droite.

Le 10. Abattement, fièvre ; la tache est triplée. Lavages au jus
de citron et toniques.

Le 12. Les deux amygdales et les piliers sont pris.

Soir. Potion avec 10 grammes de baume de copahu.

A partir de ce jour le mieux survint et peu à peu les forces revinrent. Pendant le mois de juillet la santé fut parfaite, mais dans
la première moitié d'août les premiers symptômes de la paralysie
diphthéritique apparurent.

1° Gêne au niveau de la base ; sentiment de chatouillement dans
l'arrière-gorge. Je m'aperçus que la luette était pendante.

Huit jours après je m'aperçois que la moitié gauche du voile du
palais reposait sur la base de la langue.

Landouzy.   5

A ce moment le nasonnement survint. J'étais obligé de me tenir absolument vertical pour boire, sans quoi les boissons occasionnaient un chatouillement très désagréable dans l'arrière-gorge. Les réflexes étaient abolis; huit jours après les pharyngo-staphylins étaient paralysés. Dans la déglutition les piliers postérieurs ne se détachaient plus de la paroi du pharynx.

Impossibilité de sucer, de souffler.

Le nasonnement était assez prononcé pour rendre son langage complètement incompréhensible.

Pendant le mois de septembre, cet état resta stationnaire.

Au commencement d'octobre fourmillements dans les mains, dans les pieds, sensations semblables, mais bien moins prononcées. Peu après sentiment de lassitude générale, les forces ont diminué beaucoup.

Le 15 octobre, les membres inférieurs étaient assez faibles pour me faire craindre une chute à chaque instant.

Le 1er novembre tout était rentré dans l'ordre.

La paralysie du voile du palais existe souvent seule sans être suivie de troubles dans les autres organes, de faiblesse dans les muscles; cependant il s'y joint souvent un certain degré de gêne dans les mouvements du pharynx et de l'œsophage

Cette paralysie du pharynx est, en général, beaucoup moins complète que celle du voile du palais; cependant il est des cas où elle a été assez prononcée pour empêcher complètement tout mouvement de déglutition et produire une dysphagie absolue, nécessitant l'usage de la sonde œsophagienne. Il peut se former alors une poche plus ou moins volumineuse, dans laquelle viennent s'accumuler les aliments. Nous avons cité un exemple de ce genre chez un jeune enfant de quelques années.

La paralysie du larynx, comme celle du pharynx, accompagne le s troubles du voile du palais. Pour Sanné, le larynx ou plutôt la partie supérieure de cet organe est souvent lésée seule et presque toujours avant le voile du palais, cette fréquence est peut-être un peu exagérée. Dans la paralysie diphthéritique du larynx, la plupart des muscles sont atteints, mais incomplètement (Magne). Cependant quelques auteurs ont cité des cas de paralysie de muscles isolés. Dans le *Boston med. and Surg. Journal*, 1877, on voit un cas de paralysie limitée aux deux muscles crico-aryténoïdiens postérieurs. Les paralysies du larynx déterminent la pénétration dans les voies aériennes de parcelles alimentaires, la voix est altérée, rauque ou aphone suivant les cas.

Enfin n'oublions pas de signaler qu'elles peuvent être une des causes de mort subite lorsqu'un corps étranger volumineux s'engage dans la trachée, cet accident est d'autant plus à craindre que chez certains sujets il existe une anesthésie de la muqueuse laryngienne coïncidant avec la paralysie du pharynx. Au laryngoscope on constate que les cordes vocales sont détendues, presque immobiles.

PARALYSIES OCULAIRES.

Les troubles de la vision qui surviennent dans la diphthérie sont restés pendant longtemps inconnus, ou plutôt si on les a notés quelquefois on n'a pas vu la relation qui existait entre leur apparition et l'affection couenneuse; on les a regardés comme de simples coïncidences. Chomel d'abord, puis Ozanam (relation des angines malignes, observées de 1820 à 1829), Orillard, Loyauté (thèse Montpellier, 1836), en ont rapporté quelques exemples, mais n'en ont tiré aucune conséquence

Trousseau, le premier (1852), comprit la nature et l'origine de ces troubles visuels et les rapporta à la diphthérie.

Depuis, presque aucun auteur ne s'est occupé des accidents qui suivent la diphthérie sans parler des troubles oculaires.

Maingault, dans son travail, leur consacre un chapitre, les ophthalmologistes les étudient, Lorain et Lépine les signalent dans leur article, Magne enfin les décrit longuement dans sa thèse.

Ces troubles de la vision surviennent en général dès le début des accidents paralytiques, peu de temps après la paralysie du voile du palais, un peu avant celle des extrémités inférieures. Quelquefois, mais assez rarement, il est vrai, les troubles du côté de l'œil existent seuls, sans aucun autre symptôme de faiblesse dans les organes. En voici un exemple que nous trouvons dans la thèse de Maingault; cet auteur en rapporte d'ailleurs plusieurs.

OBSERVATION XI.

Le jeune Moreau, âgé de 16 ans, tombe malade dans les deux derniers jours de juin; pouls plein, fréquent; douleur dans la gorge. Dans l'arrière-bouche eschares gangréneuses, face altérée, moral abattu. Gargarisme au quinquina, attouchement avec l'acide chlorhydrique, toniques à l'intérieur.

Le troisième jour, accablement et agitation, refus de nourriture; pouls petit et lent. Ces symptômes alarmants se continuent jusqu'au neuvième jour. Ce jour-là, il y a une amélioration notable, le pouls est meilleur, l'abattement moindre, la gorge se nettoie. Bientôt le malade prend des potages et des soupes, et il est en pleine voie de guérison, lorsque douze ou quinze jours après la vue diminue tout à coup; au bout de trois jours la cécité est complète. (Séton à la nuque, vésicatoire au bras.) La guérison a été complète mais s'est faite lentement; elle n'est survenue qu'après deux mois passés.

Les faits de ce genre ne sont pas communs, il est également rare de voir les troubles de la vue ouvrir la scène des accidents paralytiques consécutifs à la diphthérie. Quoi qu'il en soit, voyons en quoi consistent ces troubles visuels. Ils doivent être divisés en deux ordres. Les uns, de beaucoup les plus habituels, dépendent de la paralysie de l'appareil de l'accommodation ; les autres, bien plus rares, sont amenés par la paralysie des muscles moteurs du globe de l'œil.

Etudions d'abord les premiers.

Ils sont caractérisés par un affaiblissement de la vue, qui varie depuis la difficulté qu'éprouvent les malades à lire des caractères un peu fins, jusqu'à la cécité presque complète, ce qui est rare. Du reste, les troubles visuels varient suivant les individus, suivant que le malade est emmétrope, myope ou hypermétrope.

Pour les emmétropes, la vision des objets éloignés est encore assez nette, tandis que la vision de près est impossible.

Pour les myopes, les troubles sont beaucoup moins accentués, tandis que chez les hypermétropes, pour lesquels la vision distincte ne se fait qu'au moyen de grands efforts d'accommodation, la vue même des objets éloignés est fort trouble. Ces troubles visuels apparaissent en général assez brusquement ; le malade en arrive très vite à ne pouvoir plus lire et souvent même à ne distinguer que très vaguement les personnes qui l'entourent, ainsi que nous le voyons dans l'observation suivante, prise dans la thèse de Magne.

OBSERVATION XII.

Angine diphthéritique guérie. Paralysie subite de l'appareil de l'accommodation dans les deux yeux, avec mydriase moyenne. Puis paralysie faciale. Galvanisation. Guérison rapide.

Mme C..., âgée de 32 ans, d'une vigoureuse constitution, a perdu dernièrement un enfant d'une angine diphthéritique avec croup, et elle a été atteinte également d'angine de même nature. Elle a guéri assez rapidement, mais elle reste un peu pâle et faible.

Dans la nuit précédente elle a été agitée comme pendant les nuits antérieures, mais sans avoir remarqué rien d'extraordinaire. A son réveil elle est prise d'une terreur profonde en s'apercevant qu'elle distingue à peine les objets qui sont dans sa chambre, et qu'en jetant les yeux sur un livre, il lui est impossible de distinguer les lettres.

En examinant les deux pupilles je les trouve dilatées légèrement et peu mobiles. L'ophthalmoscopie démontre qu'il n'y a aucune lésion des milieux transparents ni de la rétine.

Mais en recherchant quel est l'état de la réfraction, il est facile de reconnaître que les vaisseaux rétiniens se déplacent dans le même sens que la tète de l'observateur, c'est-à-dire que les yeux sont tous deux hypermétropes à un assez haut degré. Le verre convexe métrique nº 3 placé devant les yeux permet de lire de loin les caractères typographiques visibles à 6 mètres; l'acuité visuelle est donc normale. De près, le verre convexe nº 6 permet de lire les caractères les plus fins. Sans verres convexes la lecture n'est possible ni de près ni de loin.

Pas de dyplopie.

Comme il y a absence de troubles des milieux transparents, absence de lésions ophthalmoscopiques, de dyplopie, mais impossibilité de lire soit de loin, soit de près, avec récupération de la fonction visuelle avec des verres convexes, dilatation pupillaire, le diagnostic est : paralysie double du muscle accommodateur avec mydriase.

Le traitement institué consista en toniques et en séances quotidiennes d'électrisation par courants continus. Instillations d'ésérine. Au bout de dix jours, les muscles de l'accommodation commençaient à reprendre leurs fonctions, quand il survint, encore pendant la nuit, *une paralysie complète du nerf facial droit*, avec distorsion de la face et difficulté d'occlusion de l'œil; les muscles faciaux restèrent toujours excitables par les courants continus. Après quelques séances de galvanisation la guérison fut complète.

Les troubles de la vue sont toujours les mêmes ; ils résultent de la paralysie de l'appareil de l'accommodation, ainsi que nous venons de le voir. Il y a donc, en général, hypermétropie très prononcée.

D'après ce que nous ont appris les observations que nous avons consultées, ces troubles de la vision guérissent toujours; leur durée est de 10 jours, 15 jours à 2 mois environ.

Ce pronostic en général favorable se comprend par l'absence de lésion matérielle dans les milieux et le fond de l'œil.

Aujourd'hui tous les ophthalmologistes s'accordent pour reconnaître que les troubles de la vue qui surviennent après la diphthérie sont en rapport avec la paralysie des muscles de l'accommodation, et qu'ils ne dépendent en aucune façon de lésions des milieux ni de la rétine. Follin, de Graefe, Donders et Tavignot, dans les nombreux cas qu'ils ont eu à examiner, n'ont pu trouver aucune altération.

Cependant M. Bouchut parle de lésions de la rétine reconnues par lui à l'ophthalmoscope. Il aurait trouvé, dans ces cas, une anémie rétinienne, avec infiltration séreuse, et même une véritable névrite avec atrophie papillaire. Mais la nature des symptômes indiqués précédemment, le rétablissement souvent possible de la lésion à l'aide de verres convexes, l'autorité de tous les ophthalmologistes, montrent que la description donnée par M. Bouchut ne doit être acceptée qu'avec les plus grandes réserves.

Cette opinion, nous la trouvons formulée dans la thèse de M. Magne : « Quelque minime que soit notre compétance, dit-il, nous croyons pouvoir dire que M. Bouchut nous paraît avoir exagéré les résultats fournis par l'examen ophthalmoscopique. Si, dans certains cas, en effet, on trouve le fond de l'œil un peu plus rouge qu'à l'état normal, la seule lésion qu'on pourrait affirmer serait une légère congestion probable, et il y a loin de là à la neuro-rétinite, d'autant plus que jamais on n'a noté la saillie de la papille, caractéristique de cette dernière affection de la rétine. »

Comme nous l'avons dit, les muscles accommodateur et irien ne sont pas les seuls qui puissent être intéressés ; les muscles moteurs de l'œil sont atteints de paralysie.

De ces paralysies résultent naturellement le strabisme et la diplopie ; symptômes variables suivant le muscle atteint.

Nous avons trouvé une observation où tous les muscles animés par le moteur oculaire commun du côté gauche étaient paralysés ; il y avait chute de la paupière, strabisme externe, etc. — Ces symptômes coïncidaient avec une paraplégie complète et une paralysie des muscles du tronc et du cou (observation de Vadelot).

M. Boucheron a trouvé dans quelques cas une paralysie du petit oblique accompagnant les troubles de l'accommodation.

Nous ne rapporterons ici qu'une seule observation de paralysie des muscles moteurs de l'œil, que nous empruntons à la thèse de Pératé.

Observation XIII.

Un garçon de 8 ans entre le 25 juin, salle Saint-Jean, service de M. Bouvier.

Trois semaines avant son entrée cet enfant fut atteint d'angine diphthéritique, l'affection disparut à l'aide du tannin et de l'alun ; la convalescence est établie ; l'enfant reprend ses forces, quand huit jours après il commence à parler du nez, à avaler difficilement, à rejeter les liquides par le nez, sa marche devient chancelante, il marche la tête fléchie.

Cet enfant, de taille et de force ordinaires, est pâle, n'a pas de fièvre, pas d'appétit ; faiblesse générale plus marquée aux membres inférieurs qu'aux membres supérieurs, la pointe du pied est traînante, les genoux se heurtent à chaque instant ; les bras sont aussi notablement affaiblis.

Le malade ne peut à cause de sa faiblesse tenir sa tête droite, les muscles trapèzes, notamment, sont affaiblis, la parole est lente, l'articulation des sons difficile ; le malade ne prononce pas les consonnes labiales ; pas de troubles du côté de la vue, mais les yeux paraissent saillants, il semble y avoir un peu d'ophthalmie.

Huit jours après son entrée, le malade, dans un de ses repas, est sur le point de s'asphyxier ; on est obligé de débarrasser le pharynx des matières alimentaires qui l'encombrent ; il se produit en même temps *un strabisme convergent.*

Les symptômes paralytiques vont en diminuant depuis le 10 juillet et le 25, jour de sa sortie, le malade avale bien, parle à peine du nez, a bon appétit, il peut redresser la tête ; *le strabisme est maintenant insignifiant.*

PARALYSIE DES MEMBRES INFÉRIEURS.

Après le voile du palais, après les muscles de l'accommodation, ce sont les membres inférieurs qui sont le plus souvent frappés par la paralysie diphthéritique. En effet, sur 117 observations de paralysie diphthéritique que nous avons examinées, nous en trouvons 81 où il y a eu des troubles moteurs dans les extrémités inférieures.

Magne dit que, sur 100 malades atteints de paralysie diphthéritique, il en est plus de la moitié qui présentent des troubles du mouvement volontaire dans les membres inférieurs.

Les jambes sont atteintes beaucoup plus souvent que les bras ; et lorsque ceux-ci sont pris, c'est presque toujours après. La paraplégie paraît devoir être considérée comme la troisième étape parcourue par les troubles moteurs de la diphthérie. L'hémiplégie ne se voit guère, les deux jambes sont également faibles, ou quand on croit à une hémiplégie, celle-ci n'est qu'apparente, car la jambe du côté qui paraît indemne, est toujours un peu faible. La paralysie du mouvement s'accompagne de diminution de la sensibilité; c'est ce qui a lieu dans la plupart des cas. Cependant il existe quelques exemples où l'anesthésie s'est montrée seule sans faiblesse des muscles.

Voici une observation de Duchenne (de Boulogne) qui nous paraît d'autant plus intéressante qu'il se pourrait bien qu'elle se rapportàt à une ataxie évoquée par la diphthérie :

J'ai observé en 1859, une anesthésie des extrémités survenue consécutivement à une angine couenneuse et à la paralysie du voile du palais qui avait guéri par la faradisation localisée. Le sujet possédait sa force normale, mais il laissait tomber les objets qu'il tenait à la main s'il ne les regardait pas; et, il ne pouvait marcher dans l'obscurité. Il avait perdu la sensibilité tactile et la sensibilité musculaire aux mains, aux pieds et aux jambes. Cette anesthésie a persisté longtemps malgré tout traitement.

Frérichs, Gerhardt ont rapporté des cas semblables. Maingault en cite un.

Le plus ordinairement, cette paralysie des membres n'est pas complète, c'est une simple diminution de la sensibilité et de la force musculaire.

C'est par une sensation d'engourdissement, par des fourmillements dans les orteils, dans les pieds, dans les jambes, que s'annonce le début de la paralysie ; les fourmillements ne dépassent souvent pas les genoux (G. Sée), ils sont surtout marqués pendant les efforts musculaires ; les malades éprouvent une sensation de froid dans les pieds, de pesanteur dans les jambes.

La sensibilité tactile est obtuse, quelquefois même complètement éteinte. Les malades croient marcher sur des tapis, souvent même ils ne sentent pas le sol et sont obligés de regarder à leurs pieds pour ne pas tomber. Bien rarement il y a de l'hyperesthésie ; Maingault en donne un exemple avec paralysie du mouvement.

Les malades se sentent de plus en plus faibles ; la station debout ne peut être prolongée ; bientôt il leur est impossible de monter un escalier, le moindre obstacle les fait tomber. Quelquefois les troubles ne vont pas plus loin ; après 8 jours, 15 jours, 3 semaines, 1 mois, les forces reviennent peu à peu.

Mais souvent, la faiblesse augmente, la paralysie devient complète ; les malades ne peuvent même plus se soutenir sur leurs jambes.

OBSERVATION XIV.

Le nommé X..., âgé de 40 ans, a eu une angine diphthéritique des plus intenses.

Quinze jours après, la convalescence ayant marché rapidement, le malade partit pour un voyage au Havre, il avait seulement conservé une paralysie palatine, caractérisée surtout par le nasonnement.

Arrivé à Bernay, où il devait faire un court séjour, il est pris de fourmillements, d'engourdissement dans les membres inférieurs la faiblesse survient rapidement ; bientôt le malade ne peut plus se tenir debout ni marcher, il revient en toute hâte chez lui.

Le Dr Sellerier constate une paralysie complète des membres inférieurs, impossibilité de tout mouvement, la sensibilité est nulle, on peut pincer la peau sans provoquer la moindre sensation. Aucune douleur à la pression le long de la colonne vertébrale.

Application d'un vésicatoire à la région lombaire, frictions avec un liniment ammoniacal camphré, bains sulfureux. Régime tonique. Guérison au bout d'un mois.

D'après Duchenne, de Boulogne, la contractilité musculaire explorée par le courant d'induction serait conservée ; mais ce signe est variable. Dans nos observations, nous trouvons des malades chez lesquels la réaction aux courants faradiques est restée normale, d'autres en plus grand nombre chez lesquels elle a été abolie.

Dans certains cas, les troubles de la motilité se rapprochent plus de l'ataxie que de la paralysie et peuvent même être identiques à ceux de la sclérose des cordons postérieurs (Brenner, Jaccoud, Eisenman, Hermann, Leyden, Weber).

Rarement la paralysie reste localisée aux membres inférieurs, elle ne tarde pas, en général, à prendre les membres supérieurs ; il n'est pas fréquent de voir ceux-ci pris les premiers, ainsi que nous l'avons déjà dit. Cette paralysie, comme pour les membres inférieurs, porte sur la sensibilité et le mouvement ; les deux bras sont ordinairement atteints.

Le malade ressent au début des fourmillements qui, d'abord limités aux doigts, s'étendent aux avants-bras sans dépasser, d'ordinaire, la saignée, puis les bras se meuvent avec peine ; les moindres objets paraissent avoir un poids considérable, et ceux qui sont un peu lourds ne peuvent plus être saisis ; des tremblements agitent les membres et, à un degré très-prononcé, (ce qui heureusement n'est pas le fait le plus fréquent), le malade ne peut même plus manger seul, les bras retombent inertes lorsqu'on les soulève. Dans ces cas, comme pour les membres inférieurs, l'anesthésie est habituellement assez prononcée.

A l'aide du dynamomètre on peut apprécier très-exactement la perte de la force musculaire ; si la normale est de 50 à 55 kilogr. ; elle tombe à 20 kilogr., même à 10.

La durée de la paralysie des membres supérieurs est la

même que celle des membres inférieurs, un peu moins
longue pourtant, puisqu'ils sont pris ordinairement les
derniers et guérissent les premiers.

Nous venons d'étudier les paralysies, qu'il est habituel
de voir survenir après la diphthérie ; d'autres systèmes
musculaires peuvent encore être atteints, quelquefois
isolément, mais le plus fréquemment alors seulement que la
maladie se généralise ; elle peut prendre alors le diaphragme, les muscles du tronc, des muscles isolés, le
cœur, les bronches, la vessie et le rectum.

Diaphragme. — La paralysie de ce muscle ne survient
guère d'emblée. Elle ne vient d'ordinaire qu'après la paralysie du voile du palais et des membres, souvent après
celle des autres muscles du tronc ; cette dernière condition
en aggrave singulièrement le pronostic. Les symptômes de
la paralysie diaphragmatique n'empruntent rien de particulier aux conditions dans lesquelles on la voit se développer,
si ce n'est cependant, qu'indépendamment d'autres manifestations paralytiques possibles. elle frappe un individu
qui a déjà subi tous les dangers d'une affection grave, et
que ses voies respiratoires ont gardé une susceptibilité
d'autant plus grande que la diphthérie y a, de préférence,
porté ses premiers coups.

Duchenne, de Boulogne, a fait de cette complication une
description à laquelle les auteurs ont peu ajouté. C'est, pendant la respiration, que l'on reconnaît les principaux symptômes de ce trouble fonctionnel. Au moment de l'inspiration, l'épigastre et les hypochondres se dépriment, tandis
qu'au contraire la poitrine se dilate ; les mouvements de
ces mêmes parties se font dans un sens opposé, pendant

l'expiration. La respiration devient plus fréquente, essouf-
flée, haletante.

La paralysie du diaphragme dans la dipththérie est généralement double, plus ou moins complète ; lorsque
l'action du muscle est seulement diminuée, les phénomènes
précédents ne se produisent que dans les inspirations
grandes ou agitées. Les malades ne s'en plaignent pas autrement, et n'en éprouvent une véritable gêne que lorsqu'ils viennent à faire quelque effort soit pour marcher, soit
pour parler. Une émotion morale peut provoquer un véritable accès de suffocation, et nous ne saurions trop insister
sur la valeur de cette indication importante, surtout chez
l'enfant.

De la part d'un enfant peu capable de s'observer, et auquel la parole manque pour exprimer sa souffrance, les
moindres faits deviennent une indication précieuse. Si donc,
après une diphthérie, l'on voit survenir chez un petit malade des accès de suffocation pour une simple contrariété,
un simple effort de toux, il faut songer à l'existence possible d'une paralysie du diaphragme, lorsque cette gêne
respiratoire subite ne peut avoir une autre raison d'être.

Une erreur d'interprétation dans ces conditions ne manque pas de conséquences graves, puisque on a vu la mort
survenir dans un accès de suffocation, avec tous les symptômes d'asphyxie. cyanose, refroidissement des extrémités,
et congestion pulmonaire ; accidents graves qu'un traitement institué de bonne heure peut éviter ; ce traitement,
préconisé par Duchenne, de Boulogne, consiste dans l'électrisation du diaphragme dès qu'a pu être constatée la perte
de son action physiologique.

Duchenne, de Boulogne, rapporte plus d'un cas dans
lequel l'électrisation put seule empêcher le retour des acci-

dents dyspnéiques, qui mettaient les jours du malade en
danger.

Dans la majorité des cas, la paralysie du diaphragme
n'est pas mortelle en elle-même, elle est seulement, comme
nous l'avons vu, la cause de troubles fonctionnels ; mais,
qu'il survienne la moindre complication pulmonaire, une
simple bronchite, une congestion pulmonaire même peu étendue, comme cela s'observe si fréquemment chez l'enfant
après la diphthérie, et la scène change, il peut se produire
alors ce que Duchenne a vu survenir plus d'une fois chez
les malades atteints d'atrophie musculaire progressive
qui ne disposaient plus que d'une partie de leurs forces
respiratoires, suffisantes au cas d'intégrité de l'appareil
pulmonaire, insuffisantes aux cas d'une affection thoracique.

Telles sont les circonstances dans lesquelles succom-
baient, l'an dernier, deux malades du service de M. Bergeron à l'hôpital Ste-Eugénie, (L. Rivet, communication
orale). L'un de ces enfants, âgé de 2 ans, avait eu une
angine diphthéritique suivie d'une paralysie du voile
du palais, plus tard d'une paraplégie et de paralysie
diaphragmatique au cours de laquelle il contracte une
rougeole normale ; celle-ci, se compliquant de bronchite peu intense, ne tarda pas à entraîner la mort au
milieu de symptômes d'asphyxie que ne justifiait pas l'é-
tendue de la bronchite.

Une petite fille de 3 ans 1/2 était amenée quelques jours
après avec une paralysie du diaphragme et du voile du palais
datant de trois semaines, paralysie consécutive à une angine
diphthéritique. Deux jours avant l'entrée elle avait commencé à tousser et à être gênée dans sa respiration, et cependant les signes de bronchite de moyenne intensité et la
difficulté respiratoire étaient loin de faire pressentir la

mort par asphyxie, qui survint la nuit suivante dans un accès de suffocation,

La constatation, à l'autopsie, de l'état du poumon ne permettait plus un doute sur la véritable cause de cette mort, due à la paralysie du diaphragme.

Ce n'est pas seulement chez les enfants qu'il est donné d'observer des accidents de cette nature, témoin le fait que nous a communiqué M. Millard, avec autopsie faite par M. Pierret. Il s'agit d'un infirmier de trente-neuf ans en puissance d'une syphilis à la période secondaire. Atteint d'une angine dyphthéritique, il était en voie d'amélioration, malgré l'état d'adynamie profonde dans lequel l'avait jeté une broncho-pneumonie couenneuse, lorsque apparaît tout à coup une paralysie du voile du palais, puis des membres et du diaphragme.

La mort par asphyxie survint en peu de temps. L'affection diphthéritique avait duré quatre-vingt dix-sept jours et, depuis l'apparition des premiers phénomènes paralytiques, il avait mis, à mourir, quatre jours.

Si, à l'inertie du muscle diaphragmatique, vient s'ajouter une paralysie des muscles respirateurs extrinsèques, il est bien évident que la situation du malade se trouve aggravée d'autant, comme dans les faits observés par Duchenne, de Boulogne.

Indépendamment des muscles extrinsèques de la respiration, la paralysie peut frapper le poumon, atteindre les muscles de Reseissen, et donner lieu à des accidents dyspnéiques qui peuvent compromettre l'existence. L'observation suivante en est un exemple frappant. Ce fait a d'autant plus d'intérêt que c'est à l'électrisation, faite par Duchenne, de Boulogne lui-même, que les accidents menaçants purent être conjurés et la guérison obtenue.

Observation XV.

(Inédite, communiquée par M. Millard).

Angine diphthérique. — Coryza couenneux. — Croup. — Trachéo-bronchite couenneuse. — Pseudo-convalescence. — Adynamie. — Paralysie diphthéritique, remarquable par sa gravité, sa durée (cent trente jours), et surtout par la paralysie des muscles expirateurs, intrinsèques. (muscles bronchiques de Reseissen). — Guérison.

M. Anat. J..., 30 ans, boulevard des Italiens, 34.

30 juin 1869. Début de la maladie qui est immédiatement très grave. Médication homœopathique ?

5 juillet. Le malade parait voué à une mort prochaine.

Le 6. *Je le vois pour la première fois le soir. On me confie exclusivement le traitement.* (Angine et coryza couenneux, intenses. Engorgement sous-maxillaire gauche considérable. Fièvre presque nulle. Subdélirium, prostration, etc., etc.) Cautérisation avec le jus de citron et injections dans les fosses nasales (4 fois par jour) avec de l'eau de guimauve et de l'eau-de-vie camphrée. 4 gr. d'extrait de Kina, bouillon, potage, eau rougie, bière glacée, etc.

Le 7. Un peu de dyspnée, inspiration légèrement sifflante. *Obscurité du son et de la respiration vers les deux sommets.*

Je diagnostique *une laryngo-trachéo-bronchite couenneuse.*

Le 8. Expulsin d'un première fausse membrane trachéale dans un effort de toux.

Le 9. Expulsion de deux fausses membranes énormes.

Le 10. Expulsion d'une quatrième fausse membrane considérable. La respiration s'entend mieux dans les deux sommets. Aphonie, dyspnée. Etat général satisfaisant.

Le 13. Amélioration. Voix moins basse, mais nasonnée : les fausses membranes diminuent dans la gorge.

Le 17. Elles ont entièrement disparu ; le malade fait une première sortie en voiture par un temps magifique, très chaud.

Le 18. Deuxième sortie, il rencontre au bois sa femme qui depuis le dimanche 11 juillet a été prise à son tour d'angine couenneuse légère.

Landouzy.   7

Le 19. Ils partent tous deux à la campagne assistés de M. J. Larey, externe.

La *dysphagie augmente*. La voix, qui était revenue un peu, est plus voilée, plus nasonnée. Retour de l'appétit. Petites promenades dans le jardin.

Convalescence insidieuse. — Douleurs dans les membres et dans le tronc, les bras sont lourds, moins inhabiles, la gêne de la déglutition augmente.

Le 21. *Diplopie*, le malade ne peut plus lire, la voix est de plus en plus nasonnée.

Le 23. Enroué, mais l'*articulation* des mots très difficile.

Le 24. Il ne peut plus parler que par signes.

Le 31. Moral abattu, faiblesse croissante, gêne de la déglutition et de la voix, de plus en plus marquées.

Le malade est confié à la surveillance du Dr Duborgia (de Bougival).

(Eau d'Orezza, bains sulfureux, chocolat au fer et au quinquina, etc,, etc.)

5 août. La gêne de la déglutition est extrêmement marquée, le malade s'alimente peu, il se plaint d'une grande quantité de glaires qui affluent dès qu'il essaye de manger et dont il se débarrasse très difficilement.

Le 9, *Aggravation*. Dyspnée, faiblesse respiratoire, fourmillements des pieds et des mains, sensation de froid, besoin de repos et de faire allumer du feu, voix très difficile à comprendre, déglutition presque impossible, abattement, visage pâle, altéré.

On décide l'emploi de l'*électricité* et de la teinture de noix vomique. Bains sulfureux et nous songeons à l'emploi de la sonde œsophagienne.

Le 12. Le malade va de mal en pis, il ne peut prendre ses bains à cause de la fatigue, l'électricité ne peut être que mal administrée. Je me décide à faire revenir le malade à Paris pour le mieux surveiller et le faire électriser par le Dr Duchenne de Boulogne.

Le 14. Retour à Paris en calèche. Examen avec le Dr Duchenne. Nous constatons la paralysie complète du voile du palais, du pharynx et probablement de l'œsophage, lèvres et langue inhabiles, dysphagie, aphonie, le malade avale de travers presque à chaque coup et rejette avec les plus grandes difficultés des mucosités glaireuses très abondantes. Expiration *courte, très gênée*, paralysie des *muscles expirateurs* et des fibres musculaires des bronches.

Anesthésie des pieds et des mains. On suspend les bains, on prescrit des applications de *sinapismes* sur le thorax et M. Duchenne fera trois ou quatre séances d'électrisation par jour.

Le 16. Petite promenade en voiture, temps assez rafraîchi, la déglutition semble un peu moins difficile.

Le 17. Nous constatons un peu de bronchite et défendons les sorties jusqu'à nouvel ordre, rejet de quelques crachats mucoso-purulents au milieu des *glaires transparents*, râles sonores disséminés.

Le 18. Mauvaise journée. Vers 4 heures, crise d'étouffement légère, mais qui se renouvelle le soir à 8 heures et on m'envoie chercher. J'assiste à une scène des plus pénibles ; sensation d'étouffement, impossibilité de se débarrasser des mucosités qui obstruent les bronches et menacent d'asphyxier le malade.

M. Duchenne fait séance tenante une application d'électricité avec la main sur le dos et fait rendre d'un coup un flot de mucosités qui soulage instantanément le malade. Je passe la nuit près du malade, muni de vomitifs et de vésicatoires.

Le 19. Soulagement, bronchite plus marquée à gauche en bas, 96 pulsations.

Le 20. La déglutition se fait mieux depuis que le malade fait usage d'un petit biberon en porcelaine. Il crache avec un peu moins de peine.

Le 21. Submatité et faiblesse du bruit respiratoire à la base gauche. Vésicatoire volant.

Le 23. Badigeonnage iodé qui produit des douleurs excessives ; les urines examinées ne contiennent ni sucre, ni albumine (2° vésicatoire à gauche en avant).

Le 27. La bronchite va s'améliorant.

Anesthésie des pieds et des mains. Douleur dans l'épaule droite ; l'électricité a été supendue depuis le 23.

Le 30. M. J... la réclame de nouveau. La faiblesse générale des pieds et des mains a beaucoup augmenté ; la respiration, la déglutition, l'articulation des sons, sont plutôt en progrès ; l'aphonie est complète.

Le 31. MM. Duchenne et Ollivier le voient avec moi. Nous remplaçons la teinture de noix vomique par une solution faible de sulfate de strychnine et on recommence l'électricité.

5 septembre. Depuis deux ou trois jours le malade a pu prononcer quelques mots à haute voix ; il s'alimente mieux ; la bronchite continue de s'améliorer.

Le 10. Expiration moins pénible. Le malade expectore des crachats muqueux plus abondants le matin que dans la journée, mais il est obligé de faire de grands efforts pour les arracher.

Pas de fièvre ; régularité parfaite des battements du cœur.

Parésie des membres inférieurs. Le malade ne peut se tenir debout, mais il remue assez bien les membres lorsqu'il est étendu sur son lit. Sensation de fourmillements au bout des orteils. Anesthésie à peu près complète et égale à droite comme à gauche des membres inférieurs. Par contre, intégrité presque absolue de la sensibilité à la douleur et à la température. Sensibilité articulaire très obtuse. Il arrive parfois au malade, durant la nuit, de ne pas savoir où sont ses membres inférieurs, absolument comme chez les ataxiques.

Aux membres supérieurs, mêmes phénomènes. Toutefois le bras droit est beaucoup plus paralysé du mouvement que le bras gauche. Il est de plus le siège de douleurs presque continues et très incommodes. Pas d'incontinence d'urine ni de matières fécales : 3 cuillerées à café de sirop de strychnine. Electrisation faradique du pharynx et des muscles.

Le 14. La paralysie des membres a notablement augmenté. Le malade peut à peine remuer dans son lit. Cette immobilité forcée rend les nuits très pénibles et empêche le sommeil. Le malade expectore mieux et plus facilement. La déglutition se fait mieux. L'électrisation du pharynx détermine une sécrétion abondante de salive qui est très incommode.

Le 20. Le malade n'avale plus de travers. Il demande des aliments avec instance (thé, bouillon, jus de viande, viande râpée).

La voix est tout à fait revenue. Respiration normale.

La paralysie des quatre membres est de plus en plus accusée. Un peu d'amaigrissement des masses musculaires. 1 centimètre de moins depuis une quinzaine. En même temps que l'anesthésie cutanée, hyperesthésie des muscles quand on vient à les presser. 4 cuillerées de sirop de strychnine.

Le 25. Le malade commence à prendre quelques aliments demi-solides. Il ressent de temps à autre des tressaillements fibrillaires dans les membres inférieurs. La paralysie reste stationnaire aux membres supérieurs. Elle augmente encore aux membres inférieurs.

Traitement ut supra. Electrisation bornée aux membres.

1er octobre. Légère amélioration de la paralysie du mouvement. L'anesthésie articulaire existe toujours au même degré. Les aliments passent assez bien ; l'appétit est très vif.

Le 5. Le malade remue bien mieux le bras gauche ; il en est de même des membres inférieurs, mais cependant à un degré moindre. Le bras droit reste toujours le plus paralysé ; il est encore douloureux. Même traitement.

Le 10. La motilité revient rapidement même au bras droit. Le malade croise facilement ses jambes l'une sur l'autre.

Le 15. Avec l'aide de deux personnes, il peut se tenir debout quelques instants. L'anesthésie cutanée et articulaire a un peu diminué.

1er décembre. La paralysie des membres inférieurs et supérieurs est à peu près guérie. M. A... (J.) est dans un état de santé presque parfait.

Cette observation est certainement une des plus intéressantes que je connaisse ; l'angine couenneuse, les accidents laryngo-trachéo-bronchiques — l'adynamie, — la paralysie consécutive, toutes ces manifestations de l'intoxication diphthérique ont été graves, remarquablement intenses, et, *à plusieurs reprises*, ont failli emporter le malade.

La paralysie diphthérique débutait le 19 juillet et ne se terminait que le 1er décembre environ, après avoir duré plus de cent trente jours, généralisée, tenace, rebelle à tout traitement.

Son évolution fut des plus remarquables , et M. Duchenne de Boulogne en a noté avec précision les principaux incidents dans son traité d'électrisation localisée.

Du 19 juillet au 9 août les symptômes de paralysie diphtéritique ne présentent rien de notable : paralysie du voile du palais, troubles de la parole, diplopie, faiblesse des membres supérieurs et inférieurs, etc., etc. Lorsque tout à coup, le 17 août (49e jour de la maladie), ce malade éprouve des troubles respiratoires très inquiétants : l'expiration est courte, précipitée ; des mucosités glaireuses s'accumulent sous les bronches, produisent un râle trachéal qui s'entend à distance ; et comme leur expulsion est impossible, l'asphyxie est imminente.

En cette circonstance, Duchenne de Boulogne, que j'avais appelé en consultation, sauva certainement la vie du malade, remarquant que les fonctions du diaphragme étaient intactes, que les muscles *expirateurs étaient paralysés*, *et particulièrement les muscles expirateurs intrinsèques(muscles bronchiques de Reseissen)*.

Avec la main électrique, il pratiqua l'excitation électro-cutanée de la région postérieure du thorax, rétablit rapidement ainsi la force de l'expiration et fit expulser immédiatement un flot de mucosités bronchiques. Le malade était instantanément soulagé, la menace d'asphyxie imminente était définitivement écartée ; car, continuée pendant plusieurs jours, l'excitation électro-cutanée de la face postérieure du thorax put triompher de la *paralysie broncho-pulmonaire*.

Nous pourrions joindre à l'observation précédente, celle d'une jeune fille de dix ans et demi, qui nous a été également communiquée par M. Millard. Après une angine couenneuse, l'on vit survenir des complications paralytiques qui suivant la marche classique envahirent successivement le voi'e du palais, les yeux, les membres inférieurs et supérieurs. La paralysie dura trente-neuf jours ; et trois jours avant l'issue fatale, une grande quantité de mucosités obstruait les bronches sans pouvoir être expulsée ; la mort par asphyxie termina la scène.

— A la paralysie du diaphragme qui survient, comme nous venons de le voir, dans les formes graves, il faut joindre celle d'autres muscles isolés. Nous ne reviendrons pas sur les muscles du tronc, de la nuque, dont nous avons déjà dit un mot et qui sont assez ordinairement pris lorsque la paralysie est généralisée, mais nous indiquerons la paralysie *faciale* à cause de sa rareté. Elle avait été déjà signalée par Rosenthal. Parfois, dit Maingault, les muscles de la face peuvent être atteints dans leur ensemble ; il y a une véritable paralysie faciale, le visage perd son expression, les lèvres pendent, la salive s'écoule.

Cette complication, à cause même de sa rareté, est importante à connaître, parce que, mêlée d'ordinaire à la paralysie du voile du palais, elle donne à la physionomie du malade une singulière ressemblance avec la paralysie labio-glosso-laryngée.

Le cœur lui-même n'échappe pas à la paralysie. Pératé, Bissel, Hermann, Weber, Billard, Duchenne, Bailly, Magne, Sanné, ont parlé de cette redoutable complication, qui heureusement est assez rare.

Le cœur, en effet, n'est pris que dans les cas de paralysie généralisée, lorsque les autres organes sont atteints. Cependant Pératé, Beau et Gerlier ont rapporté des faits dans lesquels la paralysie du cœur était isolée.

Les troubles cardiaques se manifestent par une angoisse précordiale, une dyspnée intense, un ralentissement et une irrégularité notables du pouls, qui devient d'une petitesse excessive. Billard a pu observer sur lui-même les différents symptômes : « Au moment, dit-il, où la sensibilité commençait à revenir dans les membres, des palpitations cardiaques avec intermittences et accès de suffocation me firent craindre une paralysie cardiaque et arrêt complet de la circulation. » Ces cas guérissent lorsque la parésie cardiaque n'est pas très prononcée, mais la mort est la terminaison la plus fréquente ; elle est amenée par les progrès de l'affaiblissement cardiaque, au bout d'un temps qui ne dépasse guère deux jours, ou bien elle survient brusquement dans une syncope.

Dans quelques observations, les troubles cardiaques ont paru ouvrir la scène des accidents consécutifs à la diphthérie ; ces troubles semblent appartenir à la forme bulbaire de la diphthérie dont nous parlerons à propos de la physiologie pathologique.

Dans l'observation qui suit, la symptomatologie est telle qu'on peut suivre chacune des déterminations morbides de la diphthérie, qui semblent atteindre de prime abord le bulbe (ralentissement du pouls, état syncopal, vomissements) pour se généraliser et se diffuser par la suite.

OBSERVATION XV *bis*.

Angine diphthéritique chez un adulte fatigué et déprimé; albuminurie; vingt jours après le début de la diphthérie, crise (bulbaire? caractérisée par douleur précordiale, tendances syncopales, pouls lent, vomissements; au vingt-huitième jour, paralysie du voile du palais, paralysie des cordes vocales, paralysie de l'accommodation, perversions sensitives des quatre membres, ataxie des membres inférieurs, faiblesse musculaire générale, atrophie des muscles des mollets, réflexes plantaires diminués, réaction aux courants faradiques normale mais douloureuse, frigidité complète; traitement par les eaux de Luchon; guérison au bout de quatre mois.

G. M. 27 ans, interne des hôpitaux, est atteint de diphthérie le 12 mai 1878; a été exposé pendant plusieurs jours aux émanations de pièces anatomiques provenant d'un enfant mort de diph_thérie et qu'il préparait en vue d'un concours; était soumis depuis trois mois à des causes multiples de dépression physique et morale

Début par une légère angine; de la fièvre, des horripilations, du malaise, quelques heures après est pris de grands frissons, de fièvre. Les phénomènes douloureux du côté de la gorge redoublent et atteignent une grande intensité.

Diagnostic. — Angine phlegmoneuse. L'enduit qu'on observait sur les amygdales était considéré comme un enduit pultacé.

Pendant trois jours on crut à l'existence d'un phlegmon de l'amygdale et à une espèce de pourriture d'hôpital recouvrant les parties phlogosées. Cette hypothèse était acceptable en raison des mauvaises conditions hygiéniques dans lesquelles le sujet vivait depuis plusieurs mois.

Mais la persistance des symptômes généraux, l'abattement, l'apparition d'un engorgement ganglionnaire sous-maxillaire considérable, l'existence de plaques blanches qui s'étaient propagées au voile du palais et qui entouraient ce dernier organe complètement y compris la luette, révélèrent à MM. Brouardel et Bergeron la nature diphthéritique de la maladie.

Traitement. — Chlorate de potasse à l'intérieur, et comme topique en solution forte. Extrait de quinquina dans du café.

Le cinquième jour, chute de la fièvre ; un léger enrouement, une toux produite incessamment par une sensation de chatouillement sur le larynx, firent craindre l'envahissement par les fausses membranes du conduit laryngo-trachéal. Ces phénomènes inquiétants disparurent, et il ne resta plus que des fausses membranes sur la luette et les amygdales (surtout la gauche), et la paroi postérieure du pharynx. Tout mouvement de déglutition était des plus pénibles, le malade éprouvait une sensation de déchirure, il lui semblait constamment avoir dans la gorge un corps dur, corné, recouvert d'aspérités.

Traitement. — Cautérisation au chloral répétées trois fois par jour (le chloral ne put être supporté).

Pendant quatorze à quinze jours les fausses membranes persistèrent, le voile du palais et les amygdales restèrent le siège du gonflement inflammatoire qui donnait à la voix le timbre angineux et gênait la déglutition. C'était une paralysie inflammatoire du voile du palais, ce n'est qu'exceptionnellement que le malade, à ce moment, rejeta, pendant le déglutition, le liquide par les fosses nasales.

Vers le dixième jour les urines sont examinées, et on constata une quantité notable d'albumine, 12 à 14 gr. d'albumine par litre.

L'état général était bon. C'est à cette époque qu'on fit changer le malade d'air (il était logé à l'hôpital) ; il fut transporté dans une chambre aérée et spacieuse. En raison de l'albuminurie concomitante, MM. Grancher et Brouardel prescrivirent le régime lacté dans toute sa rigueur.

Le malade absorbait tous les jours trois à quatre litres et demi de lait naturel, à l'exclusion de toute autre alimentation. L'albumine diminua de quantité dès le premier jour.

Pendant cette période (huit jours après environ la constatation de la néphrite, dix-neuf à vingt jours après le début des accidents) le malade, un soir vers 4 heures, à la suite d'un effort pour aller à la garde-robe (constipation occasionnée par la diète lactée) fut pris d'une douleur extrêmement vive dans la région précordiale.

Cette douleur était pongitive, et s'irradia bientôt du côté du scapulum du même côté (angle inférieur) et dans l'épaule et le bras gauches.

Simultanément les battements du cœur diminuèrent de fréquence. Le pouls de 84 (normal) tomba à 42. Un sentiment d'oppression, des frissons, des horripilations, des sueurs froides se montrèrent. Le malade eut des envies de vomir et rejeta une certaine quantité de liquide stomacal. Le malade fut mis dans son lit. Le décubitus sur la région précordiale, la pression profonde semblèrent calmer la douleur. Après une heure et demie de durée, les phénomènes douloureux disparurent. Le malade, ayant perdu presque connaissance, s'endormit et se réveilla couvert de sueur, après trois ou quatre heures de sommeil, ne conservant de la crise qu'un sentiment profond de fatigue.

Effrayé par ces phénomènes, M. Brouardel, M. Stakler, interne des hôpitaux, auscultèrent avec beaucoup de soin et ne trouvèrent rien d'anormal dans les bruits du cœur. Le pouls conservait encore le lendemain quelques irrégularités.

Trois jours après et à la même heure, presque, apparaissaient les mêmes phénomènes qui se déroulaient avec le même ordre. Le malade croyait à des accès intermittents. M. Brouardel mit en cause l'estomac, crut devoir attribuer ces troubles fonctionnels à une irritation stomacale, à une crise gastrique mettant en jeu le pneumogastrique.

Une troisième et dernière crise se montra, fut moindre que les précédentes, au point de vue de l'intensité des symptômes et de la sensation d'abattement. Jamais on ne constata une lésion cardiaque.

Après seize jours du régime lacté, l'albumine avait progressivement diminué, puis disparu, et on permettait au malade une alimentation mixte.

Au bout du vingt-huitième jour de la maladie, se montra une paralysie complète du voile du palais, différente de la parésie antérieure due au gonflement inflammatoire des premiers jours.

Le malade quittait Paris et se rendait dans le Midi pour achever sa convalescence. La paralysie palatine s'accentua; l'ingestion des liquides était devenue impossible, et il suffisait d'une émotion pour exagérer encore cette maladresse fonctionnelle du voile du palais.

La voix s'affaiblissait de plus en plus. Un jour même le malade voulant prendre une voiture sur une place publique ne put se faire omprendre du conducteur, tant sa voix était faible, son timbre modifié, et dut écrire la destination à laquelle il voulait se rendre. C'était donc une véritable paralysie des cordes vocales qui existait.

Au bout de trois semaines ces phénomènes s'étaient atténués, le malade marchait rapidement vers une guérison sous l'influence d'un régime tonique et reconstituant, lorsque vers le 28 mai, il s'aperçut en lisant qu'il ne pouvait fixer les caractères au delà d'une demi-minute. Les caractères d'imprimerie apparaissaient brouillés.

Eloignait-il le livre ou le journal qui était entre ses mains, la lecture redevenait possible, mais après quelques secondes, même trouble. Il existait donc un trouble de l'accommodation des plus nets qui s'accentua et prit la place des paralysies du voile du palais et des cordes vocales.., mais, peu à peu, en seize jours, sans traitement autre que le traitement général, cette paralysie du muscle de Brucke disparaissait. Jamais il ne se montra de strabisme.

Le malade se croyait guéri et faisait déjà des projets de retour à Paris, lorsque le 28 juin, il éprouva en se levant une sensation singulière sous le pied gauche. Lorsque la face plantaire reposait sur le sol, il lui semblait qu'on avait interposé entre la peau et le sol une boule. Bientôt fourmillements, sensation analogue du côté droit, troubles sensitifs dans les deux jambes, dans les deux cuisses, apparition de la même perversion, de la sensibilité dans les membres inférieurs.

Ces troubles sensitifs persistèrent seuls pendant huit jours, mais ils s'accompagnèrent ensuite de faiblesse musculaire. Le malade marchait en lançant ses jambes comme dans certaines formes de l'ataxie. Ses mains étaient devenues inhabiles. Le malade avait toujours à l'extrémité de ses doigts la sensation de grains de sable. Le contact de l'eau était particulièrement désagréable, et exagérait cette impression anormale.

Les phénomènes paralytiques allèrent en augmentant. Mais ils restaient localisés aux membres. Absence complète de troubles dans les muscles respiratoires, dans les muscles abdominaux, dans les fonctions digestives.

Vers le 16 juillet, le malade était fatigué, au moindre mouvement, il ne se mouvait plus que par efforts, et un soir même étant tombé sur le sol, il ne put se relever sans le secours d'un aide.

L'état général demeurait excellent.

Devant cette nouvelle situation, M. Brouardel, consulté par lettre d'accord avec le père du malade, lui-même médecin, conseilla le départ pour les eaux de Luchon.

A ce moment, de l'atrophie commençait à se montrer sur les muscles du mollet.

Le 24. Le malade arrivait à Luchon et était mis entre les mains des docteurs Ferras et Fontan.

Avant de soumettre le malade à un traitement balnéaire, le Dr Ferras l'examina avec le plus grand soin au point de vue de la sensibilité et de la motilité. Les réflexes plantaires étaient fortement diminués : la sensation d'un corps piquant, froid ou chaud n'arrivait qu'après un retard appréciable.

Les muscles du mollet étaient notablement atrophiés : la peau de la jambe présentait un aspect œdémateux, sans qu'il fût possible à proprement parler de produire une dépression cutanée par le contact de l'ongle ou d'une clef. Les muscles explorés avec l'électricité (courants interrompus) se contractaient, mais le passage du courant produisait une sensation pénible, presque douloureuse.

Les muscles de la main explorés au dynamomètre accusaient une déperdition de force considérable, surtout du côté droit.

La zone de perversion de la sensibilité existait sur les quatre membres, les organes génitaux externes, mais ne dépassait pas le pubis.

Depuis le début de la maladie le malade n'avait pas d'érection.

Pour éviter des phénomènes réactionnels du côté de la moelle, MM. Fontan et Ferras, suivant en cela, d'ailleurs, les recommandations du Dr Brouardel, orrdonnèrent les bains de Reine et Blanche (35 minutes à la température ordinaire).

Après 15 bains, une modification importante s'était opérée : la perversion de la sensibilité persistait toujours, mais il se produisait de l'hyperesthésie : le moindre attouchement sur les membres inférieurs, le passage du courant électrique déterminait des douleurs. La faiblesse musculaire avait diminué et le malade faisait sans fatigue des promenades de vingt à vingt-cinq minutes. L'état général se maintient excellent.

Cessation du traitement pendant cinq jours. Le malade commence le 8 août l'usage de douches en jet, froide et chaude sur la région vertébrale. (Douches de 40 à 50 secondes avec application

du jet sur la région cervicale et lombaire pendant quelques instants.) De plus, les bains de Reine et Blanche sont remplacés par
l'eau de la Grotte (dont les effets sont plus accusés).

Le malade put se rendre compte nettement des modifications produites dans son état par ce nouveau traitement. En sortant de la
douche, il était, pour ainsi dire, remonté, il pouvait marcher sans
heurter le sol avec ses pieds, sans fatigue, mais au bout de deux
ou trois heures cette excitation cessait et les troubles moteurs re-
paraissaient. Bientôt l'excitation momentanée devint constante, et
vers le 20 août, le malade pouvait, en compagnie de son ami le
Dʳ Cuffer, alors de passage à Luchon, faire une promenade et gra-
vir pendant 20 ou 30 mètres un sentier assez rapide : il fut pris
alors de tremblement dans ses membres inférieurs et ne put aller
plus haut.

A partir de cette époque, les troubles disparurent d'une façon
insensible, simultanément dans les membres supérieurs et inférieurs : l'appétit, le sommeil, toutes les fonctions, en un mot,
étaient démeurées excellentes. Le malade quittait Luchon le
1ᵉʳ septembre à peu près entièrement rétabli : il n'éprouvait plus
qu'une perversion légère de la sensibilité au niveau de la face interne des deux jambes, et à l'extrémité des doigts : les muscles
avaient repris leur volume et leur force.

La guérison est aujourd'hui entièrement confirmée.

OBSERVATION XVI,

Mort par syncope.

Un enfant de 10 ans, habitant Marseille, est amené à Paris en
décembre 1855. Bonne santé habituelle, constitution délicate.

Le 15 décembre. Fièvre, délire.

Le 16. Amygdalite, engorgement considérable des ganglions
sous-maxillaires, pouls à 120.

Le 19. 108, rougeur des amygdales, plaques diphthériques. Le
soir, la diphthérie s'est étendue aux fosses nasales.

Le 20. L'état général est meilleur, les fausses membranes se dé-
tachent. Jusqu'au 28 tout va de mieux en mieux.

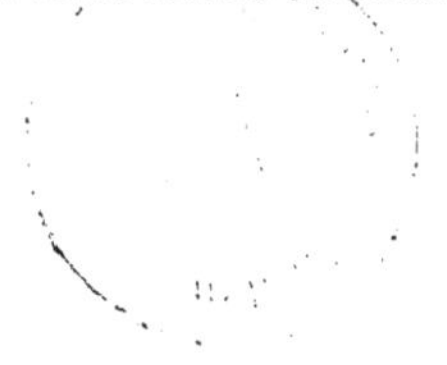

Depuis cette époque, la faiblesse va en augmentant, les digestions se font bien, quoiqu'il y ait inappétence complète. L'enfant
ne peut se bouger dans son lit, pas de fièvre, intelligence normale.
Le 1er février, la mort *survient dans une syncope*.

PARALYSIE DE LA VESSIE, DU RECTUM. — La paralysie
diphthéritique atteint quelquefois les fibres musculaires
de la vie organique. Il existe en effet un certain nombre
d'observations où la vessie et le rectum ont été affectés.

Presque tous les auteurs ont indiqué la paralysie de ces
organes. Trousseau, Maingault, Sellerier, Peraté, Sanné,
Magne, etc.

« Les muscles de la vie organique ne sont pas à l'abri
de l'influence du mal : les tuniques musculaires de l'intestin,
e rectum principalement sont souvent affectés. Ainsi que
e l'ai vu maintes fois, il y a une constipation opiniâtre. »
(Trousseau.)

Parmi les accidents de la paralysie diphtheritique, ce
sont en général les derniers à se montrer. Ils surviennent
en effet après la paralysie des membres.

Dans les observations qui font mention de cette paralysie du rectum, on constate qu'elle se traduit par une
constipation des plus intenses, résistant souvent aux purgatifs même violents. A cette constipation succède souvent
l'incontinence des matières fécales. Cette paralysie du
rectum existe souvent sans qu'il y ait de troubles du côté
de la vessie, mais quelquefois ces derniers apparaissent
en même temps.

Ils consistent dans de la dysurie, du ténesme vésical ; de
la distension du réservoir urinaire La vessie se dilate notablement , elle s'élève dans la cavité abdominale, monte
jusqu'à l'ombilic. Les urines s'écoulent alors par regorge-

ment. Quand la paralysie occupe le sphincter, il y a au contraire incontinence.

Mais nous le repétons la paralysie de ces organes n'est pas la règle dans la diphthérite, elle est assez rare, à l'inverse de ce qui a lieu pour les paralysies qui surviennent dans certaines autres maladies aiguës dans la fièvre typhoïde, par exemple, où l'on voit si souvent la vessie frappée d'inertie.

Les observations suivantes que nous trouvons dans le mémoire de M. Maingault et qui ont été récueillies par M. Sellerier sont des exemples de paralysies rectales et vésicales, accompagnant les autres troubles nerveux consécutifs à la diphthérie. Nous en donnons le résumé.

Dans la première il y a simple paralysie du rectum, dans la seconde, paralysie et du rectum et de la vessie.

Observation XVII.

Un homme de 50 ans, d'une bonne santé habituelle, est pris d'une angine couenneuse tonsillaire, sans aucune complication vers les fosses nasales. La maladie n'eut qu'une courte durée, mais bientôt après il y eut des symptômes de paralysie palustre qui persistait encore lorsque les membres se prirent.

Aux membres inférieurs d'abord puis aux membres supérieurs, fourmillements incommodes, gêne dans les mouvements, diminution de la sensibilité cutanée. Bientôt ces symptômes prirent une extrème intensité, les mouvements devinrent impossibles, les bras, les jambes soulevés retombaient comme une masse inerte. En même temps, la vue est singulièrement affaiblie, la parole embarrassée.

La miction urinaire se fait facilement, mais l'intestin est évidemment paralysé. La constipation est excessive, le malade n'éprouve aucun besoin d'aller à la selle ; sous l'influence de purgatifs énergiques si les évacuations surviennent, il lui semble que les matières fécales tombent d'elles-mèmes entraînées par leur propre poids, il ne peut faire aucun effort pour faciliter la défécation, il voudrait les arrèter ou les retenir qu'il ne le pourrait, le sphincter de l'anus ayant perdu tout son ressort.

Ces accidents persistèrent pendant six semaines à ieur summum et la guérison fut complète un mois après.

OBSERVATION XVIII.

Le curé de Borth, âgé de 55 ans, d'une forte constitution, est atteint au mois de mars 1857 d'une angine tonsillaire aiguë. Guérison au bout de dix jours. Seize jours après constriction à la poitrine, irradiations douloure uses dans le bras gauche simulant une attaque d'angine de poitrine.

Ces accidents n'eurent qu'une courte durée, mais ils furent suivis de fourmillements dans les orteils, fourmillements qui s'étendent aux jambes.

Diminution de la sensibilité, impossible de se tenir debout. Presqu'en mème temps les fourmillements se font sentir aux doigts et aux bras, le malade ne peut plus saisir les objets, les tenir dans sa main sans les laisser échapper.

Pas de douleur, ni spontanée, ni à la pression, à la moelle épinière. Des accidents se montrent du côté de l'intestin et de la vessie ; le malade n'éprouve plus le besoin d'aller à la selle, il n'y va qu'à l'aide de purgatifs, il y a une véritable paralysie du rectum. Il y a en outre des troubles vers la vessie, le malade éprouve encore à un faible degré le besoin d'uriner, mais la vessie se vide incomplètement. Une certaine quantité d'urine s'écoule sans qu'il puisse la retenir. Les urines ne renferment pas d'albumine.

Ces accidents ont duré trois mois, la guérison n'a été complète qu'au mois d'octobre.

FIÈVRE TYPHOÏDE.

La fièvre typhoïde peut déterminer toutes les formes, toutes les variétés de paralysies observées sous l'influence des maladies aiguës.

Dans un certain nombre de cas, ces paralysies survenant au cours même de la fièvre, pendant sa période d'invasion ou sa période d'état, ne sont pour ainsi dire que l'exagération des symptômes ordinaires de la maladie. Ainsi, Trousseau cite l'observation d'une femme atteinte d'une fièvre typhoïde à forme spinale chez laquelle le début de la maladie s'annonça par une douleur violente au niveau de la région lombaire et une véritable paraplégie comme il arrive quelquefois dans la variole.

Obs. XIX. — Paralysie passagère au début d'une fièvre typhoïde.
Trousseau. Cliniques, 4ᵉ édit., p. 360.

« La malade, dit-il, avait été prise quelques années auparavant, à la suite de la disparition rapide d'un eczéma des membres inférieurs, d'une paraplégie qui avait persisté pendant une année entière. Il y a huit jours, cette femme entra à l'hôpital se plaignant de fièvre, de courbature et surtout de faiblesse des jambes. Nous pensions qu'il existait là une myélite de cause rhumatismale ; il n'était pas permis, en effet, de s'arrêter à l'idée d'une paraplégie variolique, puisque la malade n'offrait aucun des symptômes de la période d'invasion de la variole, et que cette paraplégie durait déjà depuis huit jours. Il n'y avait point de stupeur, point de diarrhée, le pouls n'était pas dicrote ; aussi fut-ce à notre grand étonnement que trois jours après l'entrée de la malade dans notre service, c'est-à-dire onze jours après le début de la paraplégie, nous

Landouzy.   8

constatâmes sur les parois de l'abdomen l'apparition de taches rosées lenticulaires. Peu après les accidents nerveux de paralysie disparurent pour ne plus reparaître dans le cours de la maladie ni de la convalescence. La fièvre typhoïde bénigne, du reste, suivit sa marche normale, et sa durée ne fut que de trois septénaires. »

Chez la malade de Trousseau, la douleur lombaire et la paraplégie ne furent évidemment que l'exagération de la rachialgie qu'on peut observer au début de la dothiénentérie; la congestion médullaire habituelle que traduit ce symptôme dépassa ses limites ordinaires et donna lieu à la paralysie temporaire des membres inférieurs; l'existence d'une affection antérieure du même genre créait du reste une prédisposition, une sorte de *locus minoris resistentiæ* qui explique la localisation des accidents.

Les mêmes désordres peuvent du reste se produire dans une sphère moins étendue mais avec un aspect aussi caractéristique comme le montre le cas du D[r] Ch..., où un point extrêmement limité de la moelle parait seul avoir été atteint ainsi que le supposa M. Vulpian qui donnait ses soins au malade.

Cette observation nous a semblé particulièrement intéressante. Les phénomènes esthésiques ont été notés et suivis par le malade lui-même pendant et après la dothiénentérie; cette condition exceptionnelle était à peu près indispensable pour la description de phénomènes aussi limités.

Ce fait prouve combien étroites peuvent être les lésions spinales de la dothiénentérie, puisque, en somme, ce qui a dominé dans la symptomatologie, ce sont les douleurs névralgiques dont la cause apparait nettement centrale. De pareils troubles aussi persistants et aussi limités, sont de véritables vivisections spontanées qui permettent de remonter aux lésions au travers des symptômes.

Obs. XX. — Fièvre typhoïde à forme cérébro-spinale ; névralgies intenses des membres inférieurs. Plaque d'anesthésie douloureuse de la cuisse gauche sans troubles paralytiques, ni trophiques notables. Diminution de l'anesthésie qui perd son caractère douloureux, mais persiste encore huit ans après la maladie causale. *Auto-observation par le Dr Ch..., soigné par M. Vulpian.*

Ch..., étudiant en médecine, âgé de 25 ans, est pris, le 17 février 1872, à la suite d'un malaise de huit jours environ, d'un frisson violent, avec claquement de dents ; à ce frisson, qui dure environ une heure, succède une chaleur intense, avec soif vive ; le soir du même jour, environ six heures après le frisson, se produisent des vomissements répétés ; le malade, pendant la nuit suivante, éprouve un délire violent, loquace ; vers la seconde moitié de la nuit, il ressent, tout à coup, une douleur extrêmement vive au niveau de la grande échancrure sciatique du côté droit ; cette douleur lui arrache des cris et est d'une intensité telle que vers le matin, le délire ayant disparu, le malade pratique sur lui-même une injection hypodermique de chlorhydrate de morphine. Les jours suivants la douleur reste à peu près la même ; nouvelles injections de morphine. Cependant taches rosées, lenticulaires, selles diarrhéiques ; bientôt la maladie prend une gravité telle, qu'il devient au patient presque impossible de suivre l'évolution des phénomènes subjectifs locaux. Cependant, il se plaint à gauche d'une douleur analogue à celle de droite, douleur, avec irradiation des deux côtés, suivant le trajet des nerfs sciatiques.

Ajoutons qu'il y eut des crampes dans les cuisses et les mollets en dehors de toute phlébite.

Pendant les vingt-cinq premiers jours le malade ne présenta aucun phénomène nouveau, ou pour mieux dire comme il était dans un état de collapsus profond, il n'en accusa aucun. Il y eut une constipation opiniâtre, avec délire presque constant et persistance des vomissements.

Vers le trentième jour, le malade se plaignit d'éprouver, au niveau de la cuisse gauche, une douleur bizarre : quand il s'appuyait sur ce point il souffrait quoiqu'il ne sentît pas le contact. M. le professeur Vulpian, qui donnait depuis le début ses soins au malade, interpréta cette anesthésie douloureuse comme il avait expliqué les névralgies du commencement et y vit la preuve d'une irritation spinale qui, dès les premiers jours, avait imprimé sa marque à la maladie.

Bientôt après Ch... ayant recouvré l'intégrité de ses fonctions intellectuelles, fit une étude minutieuse de ces phénomènes et suivit longuement leur évolution. Voici les résultats de l'examen : 1° au début, 2° après quatre mois, 3° actuellement.

La partie, dans laquelle la sensibilité était atteinte, occupait la région antéro-externe de la cuisse gauche, commençant un peu au-dessous de l'articulation de la hanche pour finir à environ 10 centimètres au-dessus du genou ; d'une façon générale elle correspondait à la distribution du nerf femoro-cutané.

Une analyse attentive de la sensibilité, dans tous ses modes, a donné des résultats très intéressants surtout sous le rapport de la distribution géographiques des troubles : on remarquera en effet que les altérations des divers modes de sensibilité identiques ne siègent pas dans les mêmes points.

L'anesthésie au contact, à la douleur, à la température n'occupent pas des régions limités par des lignes concentriques, mais des zones qui empiètent plus ou moins les unes sur les autres, mais sont absolument indépendantes dans certains points.

Sensibilité de contact. — La plaque d'anesthésie douloureuse commence à 15 cent. au-dessous de l'épine iliaque antéro-supérieure et s'étend jusqu'à 10 cent. au-dessus de l'extrémité supérieure de la rotule. Elle a une hauteur de 25 cent. Sa forme est irrégulièrement ovale et a, dans sa plus grande largeur, 15 cent.

Au centre de la plaque le contact léger n'est pas senti ; sur les bords il provoque une douleur, mais n'est pas exquis comme du côté opposé.

La *pression* est perçue dans toute l'étendue de la plaque, mais surtout sous forme de douleur avec fourmillements.

Sensibilité à la douleur. A. Pincement. — Le pincement est à peine perçu, et encore seulement sous forme de douleur dans l'étendue d'une plaque à peu près circulaire de 5 cent. 1/2 de largeur sur 6 cent. de hauteur qui commence à 13 cent. au-dessous de l'extrémité supérieure de la rotule et se termine à 28 cent. au-dessous de l'épine iliaque antéro-supérieure.

B. *Piqûre profonde.* — La piqûre profonde n'est pas sentie.

1° Dans une plaque circulaire de 2 cent. de diamètre située tout à fait à la face externe à 18 cent. de l'épine iliaque antéro-supérieure.

2° Dans une autre plaque irrégulièrement triangulaire dont le sommet est situé à 10 cent. de la rotule et la base à 28 cent. de l'épine iliaque antéro-supérieure. La hauteur de cette plaque est de 15 cent., sa largeur successivement de 9, 7 et 6 centimètres.

3° *Sensibilité de température.* — La sensibilité de température est perdue à peu près complètement dans toute l'étendue d'une plaque ovale allongée, qui commence à 10 cent. au dessous de l'épine iliaque antéro-supérieure et descend jusqu'à 6 cent. de l'extrémité supérieure de la rotule. Cette plaque à 33 cent. de hauteur : son plus grand diamètre transversal, qui correspond à peu près à sa partie moyenne, est de 15 cent.

L'exploration électrique, fut faite avec le petit appareil de Gaiffe au bisulfate de mercure :

La sensibilité au pinceau était très diminuée dans toute l'étendue de la plaque d'anesthésie au contact simple.

Les muscles au même niveau se contractaient avec une grande énergie. Cependant l'électrisation se traduisait par la contraction des fibres musculaires de la peau et par la saillie des papilles, tandis que du côté opposé le phénomène de la chair de poule était très apparent même avec des courants beaucoup plus faibles.

Il n'y avait ni anémie ni congestion apparente de la peau à ce niveau. Pas de changement de température appréciable.

Le traitement consista en une séance d'électrisation avec le courant induit pendant cinq à dix minutes chaque jour. La santé générale se rétablit, les forces et l'embonpoint revinrent.

L'examen fut fait une seconde fois méthodiquement *au bout de quatre mois.*

Les phénomènes étaient restés à peu près les mêmes, cependant la douleur avait un peu diminué, et si les différents modes d'excitation de la sensibilité indiquaient nettement la persistance de l'anesthésie, la diminution de la douleur, prouvait que les phénomènes d'excitation spinale s'étaient notablement amendés.

A partir de cette date, tout traitement fut abandonné et la paralysie de la sensibilité complètement laissée à elle-même.

Cependant de temps à autre un frottement à la cuisse indiquait que la sensibilité n'était pas absolument semblable dans cette région et symétriquement à l'autre cuisse. Cependant, il n'existe aucune différence de volume de couleur et de force entre les **deux** membres.

Un examen approfondi de la région anesthésiée faite *ces jours derniers*, prouve que les symptômes ont beaucoup diminué et que s'il existe encore de l'anesthésie douloureuse elle n'est nullement comparable comme intensité et comme étendue à ce quelle était au début.

1° *Contact simple*. — Le simple contact n'est pas perçu dans une zone très étroite située au centre de l'ancienne, zone d'anesthésie, et présentant 6 cent. de hauteur sur 4 cent. de largeur. Dès que la pression devient un peu prononcée le contact est très nettement perçu; mais dans la zone que nous venons de limiter il s'accompagne toujours d'une sensation douloureuse.

2° *Sensibilité au pincement et à la piqûre* est perçue dans toute l'étendue de la cuisse, et on ne retrouve plus trace de la petite zone anesthésique supérieure qui était révélée par la piqûre profonde.

3° *Température :* la dysesthésie à la température existe encore jusqu'à un certain point, mais beaucoup moins marquée qu'au début, la différence entre les températures appréciées à droite et à gauche est extrêmement faible.

4° *Sensibilité électrique :* La sensibilité électrique est très vive dans toute l'étendue de la région anesthésiée. A l'époque du premier examen on supportait très facilement le pinceau métallique avec le maximum de l'appareil au bisulfate de mercure, actuellement le même appareil au minimum donne une sensation pénible : cependant l'électricité est mieux tolérée au niveau de la région antéro-externe de la cuisse gauche que sur le reste de ce membre, et sur la cuisse droite.

En résumé, aujourd'hui, huit ans après le début des accidents, l'anesthésie persiste, elle est beaucoup moins prononcée que pendant les premiers temps mais encore très appréciable. Au contraire, les phénomènes douloureux qui accompagnaient cette anesthésie ont complètement disparu, ce qui semblerait indiquer que l'affection est sortie depuis longtemps de la période active.

Chez d'autres malades, les paralysies qui surviennent au cours de la fièvre typhoïde, sont probablement dues à une autre cause, on peut les attribuer non plus à l'exagération d'un symptôme ou d'un trouble normal telle que l'hyperémie rachidienne, mais à une complication de nature variable. Ce sont de véritables accidents se rattachant moins directement à la dothiénentérie.

Dans les deux cas que nous rapportons ici, on trouve d'une part une paralysie des branches terminales du sciatique attribué par l'auteur de l'observation, Eisenlohr a une exsudation séreuse dans le névrilème ; d'autre part, une hémiplégie gauche complète accompagnée d'aphasie se reliant, peut-être, à des thromboses multiples, observées dans les saphènes et pouvant s'être produites, en même temps, en différents points des vaisseaux de l'encéphale, ainsi que le suppose Cormak.

Obs. XXI. — Rechute de fièvre typhoïde. Œdèmes. Paralysie des muscles innervés, par les nerfs tibial et péronier. (*Contribution à l'étude des paralysies typhoïdes*. Eisenlohr. Arch. für Psych., VI, p. 543).

Chez un homme de 30 ans, à la fin de sa fièvre typhoïde, il y eut une nouvelle poussée fébrile, et des épanchements séreux apparurent dans plusieurs jointures, en même temps que des douleurs et de l'affaiblissement dans la jambe gauche et le pied du même côté. — L'examen par l'électricité dénonça des altérations fonctionnelles dans la sphère du nerf tibial et du péronier. Ces paralysies étaient probablement dues à un exsudat séreux dans le névrilème de quelques branches du sciatique gauche.

Obs. XXII. — Fièvre typhoïde adynamique grave. Hémiplégie gauche de la face et des membres, accompagnée d'aphasie; début vers la 3e semaine. Apparition graduelle des accidents, en même temps thrombose des saphènes des deux côtés. Rechute de la fièvre. Guérison suivie d'une disparition rapide des paralysies. (*Clinical sdudies by sir John Rose Cormack*, vol. II, p. 333 et suiv. London, 1876).

B... (Alice), 21 ans, entre le 30 septembre 1874 à l'Hertford British-hospital. En France depuis un mois. Taches rosées, diarrhée, délire nocturne, etc., tous les signes caractéristiques de la fièvre typhoïde. Bientôt, le 7 octobre, délire violent, jactitation, soubresaut des tendons, forte congestion pulmonaire avec oppression ; selles involontaires, etc. Etat ataxo-adynamique grave. Traitement par l'alcool à hautes doses.

Le 10. Un peu de mieux, mais bien qu'elle fasse effort la malade ne peut, quand on le lui demande, ni tirer la langue ni remuer les deux membres ; elle reste immobile comme une paraplégique.

Le 11. Faibles mouvements volontaires suivis d'une fatigue rapide. Etat général bien meilleur.

Le 12. Toujours très faible, ne se soutient qu'à force d'alcool. Le teint d'un jaune sale.

Les 13 et 14. La malade est apyrétique, mais toujours aussi faible.

Le 15. Douleurs de tête et bouffées de chaleur, aphanie presque complète ; anesthésie cutanée ; vives douleurs musculaires de la jambe gauche, qui est plus faible que la droite. — Epuisement musculaire très rapide.

Le 16. Aphasie complète ; on lui demande si elle souffre de la tête ; elle y porte la main et fait signe que oui. A 7 heures du matin, on observe une paralysie complète du bras et de la jambe gauches. Conservation du réflexe plantaire gauche, qui est même exagéré, plus fort que du côté droit. Membre inférieur droit non paralysé, mais rapidement épuisé. Des deux côtés hyperesthésie cutanée et profonde. T. 38 degrés.

Le 17. Grands efforts pour parler ; peut, du geste et de l'œil, faire comprendre qu'elle souffre beaucoup dans les deux membres inférieurs. T. 88,1 ; tête fraîche, expression reposée. La jambe droite (non paralysée) qui la veille était tuméfiée jusqu'au genou, froide, brillante, est presque redevenue normale. — La gauche est tuméfiée à son tour. — Les saphènes sont douloureuses, et semblent dures et noueuses. — Bouche déviée du côté droit ; sort la langue, mais avec difficulté. Intelligence parfaite. Moins d'aphasie. voix épaisse, embarrassée. — Pupilles moins dilatées qu'au moment de l'ictus hémiplégique.

Le 18. La jambe gauche, la paralysée, est moins douloureuse que la veille et moins tuméfiée. Peut parler deux à trois minutes, puis la parole s'embarrasse et s'arrête.

Le 31. Amélioration progressive ; s'assied pour la première fois sur son lit. Peut parler quelques minutes sans fatigue. — *Paralysie faciale gauche persistante*. — Appuyée sur une chaise, peut faire quelques pas en traînant *la jambe gauche*. *Main gauche* faible, quoique améliorée.

5 novembre. Hémiplégie stationnaire. Rechute de fièvre par excès de régime. Membre inférieur gauche toujours gonflé. La douleur empêche de bien explorer les veines qui semblent cependant former des cordons résistants. Paralysie motrice complète des deux membres gauches et de la moitié gauche de la face ; langue déviée à droite.

Le 17. Est levée, parle bien ; ne peut seule faire plus de trois ou quatre pas ; même soutenue, marche en chancelant et tirant la jambe gauche. Bras gauche encore un peu faible.

1er décembre. Tout à fait bien, sauf un peu de faiblesse de la jambe gauche, les symptômes paralytiques ont disparu.

Le 8. Plus rien ; marche, monte et descend les escaliers.

Les exemples de paralysies véritables survenues dans le cours de la fièvre typhoïde à titre d'accidents sont en somme assez rares ; le plus souvent les troubles de ce genre apparaissent lors du déclin ou de la convalescence. La fièvre est tombée, le malade commence à s'alimenter, il se lève depuis plusieurs jours et s'essaye déjà à marcher lorsque apparaissent des troubles du mouvement souvent très étendus mais généralement passagers. Ces accidents peuvent même, suivant la remarque de Murchison, ne se manifester que plusieurs semaines après la convalescence (1).

Ces paralysies tardives survenant au moment où la réparation commence, sont de véritables épilogues de la maladie, qui montrent combien celle-ci a profondément touché l'organisme. Comme les paralysies accidentelles survenant dans le cours de la fièvre, elles relèvent de

(1) Murchison. La fièvre typhoïde, p. 172.

lésions du système nerveux jusqu'à présent pressenties plutôt que démontrées.

Après avoir parlé des troubles intellectuels (vertige, délire, hébétude) qui se produisent souvent à la suite de la fièvre typhoïde, et avoir fait observer qu'on les rencontre aussi à la suite de toutes les maladies de nature septique variole, scarlatine, diphthérie, etc., Trousseau s'exprime ainsi :

« *Les paralysies* qui surviennent aussi dans la convalescence de la dothiénentérie sont des accidents du même ordre que ceux dont il vient d'être question ; c'est-à-dire, que, comme les vertiges, le délire, l'affaiblissement des facultés intellectuelles, les paralysies se rattachent à l'ébranlement du système nerveux, à la modification organique et fonctionnelle éprouvée par l'appareil tout entier de l'innervation sous l'influence de la cause morbide qui ayant primitivement et directement porté son action sur lui, continue d'agir pendant tout le temps de la maladie. On comprend, que plus celle-ci aura été de longue durée, plus les symptômes qui indiquent la perturbation apportée dans les fonctions du système nerveux, stupeur, abattement, affaiblissement de la contractilité musculaire, délire, agitation convulsive, etc ; on comprend, dis-je, que plus ces phénomènes adynamiques ou ataxiques auront été prononcés, plus aussi il faudra de temps avant que les choses rentrent dans leur état normal. Les fièvres putrides de forme grave et longtemps prolongées sont aussi celles qui laissent après leur guérison les individus dans un état de faiblesse souvent considérable dont ils se remettent difficilement et qui persiste quelquefois durant plusieurs mois. C'est aussi après ces formes graves de la dothiénentérie que nous voyons ces paralysies dont il est maintenant question.

« Tantôt ces paralysies sont généralisées et portent non seulement sur la motilité et la sensibilité, mais encore sur les appareils des sens (les malades restant sourds et aveugles en même temps qu'ils ne peuvent se mouvoir), tantôt elles sont localisées occupant alors le plus ordinairement les membres inférieurs, affectant également la vessie et déterminant des rétentions ou des incontinences d'urine, soit que la miction se fasse par regorgement, soit que le sphincter frappé d'inertie ne résiste plus ; elles affectent encore le rectum, le malade laissant involontairement échapper les matières fécales. Il ne faudrait cependant pas nous y tromper ; il nous arrivera souvent, messieurs, de voir des individus qui semblent affectés de cette paralysie des sphincters, bien qu'en réalité elle n'existe pas. Vous vous rappelez un jeune homme couché au n° 4 de la salle Sainte-Agnès, qui, pendant plusieurs jours, salissait ainsi son linge et ses draps. Chez lui, comme chez d'autres, ces accidents dépendaient d'un état de faiblesse intellectuelle et pour mieux dire de la paresse qui en était le résultat; il suffit de faire honte au malade de sa malpropreté, de le menacer de la diète pour le faire revenir à des habitudes plus régulières : vous observerez cela surtout chez les enfants. Enfin, messieurs, la paralysie peut encore se localiser dans les appareils des sens et produire une cécité, une surdité plus ou moins durables. »

Nothnagel dit aussi, dans son mémoire, que si l'on observe plus communément la paralysie des membres inférieurs dans la convalescence de la fièvre typhoïde, il n'est pas rare non plus de rencontrer de l'hémiplégie, du strabisme, de la paralysie des nerfs moteurs et des nerfs spinaux en même temps qu'une anesthésie locale.

Les trois observations suivantes indiquent assez bien comment les choses se passent le plus souvent, l'une est

due à Cormack, les deux autres sont tirées de la thèse de
Paulin et du mémoire de Gubler.

Obs. XXIII. — Fièvre typhoïde très grave au début, Algidité. Guérison.
Paraplégie à début lent vers la 7ᵉ semaine. Paralysie de l'oblique
externe (?) de l'œil gauche. Rétention d'urine. Guérison. (*Cormack*,
vol. II, p. 333).

1º F. G..., 24 ans, garde mobile, est admis à l'ambulance des
Ternes, presque mourant. Pouls faible, algidité, évacuations involontaires; nombreuses taches rosées. — Amélioration progressive; la fièvre typhoïde évolue sans complication en trente jours.
A ce moment, convalescent, sort comme infirmier. — Vers la septième semaine depuis son entrée, la démarche devient traînante,
les mains faibles et inhabiles. Peut encore marcher pendant dix
jours, mais chaque jour plus faible.

Obligé enfin de prendre le lit, qu'il ne peut quitter même pour
ses besoins naturels. Paralysie de l'oblique externe de l'œil gauche pendant huit à dix jours; à plusieurs reprises paralysie vésicale et cathétérisme. — Urines albumineuses pendant les dix
premiers jours de la paralysie. — Amaigrissement et perte des
forces.

Guérison complète à la fin de la Commune.

Obs. XXIV. — Fièvre typhoïde à forme céphalique. Adynamie. Guérison lente. Paralysie consécutive des membres inférieurs et du
voile du palais. Perte de la sensibilité prédominante à gauche. Guérison. (*Th. Paulin*, Obs. II.)

Joséphine Burth, âgée de 29 ans, couturière, entre à l'hôpital
Beaujon, le 15 juillet 1858, salle Sainte-Monique, nº 12, service
de M. le Dʳ Millard).

Cette femme est apportée sans connaissance, et l'on n'a aucun
renseignement sur le début de sa maladie. Elle est plongée dans
le coma; sensibilité nulle, à peine un peu de sensibilité réflexe.
Elle perd ses urines et ses matières fécales. Rien à signaler du
côté des pupilles. Taches rosées lenticulaires sur l'abdomen. Quelques râles de bronchite; fièvre rémittente; diarrhée.

Elle reste dans cet état pendant une huitaine de jours. Au bout de ce temps elle reprend peu à peu connaissance, entre en convalescence vers la fin de juillet. A cette époque elle est d'une maigreur extrême ; une large et profonde eschare au sacrum suppure abondamment. La guérison de cette eschare est très-lente, et la malade ne sort de l'hôpital que le 24 septembre, c'est-à-dire après une période de 71 jours,

Rentrée chez elle, cette femme reprend son travail. Elle est mère de quatre enfants : par conséquent elle a beaucoup d'occupation ; elle s'en acquitte fort bien, sans la moindre fatigue. Elle mange avec beaucoup d'appétit, à tel point même qu'elle se donne des indigestions ; elle engraisse ; bref sa santé devient excellente aussi bonne qu'elle l'avait jamais été.

Le 20 octobre, c'est-à-dire un mois après sa sortie de l'hôpital et près de trois mois à partir de la convalescence, la malade, faisant une course dans le voisinage de sa demeure, tombe à terre tout d'un coup : elle n'y fait pas attention d'abord et ne se tourmente pas de ce petit accident dont elle n'a pas pu d'ailleurs saisir la cause. Mais, le lendemain, elle tombe de nouveau, et le surlendemain encore, et tous les jours suivants, jusqu'à trois et quatre fois dans la journée. Alors elle sait très-bien à quoi attribuer ces défaillances : elle s'aperçoit que ses jambes qui, depuis quelque temps, étaient devenues un peu faibles lui font défaut brusquement. Elle s'inquiète, croit qu'elle va devenir paralytique et se rend à la consultation de M. Millard, à l'hôpital Beaujon, le mardi 29 octobre. On lui prescrit des toniques.

Le 2 novembre elle revient pour la seconde fois à la consultation, disant qu'elle ne se tient plus sur ses jambes : et effectivement elle chancelle et ne marche qu'avec les plus grandes précautions. Ce jour-là on l'admet dans le service.

Etat de la malade le 2 novembre : les jambes sont extrêmement maigres, impuissantes à la soutenir. Elle prétend que lorsqu'il fait du vent elle est presque toujours sur le point de tomber et qu'elle est comme étourdie. Elle marche lentement, comme une personne qui a peur, en s'appuyant aux barreaux des lits voisins. Parfois elle fléchit tout d'un coup se retient avec les mains à tous les appuis qui se trouvent à sa disposition. D'ailleurs elle quitte peu son lit et redoute de s'aventurer sur le parquet ciré de la salle.

Les mains sont encores assez fortes, elles serrent avec une certaine énergie. Mais elles sont maladroites, elles ne tiennent pas les objets; la malade dit qu'elle cassait beaucoup pendant les derniers jours qui ont précédé son entrée à l'hôpital. Il y a là un phénomène assez complexe ; à la parésie musculaire qui peut être la cause de cette maladresse s'ajoutent des troubles de sensibilité dont il sera question un peu plus loin.

La parole est embarrassé, lourde, pâteuse : la malade dit qu'on avait de la peine à la comprendre chez elle ; et le fait est qu'elle s'exprime aussi mal que possible. Elle mange la moitié des syllabes, elle parle comm si elle avait la bouche pleine, En outre elle a oublié beaucoup de mots, de sorte qu'elle s'arrête à chaque instant au milieu de sa phrase. L'intelligence est altérée comme la mémoire. On a de la peine à obtenir des renseignements précis ; la malade ne se rappelle plus les dates de son premier séjour à l'hôpital. Elle reconnaît elle-même que ses facultés sont profondément touchées, et elle demande en pleurant si elle ne deviendra pas idiote.

Sous le rapport de la sensibilité elle présente des particularités intéressantes. Le côté gauche tout entier est plus ou moins anesthésié : mais tandis que certaines parties comme l'avant-bras n'ont perdu que très-peu de leur sensibilité normale, d'autres parties comme le mollet sont complètement anesthésiées ; ainsi on peut enfoncer une aiguille à une grande profondeur dans la masse musculaire des jumeaux et la malade n'éprouve aucune douleur. (Elle n'a jamais présenté le moindre symptôme d'hystérie.)

La sensibilité visuelle est aussi gravement touchée ; la malade dit qu'elle voit les objets à travers un voile épais, mais cette amblyopie varie d'intensité suivant les moments. L'ouïe a également perdu de son acuité, et même à droite autant qu'à gauche ; le bruit d'une montre n'est entendu que lorsqu'on approche la montre tout auprès du pavillon de l'oreille.

Quant au goût il paraît aussi avoir subi une légère altération. La malade dit que tout ce qu'elle mange lui semble avoir le goût du plâtre. Et après avoir donné ce renseignement elle demande qu'on ne lui en demande pas davantage, parce qu'elle est fatiguée de parler ; elle ne manque pas de bonne volonté, et en effet la parole semble lui être un véritable travail.

Le 3 novembre elle se plaint que les liquides lui sortent par le nez toutes les fois qu'elle veut boire. Jusqu'à ce jour elle n'aurait pas encore constaté cette complication nouvelle. On la fait boire, et l'on voit quelques gouttes de liquide s'écouler par les narines. Les jours suivants cette paralysie du voile du palais s'accentue, puis au bout d'une huitaine diminue peu à peu. Jamais il n'y a eu de nasonnement.

Le 8. La malade se plaint d'avoir de la diarrhée : comme elle mangeait beaucoup on attribue cette diarrhée à l'excès de nourriture qu'elle prenait, et on lui supprime deux degrés d'aliments. Les jours suivants cette diarrhée persiste ; la malade ne peut pas retenir ses matières ; et le 10 novembre elle perd également ses urines. Elle éprouve dans la région dorso-lombaire une douleur assez vive et surtout persistante. Ce symptôme ajouté au précédent fait supposer qu'il s'agit d'une myélite véritable avec paralysie des sphincters, et M. Millard demande conseil à M. Onimus.

Le 11. M. Onimus vient voir la malade, et exprime l'opinion qu'il doit s'agir d'une myélite dont la lésion serait même assez profonde. Il porte un pronostic sérieux et conseille l'application fréquemment répétée de pointes de feu sur la région dorsale.

Quelques jours après cet examen la paralysie du rectum et de la vessie avait complètement disparu et une seule application de feu avait été faite. La marche était devenue aussi plus facile, moins chancelante et la malade, qui est de sa nature très-active, demandait déjà qu'on lui permît de contribuer dans la salle aux travaux de ménage.

Dès son entrée dans le service. M. Millard avait prescrit à cette femme du sulfate de strychnine, à la dose de 1 milligramme, en augmentant de 1 milligramme chaque jour, jusqu'à 5 ou 6 milligrammes. M. Onimus conseilla l'administration de l'ergot de seigle. Mais on fut obligé de le supprimer au bout de quelques jours à l'époque des règles, et la malade cessa d'en prendre.

Le 20 novembre. Progrès sensible. La force musculaire revient : les douleurs ont en grande partie disparu. L'anesthésie est bien moins prononcée. Il n'y a pas de points du corps où la sensibilité soit appréciable. La sensibilité visuelle, l'ouïe et le goût sont également envoie de progrès : toutefois, la malade se plaint encore de sa vue plus que tout le reste. Elle se lève tous les jours pendant presque tout la journée, marche sans difficulté, travaille avec les domestiques, enfin est en pleine convalescence.

Le 25. La guérison est presque complète. La malade est désignée pour partir pour le Vésinet.

Obs. XXV. — Fièvre typhoïde grave. Accidents à forme thoracique Convalescence commençant au bout d'un mois de séjour à l'hôpital. Près de trois semaines plus tard douleurs dans le ventre. Lypémanie. Hallucinations. Paralysie plus marquée aux membres inférieurs. Contracture des mains. Guérison. (N° XI *du mémoire de Gubler, Arch. gén.*, 1860, t. I, p. 413.)

Joachim B..., âgé de 16 ans, serrurier, entre à l'hôpital Beaujon le 25 février 1859; il est placé salle Saint-Louis, d'abord au n° 5, puis au n° 27, et enfin au n° 8. Il a quitté Mézières depuis moins d'un an pour venir à Paris, où il est resté cinq mois; puis il est allé à Compiègne, et n'est de retour à Paris que depuis deux mois. Son indisposition remonte à trois semaines; elle a débuté par un malaise, de la fatigue générale, et de la perte d'appétit sans céphalalgie.

A son entrée, le 25 février, il y a onze jours qu'il n'est allé à la selle; la langue est blanche, le ventre tendu, par d'épistaxis; nuits agitées et sans sommeil.

Le lendemain, 28, on prescrit un ipéca stibié (1 gr. 50 et 5 centigrammes). qui provoque d'abondantes évacuations; cataplasmes, lavements émollients; bouillon, limonade.

Le 28. Il y a eu plusieurs selles la veille; la peau est chaude, la figure rouge; 44 respirations; le thermomètre, placé dans l'aisselle, reste au bout de vingt minutes à 40°,4; pouls à 104; râles sibilants et ronflants disséminés; crachats blancs, spumeux, non adhérents; douleur de gorge, pharynx rouge, amygdales un peu tuméfiées, contraction fibrillaire très-vive sous la percussion digitale, taches rouges intenses provoquées à la peau par chaque friction, urines couleur bouillon, donnant, par l'acide nitrique en excès, une zone bleu indigo inférieure, un espace troublé par un précipité albumineux, et, à la partie supérieure, un disque d'acide urique suspendu comme un diaphragme léger dans la couche d'urine restée limpide, quelques taches rosées lenticulaires; langue blanche, humide, rouge à la pointe et sur les bords; prostration; aspect typhique bien prononcé.

Les jours suivants, l'état typhoïde se caractérise davantage; le pouls oscille entre 96 et 104 la température entre 36°, 5 et 36°. 9.

Le 4 mars. Aggravation sensible, pouls à 108, température à 11, langue sèche, bronchite généralisée intense, respiration à 38, urine plus fortement albumineuse. Ipéca 1 gr. 50 dans sirop d'ipéca 30 grammes.

Le lendemain, julep kermès, 0, 10 centigrammes, avec teinture de castoréum ; un lombric est rendu par le vomissement ; langue nettoyée, humide sur les bords ; l'amaigrissement devient marqué ; cependant les accidents thoraciques ne se modèrent pas ; l'état de la température et de la circulation reste sensiblement constant ; la face est toujours enluminée, la langue habituellement sèche et même fendillée ; seules les urines, tout en conservant de fortes proportions d'albumine, s'améliorent, en ce sens que la coloration vire insensiblement du bleu indigo au rose de Chine, en passant par le violet.

Le 12. Une congestion pulmonaire hypostatique considérable étant venue s'ajouter à la bronchite généralisée, 20 ventouses sèches sont appliquées sur la base de la poitrine. — Potion avec 2 grammes d'extrait de quinquina.

Légère amélioration le lendemain, plus caractérisée le 14, où l'on remarque de nombreux sudamina.

Jusque vers le 22, les symptômes ne subissent que des oscillations peu importantes. Le malade qui n'a jamais cessé de prendre du bouillon reçoit du potage. Cependant il reste très-abattu et continue à maigrir. Les urines renferment énormément d'albumine et un peu d'acide urique ; elles continuent à se colorer en rouge. — Vin de quinquina, une portion d'aliments, côtelette.

Le 23. Il y a du mieux. Le malade mange assez bien, la langue est bonne ; la température varie entre 36° et 38°, 4. Mais le pouls reste fréquent, l'amaigrissement est extrême et la faiblesse très-grande ; cependant le malade demande à se lever.

Le mieux continue les jours suivants, quoique le pouls reste très-fréquent ; mais la langue est bonne, l'appétit revenu. Le malade mange deux portions.

Le 27. Les urines offrent le caractère de la convalescence confirmée ; elles sont très-pâles, alcalines, et laissent précipiter spontanément un dépôt blanc considérable, formé en grande partie de phosphates, et de carbonates terreux, solubles dans quelque gouttes d'acide acétique avec un peu d'effervescence ; l'acide nitrique y détermine une coloration d'un rouge vif.

A partir de ce jour, les urines reviennent peu à peu à l'état nor-

Landouzy.   9

mal, en même temps que les grandes fonctions s'exécutent plus
régulièrement : l'appétit devient vorace ; tendance à la constipation
combattue par des lavements huileux.

Joachim B... se lève tous les jours et va seul dans la salle ;
néanmoins ses forces ne reviennent pas.

Le 29 il se plaint de douleurs dans les jambes, ce qui ne l'empêche pas de continuer à se lever.

Quinze jours se passent encore sans qu'il lui survienne rien de
nouveau du côté de la motricité : seulement il était réduit à une
maigreur pour ainsi dire squelettique, et l'on s'étonnait que des
membres si grêles pussent le porter. Mais un matin la religieuse
de la salle déclara qu'il ne pouvait plus se lever, par suite de la
faiblesse excessive et subite qui était venue s'ajouter aux douleurs
déjà existantes. En effet l'ayant fait sortir du lit, on put s'assurer
que ses membres inférieurs tremblants, agités de contractions fibrillaires, étaient incapables de soutenir le poids du corps. L'irritabilité musculaire, interrogée par la percussion digitale, était
très-développée. La faiblesse des mains n'était pas moins grande
et ne permettait plus au malade de porter un objet un peu lourd.
Parfois la difficulté de la préhension était encore augmentée par
une raideur marquée des doigts, par un commencement de contracture.

Ces phénomènes avaient été précédés de désordres de la sensibilité et surtout de l'intelligence ; ces derniers consistaient en une
sorte de folie lypémaniaque qui lui faisait craindre sans cesse les
événements les plus fâcheux, etc. (suit la description des désordres psychiques).

Tous les accidents disparaissent peu à peu au bout de quelques
semaines.

Dans la forme paraplégique dont on vient de lire deux
exemples, l'impuissance musculaire n'est généralement
pas absolue, il y a plutôt parésie que paralysie proprement
dite, le malade ne peut ni se tenir debout ni marcher ; s'il
essaye de se lever, ses jambes fléchissent sous lui, mais elles
ne sont pas tout à fait inertes et il est bien rare que, couché,
il ne puisse encore leur imprimer des mouvements assez

étendus. Ces paralysies apparaissent au moment où l'amaigrissement résultant de la maladie est le plus marqué. Cependant, dans beaucoup d'observations, on note comme un fait important une fonte des masses musculaires très accusée dans les points paralysés, cette atrophie localisée est facile à découvrir malgré la macilence générale.

Les troubles de la sensibilité assez étendus accompagnent habituellement la paralysie et l'atrophie musculaire ; au début, ce sont des fourmillements, des picotements, une sensation d'engourdissement plus ou moins pénible qui quelquefois précède et annonce les autres accidents. Puis, c'est une anesthésie, ou tout au moins, une obtusion de la sensibilité cutanée occupant les mêmes régions que la paralysie et s'étendant même au delà, comme dans la seconde des observations que l'on vient de lire où il y avait une anesthésie complète du côté gauche.

La vessie et le rectum sont souvent paralysés pendant un certain temps.

D'habitude tous ces accidents apparaissent et s'établissent graduellement, tels par exemple les troubles de sensibilité, de motilité et de nutrition notés par M. Vulpian chez ce malade dont nous rapportons, en résumé, l'observation dans ce qu'elle a d'important pour l'histoire de l'anatomie et de la physiologie pathologiques des paralysies typhiques.

Obs. XXVI. — Fièvre typhoïde durant près de deux mois. Pendant la convalescence, symptômes de myélite aiguë. Longue persistance d'accidents parétiques et atrophiques. Guérison par les courants induits. (Obs. CXXXVII, *de la Clinique de Vulpian*, p. 645. Résumée).

Le nommé Pierre M..., âgé de 23 ans, cuisinier.
Entré le 28 décembre 1876, salle Saint-Jean de Dieu.
Renseignements. Ce malade qui s'était bien porté jusqu'au 24

décembre, se sent pris, ce jour-là, de malaise avec courbature. Dès le soir même, il est obligé de se mettre au lit.

Pendant les trois jours qui suivirent ces symptômes allèrent en augmentant; ils s'accompagnèrent alors d'une céphalalgie intense. Au bout de ce temps, des vomissents bilieux survinrent et il se décida à entrer à l'hôpital. Pas d'épistaxis; constipation.

28 décembre. Un peu d'abattement, vertiges, même lorsque le malade s'assied sur son lit; face et yeux un peu congestionnés; face rouge animée; peau chaude, sèche. Pouls fréquent 96 à 100. Sentiment de malaise, de courbature. Anorexie, soif. Bouche pâteuse, langue un peu sèche, chargée d'un enduit blanc jaunâtre. Constipation; un peu de douleur à la pression de la fosse iliaque. Pas de gargouillements.

Toux assez fréquente. Expectoration abondante, crachats muqueux, transparents pour la plupart.

L'auscultation ne fait découvrir que des râles sibilants et muqueux dans toute la hauteur de la poitrine, en avant et en arrière.

1er janvier 1877. On constate un aspect de stupeur bien accusé. Le malade est faible, peut à peine s'asseoir. Les phénomènes constatés le jour d'entrée ne se sont pas notablement modifiés. La toux est toujours fréquente. Dyspnée assez prononcée. On a donné un verre d'eau de Sedlitz la veille, parce que le malade n'allait pas à la garde-robe depuis plusieurs jours. Il y a eu plusieurs selles liquides. Rate volumineuse. La pression dans la fosse iliaque droite détermine une douleur très nette; gargouillements très nombreux.

Le 3. En examinant avec soin la peau du ventre, on aperçoit en dehors des limites de l'éruption artificielle ancienne, due à un emplâtre de thapsia, quelques taches rosées lenticulaires, s'effaçant par la pression et reparaissant après. On en voit aussi quelques-unes sur la région postérieure du tronc. La rate est très volumineuse. Les jours suivants, ces taches caractéristiques augmentent de nombre. La bronchite persiste, et la dyspnée reste notable.

Les jours suivants, l'adynamie se prononce de plus en plus. Le malade peut à peine cracher. La diarrhée est toujours considérable. En somme, les phénomènes abdominaux sont relativement peu prononcés.

Le 11. La fièvre a augmenté, la peau est très chaude; l'abattement est très grand. Facies typhique très accusé. Petites eschares sur le sacrum et sur les fesses. On continue le sulfate de quinine que le malade prend depuis plusieurs jours (1 gramme dans les vingt-quatre heures).

8 février. Plusieurs petits abcès se sont produits ces jours précédents ; il en existe un à chaque bras, au niveau du deltoïde ; un autre à la face externe de l'avant-bras ; aux membres inférieurs, abcès ayant le volume du poing d'un enfant à la région des mollets, dans les plis de l'aine. Ces abcès siègent pour la plupart, dans le côté droit du corps.

Le malade est pris de rétention d'urine ; on est obligé de le sonder. Les jours suivants, le malade ressent des douleurs qui apparaissent subitement et alternativement dans un membre inférieur, puis dans l'autre, et disparaissent au bout d'une heure environ. Jamais elles n'existent simultanément des deux côtés.

Elles sont continues et elles s'exaspèrent par moments, par instants. En même temps il y a de la raideur du membre inférieur gauche. Ces douleurs ont été très vives, surtout à droite. Lorsqu'on remuait le malade pour panser ses eschares, dont la guérison complète se faisait atteindre, il jetait des cris, et l'on était obligé de prendre le membre droit isolément et avec précaution pour le mouvoir, les douleurs siègent dans toute la longueur du membre.

Les 9, 10, 11 et 12 février, on est obligé de sonder le malade deux fois par jour.

Le 13. Le malade urine seul.

Le 15. Plusieurs autres petits abcès se sont produits les jours précédents et ils ont eu presque tous pour siège le côté droit, apparaissant les uns sur la région latérale droite du thorax, les autres sur les membres du côté droit. Ils renfermaient une quantité assez considérable de pus.

La convalescence traîne en longueur. Dans la seconde moitié du mois de février, la bronchite disparaît complètement et l'appétit commence à se montrer. Mais le malade profondément amaigri, reste faible. *Il a de la peine à mouvoir ses membres inférieurs au lit et est absolument incapable de se tenir debout.* Quoiqu'elles aient diminué, les douleurs notées plus haut se produisent encore souvent, et même il y a un endolorissement permanent dans les membres inférieurs, principalement dans celui du côté droit.

A partir du 25 février, il ne se produit plus de nouveaux abcès.

Vers le commencement du mois de mars, on s'aperçoit qu'il y a une faiblesse manifeste des muscles de la région jambière antéro-externe des deux côtés, mais bien plus du côté droit que du côté gauche. Le pied droit est pendant, et le malade a de la peine à le fléchir sur la jambe : ce mouvement est très-incomplet, et il en est de même des mouvements d'extension des orteils de ce côté. Toujours des douleurs assez vives dans le membre inférieur droit, douleurs contusives, parfois térébrantes, rarement lancinantes. L'examen électrique des muscles, démontre qu'il y a une diminution notable de la contractilité dans les muscles jambier antérieur, extenseur commun des orteils, extenseur propre du gros orteil, diminution beaucoup plus marquée dans le membre inférieur droit.

L'état général s'améliore d'ailleurs chaque jour.

15 mars. On constate une atrophie des muscles de la jambe droite. La circonférence du mollet mesure 1 centimètre de moins qu'à gauche.

On prescrit la faradisation quotidienne des muscles des membres inférieurs. On reconnaît que la contractilité des muscles des régions jambières externe et postérieure de chaque membre est aussi diminuée, mais bien moins que celle des muscles précités.

La prescription n'est pas exécutée très rigoureusement ; l'état des muscles ne se modifie pas d'une façon sensible pendant la fin du mois de mars et du mois d'avril. Cependant depuis le milieu du mois de mars, le malade a pu se lever et marcher un peu, à l'aide de deux cannes d'abord, puis avec une seule canne, et enfin vers la fin du mois d'avril, sans aucun appui.

6 mai. L'examen des muscles des membres inférieurs donne les résultats suivants :

1° Attitude. Au repos, dans le lit, les membres sont dans leur situation normale.

Les orteils du pied gauche sont également dans leur position normale.

A droite, le gros orteil tombe du côté de la face plantaire et se dévie en bas et en dehors.

Les autres orteils ne présentent rien de particulier.

Station verticale. Le pied droit est fortement dévié, la pointe en dehors.

Le pied gauche se dirige directement en avant.

Station assise sur une chaise. Lorsque le malade étant assis sur une chaise, étend les jambes et appuie les talons sur le sol, le pied gauche tombe en dehors, ce qui n'a pas lieu pour le pied droit.

2° Les mouvements partiels volontaires sont presque tous conservés, mais ils sont tous plus ou moins affaiblis suivant la région.

A gauche, où l'atrophie musculaire est moins prononcée, ils existent tous. Le malade peut mouvoir parfaitement tous les divers segments du membre.

A droite, où l'on a constaté une diminution notable du volume de la jambe, les mouvements du pied sont modifiés de la manière suivante :

La flexion du pied est considérablement affaiblie.

L'abduction du pied est presque abolie ; la flexion et l'abduction combinées du pied sont impossibles, c'est-à-dire que le malade ne peut plus porter la pointe du pied en haut et en dehors.

Les mouvements du gros orteil du pied droit sont à peu près abolis, tandis qu'à gauche ils sont très étendus.

Les mouvements des autres orteils sont également conservés dans les pieds, un peu affaiblis toutefois dans le pied droit.

Marche. Lorsqu'on fait marcher le malade, on constate que le pied gauche se pose sur le sol d'une façon normale.

Le pied droit, au contraire, est posé sur la pointe, et, quand il quitte le sol, le talon est fortement relevé en arrière, la pointe du pied est pendante en bas.

Examen électrique. A l'examen électrique des muscles, on voit que :

1° La sensibilité musculaire est abolie dans les deux jambes.

2° La contractilité musculaire est abolie dans les mêmes membres.

3° Ces deux propriétés sont très diminuées dans les cuisses.

4° Elles sont intactes dans les membres supérieurs.

Mouvements réflexes. Lorsqu'on chatouille la plante des pieds, on n'observe pas trace de mouvements réflexes.

Cependant le malade sent très bien ce qu'on lui fait (sensation de chatouillement conservée).

Sensibilité. La sensibilité est intacte dans tous ses modes (tact simple, chaud, froid. Cependant lorsqu'on fait passer dans la jambe droite un courant électrique très fort, le malade n'en souffre pas du tout.

Sur la jambe gauche, il sent mieux.

Avec le pinceau électrique, douleur vive sur tous les points du tégument cutané des membres inférieurs.

Le malade accuse toujours une sensation de froid très prononcée sur le cou-de-pied droit. Il y a des sueurs habituelles aux pieds, mais ce phénomène a toujours existé avant sa maladie.

De temps en temps, il éprouve des fourmillements dans le mollet droit.

Presque tous les jours il ressent principalement dans la jambe droite, sur la région antéro-externe, une douleur peu intense, qui débute par le cou-de-pied et s'étend jusqu'au genou. Elle cesse au bout de quelques minutes.

Ce malade est porté pour aller à Vincennes vers le 15 juillet. A ce moment il y avait une amélioration considérable dans son état.

Depuis que l'on avait pris la note détaillée ci-dessus, 7 mai, on avait faradisé les deux membres inférieurs, surtout les jambes proprement dites et principalement les régions jambières antéro-externes, très régulièrement tous les jours, et l'on avait administré du sirop d'iodure de fer et du vin de quinquina.

Plusieurs semaines se sont écoulées sans qu'il y ait eu une tendance bien manifeste vers la guérison. L'état général du convalescent s'améliorait progressivement; mais l'état des muscles des membres restait sensiblement le même, ou plutôt même il y avait eu, à un certain moment, une légère aggravation en ce sens que les muscles du membre inférieur gauche, qui étaient les moins atrophiés et les moins affaiblis, avaient subi une atrophie plus notable qu'auparavant. Les douleurs n'ont pas cessé de se faire sentir avec les mêmes caractères dans le cœur, le pied et la partie inférieure des jambes et principalement dans le membre inférieur droit.

On a pu constater, à bien des reprises, que tandis que les courants faradiques ne provoquaient aucune contraction dans les muscles des régions jambières antéro-externes (muscles jambiers antérieurs, extenseurs communs des orteils, extenseurs propres des gros orteils), la volonté pouvait déterminer des contractions de ces muscles dans la marche, la pointe du pied, surtout du pied droit, restait encore pendante et touchait le sol avant le reste du pied.

Ce n'est que dans la fin du mois de juin qu'il a existé une amélioration bien apparente. Les pieds dans la marche n'étaient plus aussi pendants et le pied gauche s'appuyait d'emblée par sa plante.

La marche était plus facile et pouvait être plus prolongée plus longtemps sans fatigue.

Quand le malade partit pour Vincennes, l'amélioration était en pleine voie de progrès ; mais la contractilité farado-musculaire était encore à peine appréciable, il n'éprouvait presque plus de douleurs dans les membres, mais ressentait une impression habituelle de froid dans les pieds et la partie inférieure des jambes.

Le travail de myélite était donc arrêté à peu près complètement et, sur différents points, la moelle épinière avait donc subi une véritable réparation ou, du moins, avait récupéré ses aptitudes fonctionnelles.

Ce jeune homme est revenu nous voir dans les premiers jours d'août 1877, son état général était aussi satisfaisant que possible. La marche était revenue presque normale : cependant les pieds se posaient à plat sur le sol à chaque pas. Il n'avait plus qu'une légère sensation de froid dans les pieds et il se fatiguait un peu plus facilement qu'avant sa maladie. Il devait revenir pour faire examine l'état de ses muscles à l'aide de l'électricité. Nous ne l'avons pas encore revu (fin d'août).

Mais, les accidents paralytiques peuvent prendre, en certains cas, une tout autre allure, ils peuvent éclater subitement comme dans le fait suivant résumé dans la thèse de Schneider :

Obs. XXVII. — Fièvre typhoïde simple, longue et pénible ; dans la convalescence, paralysie de courte durée. Guérison par traitement antiphlogistique. (*Th. Schneider*, obs. III).

Elisabeth Carp., 15 ans, non encore réglée. — Constitution très robuste. Un soir après le repas, douleur à la gorge, sentiment de strangulation et sensation d'un corps étranger compriment la trachée. Quelque temps après (30 juillet), subitement, en voulant se lever, s'aperçut que le mouvement des extrémités inférieures était aboli. Sentiment de constriction à l'épigastre. Douleurs spinales à la région dorsale. Fourmillement dans les membres pelviens jusqu'à l'ombilic. Vessie et rectum paralysés. Fièvre, saignées, sangsues à la vulve, ventouses scarifiées le long de l'épine. Amélioration graduelle. A partir du 8 août, les forces reparaissent.

Le 29, sort guérie.

Quelquefois on a affaire à une véritable paralysie ascendante aiguë. Les troubles de la motilité débutent par les membres inférieurs, comme dans la forme paraplégique dont nous venons de parler, mais ils gagnent les membres supérieurs et se généralisent rapidement ; quand les accidents revêtent cette forme envahissante, le pronostic devient grave et la mort subite termine souvent la scène sans doute par suite de l'extension des lésions, de la partie supérieure de la moelle aux noyaux du bulbe.

D'une façon générale cependant, le pronostic de la paraplégie des convalescents de fièvre typhoïde est assez favorable. Les accidents persistent quelques semaines ou quelques mois, puis s'amendent et disparaissent progressivement sous l'influence du régime tonique auquel on soumet le malade. Il peut se faire cependant qu'ils laissent derrière eux des traces durables. Murchison dit avoir vu, chez plusieurs malades, la paraplégie s'accompagner d'atrophie définitive de certains muscles entrainant une véritable infirmité.

A côté de ces paralysies d'origine spinale, se rangent naturellement les paralysies bulbaires dont nous croyons devoir citer un exemple. Cette observation tirée de la thèse de Bailly, est due à MM. Marotte et H. Liouville.

Obs. XXVIII. — Fièvre typhoïde. Paralysie gutturale, paralysie de la langue, hémiplégie, persistance du trouble du langage. (*Th. Bailly.* obs. XXXVI.)

Buxot, 25 ans, garçon de cuisine, entré à l'hôpital le 14 juillet 1869. Il y a deux ans, le malade a été atteint d'une fièvre typhoïde à la suite de laquelle il a eu une paralysie des membres du

côté droit, surtout du bras, en même temps qu'une paralysie de la
langue. Il est resté un an entier sans pouvoir parler. La déglutition était impossible, on était obligé de le faire manger avec une
sonde en argent.

La parole est revenue profondément altérée (Il prononce très
difficilement le ch, et le je et saute les mots dans lesquels entrent
ces consonnes, ce qui donne une certaine obscurité à sa conversa-
tion... On ne peut mieux comparer son langage qu'à celui d'un enfant qui commence à parler.)

Les paralysies qui surviennent pendant la convalescence des maladies typhiques peuvent être extrêmement
limitées. Cormack dit avoir noté, après la *fièvre à rechutes*,
la paralysie isolée du deltoïde ou d'autres muscles. Chez
une femme de 36 ans il se produisit, après que la santé générale était tout à fait rétablie, une paralysie des deux deltoïdes qui dura environ dix jours (1).

Le même auteur cite un passage du Dr Richard Lyons,
chirurgien de l'armée du Bengale (Treatise on relapsing or
famine fever, London 1872) où se trouvent mentionnés plusieurs cas de paralysies limitées à des groupes musculaires
souvent très restreints : « Dans l'épidémie de Umballa, en
1866. Bateson a vu un cas avec hémorrhagie intestinale
s'accompagner de paralysie faciale. Gray a observé quelques cas de paralysies partielles dans l'épidémie de
Lahore en 1864. Hugh Clark a vu un cas de dysphagie.
Dans « The Indian médical Gazette, avril 1867. » Garden
décrit 18 cas de paralysies partielles chez les enfants après
la fièvre à rechutes. Sur les 18 cas il y en a 10 de paraplégie, 1 de paralysie du membre inférieur gauche, 2 du poignet droit, 1 du bras gauche, 1 du pharynx, 2 d'hémiplégie. »

(1. Cormack. Clinical studies. London, 1876, vol. I, p. 215.

Les deux observations suivantes sont relatives, l'une à un cas de paralysie radiale, l'autre une paralysie cubitale survenue pendant la convalescence de la fièvre typhoïde : dans le premier cas, le malade ayant succombé à une maladie intercurrente, l'autopsie démontra clairement qu'il y avait eu névrite, les symptômes observés dans l'autre cas ont fait supposer que la paralysie et l'atrophie étaient dues à la même cause.

Obs. XXIX. — *Paralysie radiale survenue pendant la convalescence du typhus exanthématique. Sensibilité conservée, Abolition de la contractilité faradique. Le malade meurt de broncho-pneumonie. Névrite du nerf radial constatée à l'autopsie et démontrée par l'examen microscopique. Résumé. (Contribution à l'étude de la paralysie radiale, par Bernhardt, de Berlin. Arch. für Psychiatrie. IV, p. 601, 1874).*

L'auteur cite un cas de paralysie radiale survenue chez un homme de 51 ans, pendant la convalescence du typhus exanthématique. Tous les muscles innervés par le radial furent atteints. Trois semaines après le début de la paralysie, la contractilité faradique était abolie, la galvanique diminuée. La sensibilité de la peau était normale. Cinq semaines après, le malade mourut de broncho-pneumonie.

Le tronc du radial était sain jusqu'à la gouttière de torsion, mais à partir de ce point jusqu'au bas, il était violet et tuméfié. Dans ses moindres rameaux, il n'y avait plus trace de fibres nerveuses mais des amas granuleux, çà et là quelques restes de myéline sous forme de gouttelettes et du tissu conjonctif en grande quantité.

Il y avait là une névrite radiale développée sous l'influence de la maladie générale.

Obs. XXX. — Fièvre typhoïde de longue durée. Douleurs dans les deux bras pendant la convalescence. Paralysie avec atrophie dans la zone du cubital du côté droit. Résumé. (*Deutch. Arch. für med Klin*, 1878, p. 363).

Un jeune homme de 24 ans, soigné pendant deux mois pour une fièvre typhoïde. Pendant la convalescence il sentit de vives douleurs dans les bras, surtout le droit. Elles n'étaient pas ressenties dans les trois premiers doigts. Les mouvements du membre supérieur étaient libres. Les espaces intérosseux étaient affaissés. L'extension des phalangines et phalangettes était impossible. La contractilité faradique des muscles interosseux, des éminences thénar et hypothénar droites était amoindrie ; des courants galvaniques intenses pouvaient seuls faire contracter les intérosseux droits. Les différentes espèces de sensibilité étaient affaiblies dans les trois derniers espaces interosseux.

Il n'y avait pas d'autres symptômes excepté une inégalité des pupilles. L'auteur croit à une névrite du cubital consécutive à une fièvre typhoïde.

Comme exemple de paralysies très limitées mais, en même temps, très graves dans leurs conséquences à cause de leur localisation spéciale, il faut citer celles qui atteignent quelquefois les muscles du larynx.

Rehn cite un cas de paralysie du muscle crico-aryténoïdien postérieur chez un convalescent de fièvre typhoïde ; nous devons à M. le professeur Villemin de pouvoir rapporter ici en détail une intéressante observation du même genre.

Obs. XXXI. — Paralysie du crico-aryténoïdien postérieur consécutive à la fièvre typhoïde, trachéotomie. Guérison. (*Rehn, Deutsches Arch. für Klin. Med.* XXIII p. 136. 1876.

« Chez un enfant de 13 ans, il survint de la faiblesse des extrémités, et une dyspnée tellement violente qu'on fit la trachéotomie

Au laryngoscope on s'aperçut, que dans les inspirations ordinaires, la fente glottique et dans les grandes inspirations la glotte se fermaient complètement. On ne put enlever la canule qu'au bout de quinze semaines.

« Les forces se rétablirent lentement. »

Obs. XXXII. — Paralysie des muscles dilatateurs de la glotte survenue au début de la convalescence d'une fièvre typhoïde. Trachéotomie, guérison incomplète. Le malade est obligé de garder la canule. (Atrophie musculaire possible ? (*Observation recueillie par le D*r *Roux, médecin stagiaire au Val-de-Grâce, dans le service de M. le D*r *Villemin.*

Le nommé Gillet-Aubert, incorporé dans le 10e de dragons. arrive à Paris le 20 décembre 1876. Il n'a aucun antécédent morbide, ni héréditaire, ni personnel. Après cinq ou six jours de malaise, il entra au Val-de-Grâce le 1er février 1877, où il fit une fièvre typhoïde sévère mais sans complication sérieuse. La convalescence survint le vingt-deuxième jour de son entrée à l'hôpital ; il n'eut pas d'eschare au sacrum, mais fut affecté d'une otite externe qui apparut dans les derniers jours de sa maladie, et qui laissa persister une notable diminution de l'ouïe de l'oreille droite sans qu'il y eût cependant de perforation du tympan.

Vers le 5 mars, le malade allant bien, ressentit une certaine gêne dans la respiration avec une sensation pénible dans le larynx. Cette gêne s'accentua progressivement et devenait particulièrement forte lorsque le malade s'endormait. Pendant la sommeil, la respiration était bruyante et donnait lieu à un cornage gênant pour le repos de ses voisins qui se plaignaient de ne pouvoir dormir. Ces phénomènes étaient sensiblement moins accentués dans l'état de veille.

Le 10 mars, la gêne de la respiration et le cornage avaient acquis une grande intensité et de véritables accès de suffocation rendaient la situation très facile. L'examen laryngoscopique assez difficilement fait par M. Villemin permit cependant de constater les faits suivants.

La glotte était presque entièrement fermée et semblait pouvoir à peine s'entr'ouvrir. Les replis supérieurs étaient affrontés, le muqueuse qui les revêt et celle du vestibule était pâle et paraissai légèrement tuméfiée.

Le 11 au matin l'asphyxie était imminente, le malade n'avait pu dormir, le sommeil entraînait aussitôt la suffocation. Vers midi la respiration était devenue presque impossible, la cyanose se déclarait et appelait en toute hâte l'intervention chirurgicale. La trachéotomie est pratiquée vers une heure ; l'asphyxie avait amené une telle insensibilité que le malade ne ressentit pas la douleur de l'opération.

Aussitôt la canule mise en place le malade revint à lui, et, à partir de ce moment, la convalescence marcha rapidement.

Aux premiers jours d'avril, Gillet-Aubert est encore un peu pâle et amaigri, mais il constate que ses forces s'accroissent de jour en jour. La respiration se fait bien, il n'y a pas de toux, l'otorrhée est supprimée. Lorsqu'on enlève la canule pour la nettoyer et que l'on obture l'orifice de la plaie trachéale avec le doigt, le malade ne tarde pas à asphyxier. Par cette manœuvre on reproduit le cornage, le son guttural particulier, caractéristique, qui indique que les cordes vocales flottent rapprochées et sans tension.

L'examen au laryngoscope permet de constater cet état du larynx.

Le 4 avril on place une canule à double courant et à soupape afin d'essayer de rétablir le courant aérien normal. Chaque matin on exerce le malade à respirer par le larynx en obturant l'orifice extérieur de la canule pendant quelques instants. Cette tentative produit un bruit guttural intense, qui indique qu'un peu d'air franchit la glotte ; mais après quelques inspirations le malade devient livide, inquiet et arrache la main qui bouche l'ouverture de la canule.

Vers le 15 avril le malade a recouvré un embonpoint notable, il peut en obturant sa canule articuler quelques paroles à voix haute, mais d'une voix étrange, étranglée et sans modulation aucune, c'est un bruit plutôt qu'un son.

On a recours à l'électricité, une séance tous les jours n'amène aucun résultat après plus d'un mois. Il est absolument impossible de retirer la canule sous peine de voir se produire l'asphyxie

Au 1er juin l'état général du malade est superbe, mais il n'y a aucun progrès acquis dans l'état du larynx. La respiration est impossible sans la canule, la glotte reste fermée sans pouvoir s'entr'ouvrir, la muqueuse du vestibule est pâle, les cartilages aryténoïdes rapprochés sont immobiles. Les puissances musculaires dilatatrices de la glotte paraissent anéanties pour toujours.

Au mois d'octobre la situation n'avait pas changé, malgré la continuation des courants faradiques. Le malade réformé fut renvoyé dans ses foyers.

Ces deux observations méritaient d'être rapprochées : dans les deux cas, les troubles portaient sur les muscles dilatateurs de la glotte, d'où son occlusion permanente, ce qui nécessita la trachéotomie. La canule ne put être retirée, dans le premier cas, qu'au bout de 15 semaines ; dans le second, le malade ne pouvait encore s'en passer 7 mois après le début des accidents, et on le perdit de vue à cette époque. Peut-être, ces paralysies persistantes sont—elles de nature amyotrophique, ainsi que semble l'indiquer leur marche particulière ?

On a remarqué, que dans ces paralysies limitées comme dans la paraplégie, presque chaque fois que la contractilité électrique des muscles atteints a été explorée, il existait une diminution considérable ou une abolition complète de la sensibilité aux courants faradiques ; au contraire, l'action des courants galvaniques était conservée ou seulement amoindrie. Nothnagel, dans son travail sur la question (1), note l'amoindrissement de la contractilité électrique dans toutes les paralysies consécutives à la fièvre typhoïde.

L'*hemiplégie*, survenant sans cause appréciable pendant la convalescence de la fièvre typhoïde, a été signalée beaucoup plus rarement que la paraplégie ou les paralysies limitées dont nous venons de donner quelques types.

Cependant Nothnagel, West, Murchison, disent en avoir observé des exemples. La thèse de Schneider contient aussi la mention d'un certain nombre de faits de ce genre, mais,

____

(1) Arch. für Klin Med., vol. IX, 4e fasc., 1872, p. 480.

dans plusieurs d'entre eux, le diagnostic de l'affection fébrile du début et la nature des accidents hémiplégiques ne paraissent pas avoir été suffisamment bien établis. Les trois notes suivantes semblent assez démonstratives, autant, toutefois, qu'on en peut juger sur des renseignements aussi incomplets.

Obs. XXXIII. — Hémiplégie subite, passagère, consécutive à une fièvre typhoïde grave. Guérison complète. (*L. Colin. Études cliniques de de médecine militaire, 1864, p. 281.*)

Je viens d'observer, récemment, chez le nommé Lefebvre, maréchal des logis au 2º dragons, une hémiplégie dans la convalescence d'une fièvre typhoïde grave ; l'hémiplégie fut subite, dura quinze jours et céda rapidement au traitement par l'électricité.

Obs. XXXIV. — Hémiplégie incomplète, consécutive à une fièvre typhoïde. Guérison rapide. (*Schneider, obs. XXX.*)

Ornan, 35 ans, chirurgien à Lyon, tempérament sanguin et robuste.

En mai 1861, fièvre putride et inflammatoire. « Dans la convalescence, il fut saisi tout à coup d'une hémiplégie incomplète du côté droit. Son bras et sa jambe furent d'abord engourdis, son œil éraillé par la contraction des deux paupières et la bouche resta dans un état convulsif. » Bains tièdes ; en peu de jours ces symptômes disparurent.

Obs. XXXV. — Hémiplégie incomplète, consécutive à une fièvre typhoïde à forme encéphalique. (*Schneider, obs. XXXIV.*)

Hesse (Michel), 43º de ligne, 21 ans, malade depuis 17 mois. A la suite d'une fièvre typhoïde à forme encéphalique contractée à Toulouse en septembre 1854, il présenta une hémiplégie incomplète. Il était bien portant auparavant. Parole difficile mais intelligible, miction difficile, membres d'aspect normal, il ne sort qu'avec une amélioration légère dans les mouvements du bras.

Landouzy.

Il est probable que ces hémiplégies transitoires des convalescents sont dues à des lésions centrales de même nature que celles qui amènent les paraplégies ou les paralysies généralisées dont nous avons parlé. Le troubie du mouvement s'accompagne, en général, d'une diminution notable de la sensibilité, l'hémiplégie n'est pas absolue et disparaît assez rapidement ; on retrouve donc là les mêmes caractères cliniques que dans la paraplégie.

Un trouble également de nature paralytique qui, en raison de son origine cérébrale, a d'étroites connexions avec l'hémiplégie, est l'*aphasie* qui paraît se produire assez souvent à la fin de la dothiénentérie.

Trousseau cite 3 cas de ce genre dans sa clinique ; les 2 premiers sont dus à M. Boucher, de Dijon, le 3ᵉ, qu'il mentionne seulement, lui est personnel. Nous reproduisons ici le résumé qu'il donne de ces observations intéressantes.

Obs. XXXVI. — Fièvre typhoïde. Aphasie temporaire pendant la convalescence (Trousseau. *Clinique de l'Hôtel-Dieu*, t. II, p. 714, 4ᵉ édit.)

Le fils du portier du lycée de Dijon, âgé de 13 ans, fut au mois de septembre 1863, atteint d'une fièvre typhoïde. Sa vie fut en péril quelque temps, puis les symptômes s'amendèrent et tout allait très bien, quand un beau matin on constata une aphasie complète ; l'enfant était obligé de faire les plus grands efforts pour dire le mot non, qui était seul conservé. Les symptômes généraux continuant d'être bons, on insista sur les toniques et sur l'alimentation convenable.

Au bout de quatre ou cinq jours, les mots revinrent successivement, quoique prononcés avec une remarquable lenteur, mais enfin tout se rétablit et après une convalescence assez longue l'enfant reprit ses études au lycée.

Le second fait observé par M. Boucher l'a été sur un enfant de

3 ans, chez lequel les accidents nerveux dothiénentériques avaient
été fort graves, et dans les urines duquel on trouva aussi de l'albumine. La parole se perdit également tout à coup au moment où
la fièvre cessait de présenter de la gravité, seulement la convalescence fut très longue.

Vous pouvez vous rappeler une femme de notre service qui, dans
le cours de l'année 1863, éprouva à la suite d'une dothiénenterie
grave, des accidents identiques à ceux qui ont été indiqués par le
Dr Boucher.

Fait digne de remarque, l'aphasie paraît être beaucoup
plus fréquente chez l'enfant que chez l'adulte. Sur les 3
malades signalés par Trousseau, 2 sont des enfants. Hé-
noch (1) et Steinhal (2) ont récemment publié une série de
cas analogues. Le premier, rapporte 6 observations, le second 3 autres observations d'aphasie survenue chez l'enfant à la suite de la dothiénentérie. Murchison signale la
même coïncidence (3).

En 1840, le Dr J.-F. Weisse, de Saint-Pétersbourg, avait
déjà publié deux observations relatives à deux jeunes garçons âgés, l'un de 9 ans, l'autre de 10 ans, qui perdirent
complètement la parole pendant plusieurs jours dans le
cours de la fièvre typhoïde ; l'alalie se prolongea dans la
convalescence et dura environ 3 semaines.

En 1862, le même auteur vit un garçon de 8 ans, chez lequel l'alalie se produisit au moment où il entrait en convalescence d'une fièvre typhoïde ; il présentait en outre une
paralysie incomplète des membres supérieurs. La parole
se rétablit au bout de 8 jours, après l'apparition d'un écou-

(1) Henoch. Ueber den Typhus abdominalis der Kinderalters (Charité
Annalen. Berlin, 1877, p. 540).

(2) Steinhal. Zur Alalie bei Typhus. (Berlin Klin. Wochenschrift,
1876, p. 154).

(3) Murchison. La fièvre typhoïde, édit. française, p. 173.

lement séro-purulent par les conduits auditifs; la paralysie des extrémités supérieures se dissipa quelques jours après.

Friedrich a également observé deux cas d'alalie qu'il avait indiqués à tort, dit-il, dans un ouvrage sur la fièvre typhoïde des enfants comme des cas d'aphasie.

Chez le premier malade, un garçon de 9 ans, l'alalie apparut dans la 3e semaine. Elle avait été précédée de quelques symptòmes spinaux : raideur des muscles fléchisseurs des extrémités, renversement de la tête sur la nuque, impossibilité de tirer la langue.

Chez le second, une petite fille de 11 ans, le trouble de la parole se manifesta dans la 2e semaine. Les deux malades guérirent.

Il est bien difficile, de déterminer avec aussi peu de renseignements, quelle était exactement la nature des accidents, aphasie ou alalie. Cependant on doit remarquer dans la 1re observation de Boucher, citée par Trousseau, que la difficulté avec laquelle le malade prononçait le mot « non » seul conservé, la lenteur avec laquelle il articulait les mots dont il recouvrait l'usage au moment de la guérison, appartiennent, plus, à un trouble de nature mécanique, qu'à un trouble de nature intellectuelle du langage.

Quoi qu'il en soit, la fréquence des troubles de ce genre chez les enfants n'en reste pas moins établie. Ainsi qu'on l'a vu, ces troubles sont passagers ; Weisse, de Saint-Pétersbourg, dit qu'ils comportent un pronostic favorable.

À quelle cause faut-il attribuer leur fréquence chez l'enfant, leur rareté chez l'adulte? Peut-être, faut-il voir là une preuve de plus de la facilité avec laquelle les maladies des enfants provoquent des symptòmes encéphaliques? L'aphasie donnerait la note cérébrale des accidents paralytiques de la fièvre typhoïde, comme les convulsions la donnent

en tant d'autres circonstances chez les petits malades.
C'est là une hypothèse qui peut permettre tout au moins
de mieux comprendre une coïncidence, au premier abord,
singulière.

Tous les troubles paralytiques que nous venons de
passer en revue rapidement ont une tendance naturelle à
la guérison; la paraplégie, l'hémiplégie, l'aphasie, les paralysies localisées et limitées disparaissent généralement
après un temps variable de quelques mois à quelques semaines.

Tous ces troubles sont sous la dépendance de lésions
du système nerveux encore mal connues, mais relevant directement de la fièvre typhoïde ; il n'en est pas tout à fait
de même dans une série de faits qu'il nous reste à signaler.

Dans ces cas, la fièvre typhoïde n'est pas la cause première des accidents paralytiques, elle n'en est que la cause
occasionnelle; elle met en jeu une prédisposition antérieure
qu'elle réveille ou dont elle éveille la première manifestation.
Le cas suivant, cité par Trousseau, est très démonstratif à
ce point de vue, il s'agit d'une paraplégie hystérique provo-
quée par une fièvre typhoïde.

Obs. XXXVI *bis*. — Paraplégie hystérique dans la convalescence
d'une fièvre typhoïde. (Trousseau, *Clinique*, 4° édit., t. I, p. 359.

Une jeune fille d'une douzaine d'années est atteinte d'une fièvre
putride grave ; dans la convalescence elle est dans l'impossibilité
de marcher. Le médecin ayant recommandé l'exercice en plein air,
on promène la malade dans une petite voiture, et les accidents persistant on l'emmène à la campagne. La situation ne s'améliorait
pas lorsqu'un jour qu'on avait enfermé par mégarde l'enfant dans
sa chambre en en retirant la clef, on fut surpris au retour de trouver la porte ouverte et la malade debout ayant marché pour se dé-
livrer elle-même. Les parents crièrent au miracle ; malheureuse-

ment le miracle ne fut pas complet, car la paralysie se reproduisit dès le lendemain, et aujourd'hui, d'après les renseignements donnés au médecin qui m'a raconté ce fait, la malade ne marche toujours pas.

Assurément, dit Trousseau, il ne s'agit pas ici d'une de ces paralysies consécutives a la fièvre putride, celles-ci ne cessent pas aussi brusquement, et quand elles ont cessé elles ne reparaissent pas avec une aussi grande rapidité. Sans avoir vu la malade, je crois pouvoir dire que l'on a eu affaire à une de ces paralysies qui surviennent chez les hystériques, etc.

Chez d'autres malades la susceptilité particulière développée par la fièvre typhoïde se manifeste à l'occasion d'une maladie souvent très légère, survenue pendant la convalescence, comme dans l'observation suivante :

Obs. **XXXVII**. — Fièvre typhoïde, angine légère, paralysie du voile du palais. Emploi de l'électricité. Guérison rapide. — *Obs. VIII de la thèse de Maingault. De la paralysie du voile du palais.*

C... (Clément), 12 ans, entre le 10 mai, dans le service de Blache, pour une fièvre typhoïde datant de huit jours ; la maladie suit son cours ne présentant rien de particulier, et le petit malade entre en convalescence, lorsque tout à coup, le 8 juin, la fièvre reparaît ; pouls à 108 et 112, peau chaude, langue sale et chargée d'un enduit épais, jaunâtre ; les amygdales, le voile du palais et les piliers sont rouges, enflammés ; la déglutition est difficile, douloureuse ; les ganglions sous-maxillaires sont gonflés ; céphalalgie frontale assez vive.

Au bout de quelques jours, l'angine a complètement disparu, lorsque le 20 (douze jours après le début de l'angine), l'enfant ne peut avaler sans que les boissons lui sortent par le nez ; en même temps, la voix est fortement nasonnée ; le voile du palais, les piliers, les amygdales sont d'un rouge peu marqué ; le voile présente un diamètre vertical considérable, la luette est pendante ; au toucher on ne sent aucune résistance sous le doigt, la titillation de la luette ne détermine pas de nausées, on pique le voile, les piliers, sans causer aucune douleur ; il y a impossibilité de souffler et d'éteindre une bougie enflammée : si on dit au malade de sucer son doigt, il n'y peut parvenir.

Pendant trois jours on lui touche les organes malades avec l'acide chlorhydrique étendu d'eau, mais sans amélioration. Le quatrième jour on pratique l'électrisation, trois jours après le voile du palais a recouvré presque complète son intégrité fonctionnelle.

L'enfant sort guéri le 5 juillet ; la paralysie a duré plus d'une semaine.

Enfin la fièvre typhoïde, peut, par l'intensité de ses déterminations organiques, être la cause de lésions systématiques de la moelle et de l'encéphale, produisant des troubles paralytiques étendus ou localisés, passagers, durables ou définitifs.

Ebstein a trouvé, chez un typhique qui avait presenté des phénomènes ataxiques et de l'aphasie, des foyers scléreux disséminés dans la moelle allongée et en particulier dans le noyau de l'hypoglosse. M. Calmette a publié l'année dernière une observation analogue (1).

L'observation suivante se rapproche naturellement de ces faits ; elle se rapporte à une femme chez laquelle les premiers signes d'une sclérose en plaques apparurent pendant la convalescence d'une fièvre typhoïde.

Obs. XXXVIII.—Sclérose en plaques consécutive à une fièvre typhoïde. Fiévre typhoïde longue et sévère, dans le service de M. Peter. Exeat sur le Vésinet. Cinq mois après, rentrée à la Pitié dans le service de M. Brouardel avec les symptômes d'une sclérose en plaques commençante. (*Observation communiquée par A. Chauffard, int. des hôp.*).

Boinard (Françoise), âgée de 28 ans, entre le 30 septembre 1879 dans le service de M. le D⁰ Brouardel, au n° 37 de la salle Sainte-Claire.

(1) Revue des sc. méd , 5° année, t. **X**, p. 322.

Jusqu'au commencement de l'année 1879 elle s'était, dit-elle, toujours bien portée. Le 31 janvier, elle entre dans le service de M. le Dr Peter pour une métrite avec rétroflexion. Au bout de quinze jours environ, elle est prise d'une fièvre typhoïde, longue, suivie d'un grand épuisement et de vomissements rebelles. La convalescence se fait lentement, et ce n'est qu'au bout de trois mois que la malade peut se lever. Elle se plaint alors de vives douleurs en ceinture et d'une grande faiblesse, surtout dans le membre inférieur gauche. Envoyée le 13 août au Vésinet, elle est bientôt obligée d'entrer à l'infirmerie, et le 30 septembre reprend un lit a la Pitié.

Son état depuis s'est lentement aggravé, et, actuellement, 1er février 1880, elle présente les symptômes suivants :

La face est pâle, amaigrie, tirée ; la parole lente et mesurée, la voix faible. En outre, la mémoire a diminué, et de vives douleurs de tête reviennent par intervalles. Les pupilles sont égales, contractiles ; la vision normale. Pas de nystagmus.

La marche est très difficile. La malade ne peut avancer que les yeux fixés sur le sol ; ses jambes sont raides et à peine, à chaque pas, se soulèvent-elles tout d'une pièce. La notion de résistance du sol a disparu, et il semble à la malade qu'elle marche sur du coton. Épilepsie spinale double, avec exagération des réflexes tendineux. Les mains restent immobiles au repos ; elles sont, dans les mouvements volontaires, agitées d'un tremblement rhythmique peu étendu qui, cependant, permet encore la prise des aliments et des boissons.

Pas d'anesthésie proprement dite, mais retard et diminution des sensibilités, au niveau des deux jambes et de la plante des pieds. Enfin, la malade se plaint d'éprouver un engourdissement pénible des membres inférieurs, des douleurs vagues au niveau des articulations, ou en ceinture, et serrant la taille comme dans un étau.

La faiblesse est extrême ; l'appétit perdu. Submatité sous la clavicule gauche, avec expiration prolongée et légèrement soufflante.

Les faits du genre de celui-ci ne sont point exceptionnels et il y a longtemps déjà, que M. Charcot a noté la filiation

qui unissait certains tremblements passagers ou définitifs
aux maladies aiguës, et montré, que celles-ci avaient beaucoup à voir dans l'étiologie de certaines affections cérébro-
spinales.

Ces tremblements sont parfois si bien associés à du nystagmus et à des troubles de la parole, ou bien à des mouvements *d'émiettement du pain* et de propulsion, qu'ils revêtent, de tous points, la physionomie de la sclérose en plaques
et de la maladie de Parkinson, et cela, pour la raison bien
simple, qu'à un processus anatomo-pathologique semblable,
doit rimer une symptomatologie commune. La seule différence existant entre ces tremblements postyphoïdes et la
sclérose en plaques classique, c'est que, dans le premier
cas, les altérations nerveuses paraissent, à en juger par la
marche de choses, superficielles et passagères, tandis que,
dans le second, elles sont profondes et persistantes. On
trouvera dans Westphal (1) et dans le remarquable mémoire de M. Clément (2) des exemples très nets de ces
tremblements qui dénotent une fois de plus combien variable peut être, dans ses formes, le desarroi jeté, par certaines
fièvres typhoïdes, dans le fonctionnement du système cérébro-spinal.

Les troubles paralytiques si variés, si divers à tant d'é-
gards que nous venons de passer en revue ne peuvent que
bien difficilement être réunis dans une vue d'ensemble.

Les paralysies dans la fièvre typhoïde peuvent apparaître dès les premiers temps de la maladie, pendant sa période l'invasion ou sa période d'état. Nous avons cité plu-

(1) Ueber eine affection de Nerven systems nach Typhus. (Arch.
für Psych., 1872.)
(2) Des tremblements consécutifs aux maladies aiguës. Lyon, 1877.

sieurs observations montrant que des accidents divers peuvent se produire dans ces conditions, mais ce sont là des faits exceptionnels. Le plus souvent, c'est au déclin de la maladie ou au commencement de la convalescence que les symptômes paralytiques se produisent. Il semble même que la susceptibilité particulière créée par la maladie subsiste assez longtemps comme le montrent les cas dans lesquels l'akinésie s'est développée un certain temps après la fin de la dot, hiénentériesous l'influence d'une affection intercurrente des plus légères.

Les paralysies peuvent donc exister à toutes les époques de la maladie, mais celles de convalescence sont les plus nombreuses.

Parmi toutes ces paralysies, les unes tiennent soit à l'exagération d'un symptôme démesurément grossi, soit à une complication telle que l'œdème ou la thrombose veineuse ; ce sont là de véritables accidents le plus souvent passagers. Les autres, au contraire, survenant à la fin des fièvres adynamiques et prolongées sont plutôt la conséquence de l'adultération générale et profonde de l'organisme.

Trousseau remarque que « ce n'est pas, indifféremment, que se développent les symptômes spinaux de la dothiénentérie, c'est chez les enfants, chez les jeunes femmes, chez les individus anémiés, dit-il, que la moelle épinière paraît surtout disposée à être gravement frappée par la maladie, » (1) de même aussi, c'est surtout dans la convalescence des fièvres a forme grave que se produisent les lésions médullaires qui amènent probablement la paralysie.

Celle-ci débute très-généralement par les membres inférieurs, elle peut s'étendre aux membres supérieurs et à

______

(1) Trousseau. Clinique médicale, 4ᵉ édit., t. I, p. 333.

presque tous les muscles, mais elle conserve le plus souvent, au moins dans une certaine mesure, la forme paraplégique. Nothnagel, après avoir déclaré que l'on peut
trouver des paralysies dues au typhus abdominal dans le
domaine de tous les nerfs, déclare que la paraplégie est
l'accident le plus fréquent.

Cette paraplégie est en général d'assez courte durée, elle
se développe rapidement ou même subitement, persiste
quelques semaines, puis disparaît graduellement au bout
de quelques mois. Suivant Cormack elle présente avec la
paralysie diphthéritique, un point de ressemblance et un
point de dissemblance : le premier a trait à sa tendance
assez habituelle à la guérison, le second consiste en ce fait,
que, quand la paralysie typhoïde s'étend, elle prend exceptionnellement le voile du palais.

La paralysie dothiénentérique peut revêtir la forme
hémiplégique, et chez les enfants en particulier la forme
aphasique. Dans ce cas encore les accidents sont en général passagers et suivis d'une restitution complète.

MM. Hardy et Béhier, après avoir noté les différents
troubles paralytiques qui signalent la convalescence de la
fièvre typhoïde, en rapprochent la paralysie vésicale qui
existe si souvent pendant le courant de la maladie : « A
côté de ces troubles de la motilité, disent-ils, nous rappel-
lerons encore l'incontinence d'urine qui se prolonge quelquefois assez longtemps et qui semble due à la faiblesse
du col de la vessie, comme cela à lieu, en santé, chez les
jeunes enfants qui urinent sans le sentir pendant le sommeil. » (1)

La fièvre typhoïde semble en effet avoir une prédilection
particulière pour la vessie. On sait combien la rétention

(1) Hardy et Béhier. Path. int., t. IV, p. 110.

d'urine est fréquente pendant la période d'état. Au moment de la convalescence nous trouvons la paralysie vésicale, soit isolée, soit liée à d'autres accidents. En effet, dans presque toutes les observations de paralysies généralisées de paraplégie et même l'hémiplégie consécutive à la fièvre typhoïde, on note des troubles importants de ce côté. Dans la diphthérie, au contraire, alors même qu'il y a paralysie complète des membres inférièurs, les fonctions de la vessie s'exécutent presque toujours régulièrement. Cette différence nous a paru des plus remarquables alors surtout, qu'à tant d'autres points de vue, les accidents provoqués par les deux maladies peuvent se ressembler.

A en juger par la symptomatologie (sans vouloir entrer dans l'étude de la physiologie pathologique de ces paralysies qui sera étudiée plus loin) on peut prévoir combien multiples sont les lésions paralysigènes de la fièvre typhoïde, puisque les akinésies paraissent relever non seulement de troubles spinaux et cérébraux, mais encore de lésions des nerfs, l'existence d'une névrite paraissant seule pouvoir fournir la raison d'une localisation étroite de la paralysie. Dans ces faits beaucoup plus rares, le pronostic est nécessairement assez défavorable, la paralysie et l'atrophie musculaire persistent indéfiniment ou ne se modifient que d'une façon incomplète, ainsi qu'il arrive à la suite des lésions de ce genre. Les deux cas que nous avons cités sont tout à fait démonstratifs à ce point de vue.

Parlant des paralysies consécutives à la fièvre typhoïde, M. Jaccoud s'exprime ainsi : « lorsque la convalescence est assez avancée pour que le malade commence à quitter le lit, on constate, dans quelques cas, l'existence de paralysies partielles dont l'origine n'est pas toujours la même. Lorsqu'elles affectent la forme de paraplégie, ce qui est le cas ordinaire, elles sont imputables ou à une congestion pas-

sive ou à l'infiltration œdémateuse de la moelle et de ses
membranes, ou bien encore à l'épuisement persistant des
organes d'innervation ; mais, dans d'autres circonstances
l'inertie motrice n'a pas de distribution régulière, elle ne
porte que sur certains muscles et il convient d'y voir l'effet
d'une altération des muscles, eux-mêmes, d'une véritable
myosite. Celle-ci débute dans le cours même du typhus et
avant de produire la dégénérescence qui cause l'akinésie
de la convalescence, elle s'est traduite par des douleurs,
de la raideur ou du tremblement. Il est tout à fait exceptionnel que ces désordres de la motilité persistent à un
degré quelconque. »

Hardy et Behier rangent également ces amyotrophies,
parmi les accidents paralytiques de la dothiénentérie :
« Un autre accident non moins grave, disent-ils, observé
pendant la convalescence de la fièvre typhoïde est cette
paralysie qui a été désignée par M. le professeur Gubler
sous le nom d'amyotrophique, et qui semble liée à l'altération musculaire décrite par Zenker. » (1)

L'amyotrophie doit en effet être rangée parmi les conse-
quences *directes* de la maladie, en ce sens qu'elle semblerait, dans certains cas, pouvoir survenir indépendamment
de lésions du système nerveux. La faiblesse, la paralysie
musculaire dépendrait alors non plus du défaut d'incitation des muscles, mais de la diminution de leurs masses
et des altérations de leurs fibres.

Ainsi, à côté des paralysies d'origine centrale, médullaire et cérébrale, à côté des paralysies dues à une inflammation du conducteur à une névrite, se placeraient des
impotences fonctionnelles dues à une altération directe du
muscle. La fièvre typhoïde pourrait amener la paralysie

(1) Hardy et Béhier. Path. int., t. IV, p. 110.

par trois procédés différents, suivant qu'elle porterait son action sur l'un des trois organes nécessaires à la production du mouvement : inutile de rappeler ici, que pour importantes que puissent être, parfois, les lésions musculaires primitives, elles jouent dans les paralysies des maladies aiguës un rôle effacé, les perversions motrices ressortissant surtout aux troubles fonctionnels ou nutritifs des centres ou des conducteurs nerveux.

FIÈVRE PÉTÉCHIALE. — TYPHUS DES ARMÉES. — FIÈVRE RÉCURRENTE OU A RECHUTES.

Dans chacune de ces maladies, qui ont plus d'une connexion avec la fièvre typhoïde, les paralysies ont été notées. Des observations empruntées soit à Murchison, soit à Griesinger, soit aux médecins de l'armée, soit à Rose Cormak, prouvent, que, dans toutes ces affections, les paralysies ont offert, aussi bien dans leur forme que dans leurs allures, toutes les particularités que nous avons décrites à propos de la fièvre typhoïde. Les paralysies se sont présentées étendues ou partielles, ont porté sur la motilité, sur la sensibilité, ont fréquemment intéressé la vessie et se sont portées enfin assez souvent sur les sens : amaurose, surdité, etc. Comme dernier trait de ressemblance avec les paralysies de la fièvre typhoïde, ces akinésies sont d'ordinaire passagères.

DYSENTÉRIE AIGUE.

Au dire de Barrallier (1), les paralysies dysentériques sont rares, et, de fait, la littérature médicale est peu riche de bonnes observations.

(1) Article Dysentérie. Diction. de médecine pratique, t. XI.

Nos connaissances étiologiques manquent également de précision : tout ce qu'on peut dire, c'est que les paralysies dysentériques succèdent de préférence aux formes graves, qu'elles apparaissent parfois à la période d'acuité de la maladie, le plus souvent, pendant la convalescence alors que les phénomènes intestinaux ont disparu ; ce sont là des notions que nous devons, on se le rappelle, à Zimmermann et à Sauvages.

Le début de ces paralysies est en général insidieux, et, détail important pour la physiologie pathologique, les troubles moteurs sont, d'ordinaire, mêlés à des troubles de la sensibilité.

Parfois, dans les cas les plus légers, la paralysie reste localisée à un organe, à celui qui vient d'être le plus profondément lésé par la maladie, au rectum : d'ordinaire, quand la paralysie tend à diffuser, c'est du rectum qu'elle semble partir. N'y a-t-il pas là quelques analogies, avec ce qui se passe dans les formes les plus habituelles des paralysies diphthéritiques dans lesquelles la paralysie part du voile du palais ?

A en croire les descriptions de Fabricius, de Zimmermann et de Sauvages, les paralysies dysentériques pourraient occuper les muscles de la langue, des lèvres et pourraient même frapper les membres d'une façon alterne ? Ces formes singulières doivent nous paraître d'autant plus suspectes que, de nos jours, elles sont restées sans analogues. L'espèce la plus commune, la mieux étudiée est la paralysie des membres inférieurs : celle-ci est d'abord incomplète et s'accompagne de fourmillements dans les membres, d'hyperesthésie cutanée, de douleurs aiguës irradiées sur le trajet des nerfs ; puis, la paralysie motrice s'accentue, devient absolue en même temps que les phénomènes dou-

loureux sont remplacés par un anesthésie et une analgésie parfois absolue.

Ce sont là autant de symptòmes qui, *à priori*, déposent
contre la pathogénie que Graves et Brown-Séquard avaient
admise pour les paralysies dysentériques dont ils faisaient
un type de paralysies réflexes.

Tous les caractères ordinaires à la paralysie dysenté-
que : début lent avec perversions sensitives, avec possibilité
d'atrophie musculaire, marche progressive, tous ces caractères, peu en rapport avec l'allure des troubles purement
fonctionnels, semblent bien indiquer que la moelle épinière est en cause. C'est à cette pathogénie que se rattachent
les auteurs contemporains, M. Damaschino (1), entre
autres, qui rappelle, à ce titre, qu'un des faits qu'il a
rapportés avec M. H. Roger, dans son travail sur la paralysie spinale infantile, avait trait précisément à un enfant
affecté de dysentérie.

Les altérations de la moelle, suspectées au nom de la clinique, ont été vues dans un cas par Delioux de Savignac (2)
(il est vrai qu'il s'agissait d'une dysentérie chronique),
chez un homme qui avait succombé à une paralysie à marche progressive ; l'autopsie révéla un ramollissement des
renflements cervical et lombaire.

Tout, dans l'histoire des paralysies dysentériques, dépose donc en faveur des troubles fonctionnels et surtout
nutritifs de la moelle, dans la genèse desquels peuvent
entrer, d'abord, les conditions générales d'une maladie
grave et aigüe au premier chef comme la dysentérie, ensuite
l'irritation intensive et prolongée de la muqueuse intestinale. On sait, que, c'est en se fondant sur cette dernière con-

(1) Loco citato. Dysentérie aiguë, p. 819.
(2) Union médicale, 3ᵉ série, t. III.

sidération, que Leyden (1) professe que la pathogénie des paralysies dysentériques doit être demandée à des processus de névrite ascendante, manière de voir qui a pour elle certains faits expérimentaux, mais qui, jusqu'à présent, a toujours manqué du contrôle anatomique direct.

Jusqu'à plus ample informé, en l'absence d'autopsies, à ne s'en tenir qu'aux données cliniques, les paralysies dysentériques semblent n'être qu'incomplètement justiciables de la théorie des actions réflexes et de la théorie de la névrite migrans, elles semblent plutôt relever de procédés myélitiques : c'est en faveur de cette pathogénie que déposent nettement la forme et l'allure des symptômes dans l'observation recueillie par M. Moutard-Martin dans le service de Chomel.

Il est expressément noté, dans cette observation, que le malade présenta, d'abord, des douleurs aiguës dans la jambe gauche et une analgésie complète; plus tard, il éprouva une faiblesse extrême dans les membres inférieurs. La sensibilité s'améliora rapidement, mais le malade quitta l'hôpital, paralytique.

Un fait encore, qui, par analogie, peut servir à éclairer la pathogénie des paralysies dysentériques, est celui de Feinberg (2), qui, justement pour combattre la théorie des paralysies réflexes, rapporte l'observation d'un malade atteint d'un cancer de l'intestin chez lequel survint une paraplégie : à l'autopsie, on trouva une myélite diffuse. C'est même à propos de cette constatation que Feinberg institua des expériences sur des lapins dont il cautérisait les sciatiques; au bout de quelque temps survenait de la paraplégie

---

(1) Traité clinique des maladies de la moelle épinière, traduct. française, p. 520.

(2) Feinberg. Des paralysies réflexes. (Berlin Klin. Wochensch . 1871 n⁰ 41, 42, 43, 44.)

avec incontinence d'urine, et l'autopsie révélait une myélite plus ou moins étendue.

Nous tenons à rapprocher, de l'autopsie faite par Feinberg, l'observation complète de A. Hoffmann, d'autant plus
intéressante que, dans ce cas, comme dans le précédent, la
paralysie avait été diagnostiquée réflexe.

**OBS. XXXIX. — Paralysie réflexe ? dans un cas d'ulcération du gros
intestin. Autopsie, par A. Hoffmann, de Dorpat (1).**

Un soldat, qui souffrait depuis longtemps de symptômes dysentériques, éprouve, dans la région sacrée, des douleurs qui s'irra-
dient surtout dans la jambe gauche. Douleur à la pression le long
de la colonne vertébrale, depuis la onzième vertèbre dorsale.

Crampes subites dans la jambe gauche, puis paralysie et anesthésie complètes.

Quelques jours plus tard, paralysie complète et anesthésie de la
jambe droite.

Incontinence des urines et des matières fécales.

Augmentation des réflexes, et réaction faradique conservée des
deux côtés. Plus de réflexes patellaires.

Décubitus aigu. Mort.

Autopsie. Ulcérations du cæcum et du colon.

Diphthérie des voies urinaires, abcès du rein ; thrombose de la
veine émulgente gauche.

Foyer de myélite entre la septième et la dixième vertèbre dorsale.

Pas d'altération du plexus lombaire gauche.

L'auteur trouve la cause de cette myélite dans l'entérite chronique, et une inflammation propagée le long des racines postérieures dans la moelle, quoique les traces de cette inflammation ne
puissent pas être constatées histologiquement.

Dans quelques cas rares, la paralysie dysentérique peut

(1) Centralblatt für Nervenheilkunde, Psychiatrie und gericht lich
Psychopathologie, 1879, p. 254.

prendre l'allure d'une paralysie progressive, et c'est probablement à cette forme rappelant, par plusieurs côtés, la paralysie ascendante, que doivent être rattachées ces paralysies dysentériques, si singulières, dont Fabricius et Zimmermann nous ont transmis la description. Dans ce groupe de paralysies dysenteriques diffuses, paraît devoir rentrer l'observation suivante de sir John Rose Cormack (1).

Il s'agit d'un malade qui, à la suite d'une dysentérie datant de plusieurs semaine, était tombé dans un état de débilité excessive : les selles étaient diarrhéiques et ne contenaient plus de sang. La vessie fut d'abord frappé d'inertie et la miction ne put se faire qu'à l'aide du cathéter; puis survint une paralysie partielle des membres inférieurs, la face, la langue, l'œsophage, conservaient leur intégrité motrice ; l'intelligence était indemne. Les urines étaient rares et faiblement albumineuses, le pouls à 10, faible, irrégulier, avec des intermittences. Par moments survenaient des accès de dyspnée. Au bout de quelques jours, la prostration et la faiblesse allèrent en augmentant, et la maladie se termina par une mort rapide et presque soudaine.

ENTÉRITES. — DIARRHÉES.

De la dysentérie doivent être rapprochées les paralysies observées parfois dans les diarrhées simples et dans les catarrhes intestinaux, pour peu qu'ils soient intenses. E. Baudin (2) a rapporté, dans sa thèse, une observation très démonstrative à cet égard. Il s'agit d'un malade, qui, à la suite d'une diarrhée rebelle, atteint depuis cinq mois d'une paraplégie presque complète, fut guéri de ses accidents spinaux en même temps que de son catarrhe intestinal.

(1) Clinical Studies, by sir J. R. Cormack. London, 1876, p. 370. vol. II.
(2) Des causes de la paraplégie. Th, Paris. 1858.

Pareils faits ont été signalés par Graves, Romberg, Leyden et Hervier (1), de Rive-de-Gier ; les observations rapportées par ce dernier sont d'autant plus importantes qu'elles ont trait à des paralysies consécutives à l'emploi intempestif de drastiques.

Un exemple intéressant de paralysie généralisée *diarrhéique* est le suivant, qui, récemment observé dans le service de M. Potain, a fourni au professeur de Necker l'occasion de faire une leçon (2) sur les paralysies dans les maladies de l'appareil digestif. Dans cette leçon, M. Potain a établi la filiation étroite, chez sa malade, du catarrhe intestinal et de la paralysie, après avoir pris soin de démontrer qu'il ne pouvait, dans l'espèce, s'agir d'accidents hystériques.

Obs. XL. — Paralysie consécutive à un catarrhe aigu de l'intestin. Début lent et marche progressive de la paralysie qui se généralise. Disparition des troubles paralytiques et de la diarrhée. Retour momentané de la diarrhée à la suite d'écarts de régime ; réapparition de la paralysie ; contracture des extrémités. Traitement et régime. Guérison complète. (Observ. par le Dr Barié, chef de clinique de la Faculté).

La nommée B... (Marie), lingère, âgée de 16 ans, entre le 8 janvier 1880, à la clinique médicale de l'hôpital Necker, service de M. le professeur Potain, salle Sainte-Adélaïde, n. 1. Cette jeune fille est placée dans un orphelinat depuis huit mois (sa mère est morte d'une affection cancéreuse, après plusieurs années de maladie, et son père a été enlevé subitement par une attaque d'apoplexie) ; à partir de cette époque, les règles se sont arrêtées complètement, et n'ont reparu que depuis deux mois, encore la dernière époque a-t-elle duré quelques heures à peine. Depuis son admission dans le pensionnat, la santé de cette jeune fille s'est un peu

(1) Bulletin de thérapeutique, 1862.
(2) Journal des Connaissances médicales, février 1880, p. 57.

altérée, ce qu'on peut expliquer, d'ailleurs, par le changement
d'habitude, le profond chagrin causé par la mort de ses parents, et
aussi par le régime alimentaire insuffisant auquel elle est soumise.
Jusqu'au mois de mai 1879, Marie B... n'avait eu d'autre maladie
qu'une fièvre typhoïde, survenue à l'âge de 14 ans, et qui n'avait
laissé après elle aucun reliquat fâcheux. J'ajouterai qu'elle n'est
aucunement névropathe, et que, pas plus dans l'état actuel, que dans
ses antécédents on ne trouve trace d'accidents pouvant être rapportés à l'hystérie.

Depuis un mois, la malade a été prise d'une diarrhée fréquente
et très abondante : le nombre des selles s'élevait de 8 à 12 environ pendant les vingt-quatre heures ; les matières, très limpides,
étaient de coloration jaunâtre, et n'ont jamais renfermé de sang, de
raclures de boyau, ou toute autre substance de nature dysentérique.
En même temps que la diarrhée, survinrent des vomissements fréquents de liquide aqueux, teinté de bile. Leur durée fut d'une dizaine de jours environ ; quant à la diarrhée, elle a persisté pendant
près d'un mois, et elle dure encore au moment de l'entrée de la
malade à la clinique de Necker, mais des accidents d'un nouveau genre ne tardèrent pas à se montrer.

Depuis dix jours environ, la malade s'aperçut qu'elle ne *pouvait
plus maintenir sa tête ;* lorsqu'elle s'asseyait ou se penchait en
avant, la tête restait fléchie sur le tronc, et retombait en arrière
comme une masse, lorsque la malade s'étendait dans le décubitus
dorsal. En même temps la motilité s'affaiblissait de plus en plus
dans les membres supérieurs, ainsi que dans les membres abdominaux ; c'est dans de pareilles conditions que la malade fut admise
à l'hôpital.

A l'entrée, nous constatons que la malade est dans un état de
faiblesse extrême, l'ensemble rappelle celui des cholériques à la
période de réaction : le facies présente une coloration rouge-foncé
très accusée, les yeux très profondément excavés sont bordés d'un
cercle noirâtre ; cyanose légère et refroidissement des extrémités,
pouls petit, misérable, battant 92 à la minute, voix cassée, presque éteinte ; le sang est très concentré comme dans le choléra ; la
numération indique 5,624,000 hématies, 15,480 leucocytes.

Rien à noter du côté du cœur et des poumons, pas de souffle dans
les vaisseaux du cou ; température axillaire, 36,8. *Paralysie complète des muscles de la nuque,* la tête s'étendant ou restant flé-

chie sur le tronc, suivant les mouvements de la malade; *parésie des quatre membres*, surtout marquée aux membres inférieurs, qu'on pourrait considérer comme frappés d'une véritable *paraplégie*, car les mouvements sont presque entièrement abolis, la malade ne saurait faire un pas, ni même rester debout, et c'est à peine s'il lui est possible d'écarter légèrement les jambes en les glissant sur le plan du lit. Pour les membres supérieurs, la motilité est moins profondément touchée, quelques légers mouvements d'élévation totale du membre sont encore possibles, mais la force musculaire est nulle, elle accuse au dynamomètre : 4 kilog. de la main droite, 2 kilog. de la main gauche.

Les muscles paralysés répondent médiocrement à l'*excitation électrique*, et la faradisation, même avec un courant faible, provoque des phénomènes douloureux.

La *sensibilité* n'est pas moins profondément altérée ; ses troubles portent exclusivement sur les membres supérieurs : anesthésie légère mais surtout analgésie s'étendant, pour le membre droit, depuis l'extrémité des doigts jusqu'au tiers inférieur de l'avant-bras, pour le membre gauche, depuis l'extrémité des doigts jusqu'au quart inférieur du bras. Dans les régions frappées d'analgésie la malade apprécie fort bien de très petites différences de température entre deux objets semblables servant d'exploration, il n'y a donc pas de thermo-anesthésie, mais par contre des températures extrêmes (glace, eau bouillante) ne produisent aucun phénomène douloureux, il y a donc thermo-analgésie. Cette dissociation des troubles de sensibilité, serait un phénomène fréquent, ainsi que le faisait remarquer récemment, dans une leçon clinique, notre maître, M. le professeur Potain.

Ajoutons, pour compléter ce tableau clinique, que la malade a présenté pendant quelques jours, une incontinence d'urine, ce qui semble indiquer un état parétique transitoire de la vessie, paralysie disparue entièrement à l'heure actuelle.

Le lendemain l'état de la malade s'était encore aggravé : les membres inférieurs dans l'extension sont absolument inertes, de plus, les pieds sont dans l'extension forcé sur la jambe, et la pointe légèrement déviée en dehors, attitude qui rappelle celle du pied-bot varus équin; ce n'est pas là une contracture, car le tendon d'Achille ne présente aucune rigidité. Enfin, la malade ne peut plus s'asseoir dans son lit que très difficilement, les muscles qui forment la ceinture abdominale antérieure étant dans un état parétique très manifeste.

On prescrivit des lavements amidonnés et laudanisés, soir et matin, et des bols de thériaque et de diascordium. Sous l'influence de ce traitement, qui fut remplacé quelques jours plus tard par le sulfate de quinine, qui donne parfois de si bons résultats dans les catarrhes chroniques de l'intestin, la diarrhée diminua rapidement et le 20 janvier elle avait complétement disparu.

L'amélioration des troubles paralytiques ne se fit pas attendre : d'abord les deux membres inférieure reprirent peu à peu leur motilité, la nuque cessa d'être paralysée, puis les muscles abdominaux et enfin les membres supérieurs.

Le 26 janvier la malade se lève, marche dans la salle sans difficulté et sans aides, la température centrale qui avait varié entre 36,8 et et 36,4, est revenue à 37,4 ; les selles ont repris leur cours normal, et Marie B... songeait à quitter l'hôpital quand, ayant, malgré toutes recommandations, fait *quelques écarts de régime*, fut le 1er février reprise de diarrhée.

Les accidents paralytiques du début se montrent de nouveau et s'accompagnent, pendant quelques jours, de contractions portant surtout sur les membres supérieurs, rappelant de tous points la contracture essentielle des extrémités. Un traitement approprié, un régime sévère ont eu raison de la diarrhée en quelques jours, et troubles parétiques et contractures ont disparu définitivement.

Ce que nous savons de la variété d'allures et de terminaisons des paralysies dysentériques ou diarrhéiques, montre que ces akinésies ne peuvent guère être comparées entre elles.

Rentrant tantôt (1), dans le cadre des paralysies dites réflexes, tantôt dans celui paralysies consécutives aux maladies aigües, ces complications, en dépit de leurs similitudes étiologiques, ne peuvent être l'objet d'une des-

(1) Vulpian. Leçons sur les maladies du système nerveux, 1877, p. 168.

cription d'ensemble : leur physiologie pathologique sera donnée au chapitre de la pathogénie.

Ce que nous savons de la variabilité de ces formes paralytiques, montre qu'il serait téméraire de vouloir formuler des indications diagnostiques et pronostiques. Tout ce que l'on peut dire, c'est qu'il semble y avoir dans la gravité, l'extensibilité et la fixité des troubles paralytiques, un rapport avec l'intensité et la durée des troubles intestinaux. On doit s'en tenir à cette donnée générale, puisque, en matière de dysentérie, comme en matière de tout autre maladie aigüe, les perversions motrices semblent moins relever de la cause des troubles nutritifs ou fonctionnels paralysigènes, que de la nature, du siège, du nombre et de la forme de ceux-ci.

CHOLÉRA.

Les paralysies sont peu fréquentes dans le choléra : les moins rares sont observées pendant la convalescence.

Parmi les troubles moteurs qui surviennent au début des choléras graves, il est important de signaler quelques paralysies partielles dont les conséquences peuvent être funestes. Nous voulons parler de la paralysie plus ou moins complète du muscle orbiculaire des paupières, que de Graefe (1) rend, en partie, par défaut de clignement, responsable de la sécheresse et de l'opalescence de la cornée qu'il a vu, parfois, provoquer de véritables ulcérations.

Drasche (2) et Griesinger (3) ont cité quelques cas de pa-

(1) D. Graefe. Rech. ophthalm. dans le choléra (Arch. für Ophthalm., t. XII.
(2) Anton. Drasche. Die epidemische cholera (Vienne, 1860).
(3) Griesinger. Traité des maladies infectieuses (Trad. franç., 1877).

ralysie limitée à certains muscles des membres : une particularité intéressante, c'est que les troubles moteurs sont presque toujours mariés à des troubles de la sensibilité, ce qui semblerait indiquer que les phénomènes relèvent ici moins de lésions centrales que de lésions périphériques englobant à la fois les fibres nerveuses sensitives et motrices ?

A côté de ces troubles partiels paraissant ressortir à des altérations périphériques, se voient des symptômes qui prouvent manifestement que la moelle est peut-être le siège des troubles fonctionnels et nutritifs. A cet ordre de faits se rattache l'abolition du pouvoir réflexe sur lequel insiste particulièrement Griesinger (1).

Les paralysies se retrouvent dans la convalescence du choléra avec les mêmes caractères qu'au début. Drasche spécifie que la paralysie est rare, que les paralysies d'ordinaire partielles sont mêlées à des troubles sensitifs.

Le même auteur nous a donné la description des paralysies partielles portant exclusivement et symétriquement sur les muscles des extrémités : des faits analogues ont été produits par M. Jaubert (2) qui signale, entre autres, un cas de paralysie de la main avec anesthésie de la face inférieure des deux derniers doigts.

Si nous ajoutons les deux cas de paralysies péripheriques recueillis par Gubler (3) et plusieurs faits de paralysie des extrémités de Griesinger, nous aurons un ensemble assez complet des paralysies dans le choléra dont l'expression symptomatique, presque toujours identique, permet de penser que l'akinésie relève des troubles fonctionnels

(1) Loco citato.
(2) De la convalescence du choléra. Th. Paris, 1866.
(3) Paralysies périphériques dans le choléra. Un. medicale, 1866.

ou nutritifs dont les nerfs ont été le siège lors du ralentissement et des difficultés des circulations locales à la période algide.

Toutes ces paralysies sont, d'ordinaire, légères et guérissent. Dans quelques cas exceptionnels, les troubles paralytiques ont persisté et se sont même accompagnés d'amyotrophie (1) ; mais ces faits nous paraissent ne rentrer que très indirectement dans l'histoire des akinésies cholériques. Il est très probable que ces cas ont trait à des coïncidences ou à des réveils de lésions profondes du **système nerveux** et qu'ils ont plus d'une analogie avec les observations de MM. Tholozan (2) et Potain (3), dans lesquelles, le premier trouva, à l'autopsie, un ramollissement de la moelle cervicale et le second une lésion des pyramides du bulbe.

GRIPPE.

C'est plutôt un anéantissement général que des paralysies proprement dites qu'on observe dans la grippe ; ici, la diffusion même des troubles paralytiques semble témoigner de l'imprégnation de l'économie tout entière par le poison tellurique auquel paraît imputable toute la symptomatologie de l'influenza. La prostration caractéristique de la grippe, dans certaines épidémies au moins, jointe aux douleurs dans les membres, dans le dos et dans tout le rachis, semble indiquer que le poison morbide a touché le système nerveux tout entier. Cette physionomie spéciale de la grippe est importante à connaître, surtout au

(1) Friedberg. Pathologie und therapie der Muskellahm.— Laveran, Diction. encyclop. des sciences médic., t. XVI.
(2) In Gazet. hebdom., Paris, 1871.
(3) Bullet. Soc. méd. des hôp., 1867.

point de vue du diagnostic, car la rachialgie, écrit M. Villemin (1), jointe à l'affaiblissement musculaire si général et si prononcé, « pourrait facilement en imposer pour une maladie de la moelle épinière : la prostration, en effet, est parfois telle, dit M. Landouzy (Mémoire sur la grippe, 1887), que les malades, quoique avec les apparences de la santé, sont obligés de se faire porter, étant dans l'impossibilité de se soutenir sur leurs jambes. quelquefois même, ajoute-t-il, nous avons vu les bras retomber spontanément comme paralysés, et les mouvements des mains être impossibles ou mal assurés. »

FIÈVRE INTERMITTENTE.

Les paralysies des fièvres intermittentes ont des allures variables ; tantôt elles font vraiment cortège à l'accès, elles apparaissent avec l'accès et cessent avec lui ; tantôt elles prennent tellement le pas sur les éléments du syndrome paludéen qu'elles constituent, pour ainsi dire, à elles seules toute la maladie (fièvre pernicieuse paralytique) ; tantôt enfin, elles perdent leurs allures brusques et soudaines, elles ne constituent plus des paralysies de la fièvre d'accès ; elles apparaissent chez de vieux paludéens en proie à la cachexie maremmatique et sont le résultat de lésions complexes dont l'étude ne ressortit pas à notre sujet.

Nous avons dit déjà que la subordination des paralysies à l'impaludisme avait été anciennement notée, et nous avons rappelé que Torti avait même introduit dans sa classification des fièvres pernicieuses la forme hémiplégique.

Mais, si la constatation de paralysies paludéennes date

(1) Villemin, Art. Rachialgie. Dict. encyclopédique, 4e série, t. I, p. 403.

de loin, leur interprétation et leur étude physiologique n'a
été essayée que dans ces dernières années ; le premier travail important à ce point de vue est celui d'un médecin
militaire, le Dr Ouradou (1), qui décrivit deux formes de
paralysies paludéennes :

1° Celles qui surviennent à la suite d'accès pernicieux ;

2° Celles qui se produisent lentement chez les malades
cachectiques.

Gubler fit, à tort, de toutes ces paralysies des conséquences de la cachexie palustre : cette doctrine fut bientôt
combattue au nom de la mélanémie par les travaux de
Planer et de Frerichs. Récemment, la question a été étudiée à nouveau dans un remarquable mémoire de Grasset (2)
et dans une bonne thèse du Dr Vincent (3).

La classification que nous avons adoptée est bien réelle,
et pour prouver qu'elle repose sur une observation exacte,
nous allons donner quelques-uns des faits sur lesquels
elle s'appuie. — Le nombre de ces observations est aujour-
d'hui considérable, on en trouve dans les recueils français,
allemands et italiens. (Voir Macario, Gazette méd., n° 6.
1857 ; Desguin, Ann, soc. méd., Anvers, 1869 (fièvre pernicieuse aphasique) ; Boisseau, aphasie transitoire liée à
des accès de fièvre (Gazette hebd., 1871) ; Mancini, Febbre
intermitt. comitata d'afasia atassica (Lo Sperimentale,
1873.)

Multiplier le nombre de ces observations serait facile,
mais nous croyons faire œuvre plus utile en donnant quelques faits rigoureusement observés pris comme types.

(1) Des paralysies dans la fièvre intermittente. Th. doctor. Paris,
1851.

(2) Montpellier médical, 1876, p. 311.

(3) Des paralysies dans la fièvre intermittente et de leur pathogénie.
Th Montpellier, 1878.

1er Groupe. — *Des paralysies qui surviennent dans le cours des accès simples de la fièvre intermittente.*

OBSERVATION XLI.

Aphasie et paralysie des fléchisseurs de la main pendant un accès de fièvre intermittente.

OBS. I de la thèse de Vincent.

(Hôpital civil d'Alger. Clinique médicale.)

Jean P..., cocher, âgé de 38 ans. a eu en 1870, à Magenta, province d'Oran, des accès de fièvre intermittente à type quotidien ; ces accès se sont reproduits à l'Oued-Zer en 1874. La fièvre, conservant toujours le type quotidien, reparaît en 1876, et le malade est contraint d'entrer à l'hôpital le 3 octobre. Les accès sont bientôt coupés avec du sulfate de quinine ; la guérison semblait complète, quand, le 19 octobre, surviennent les phénomènes suivants :

Le matin, le malade se réveille avec une douleur de tête assez forte qui lui fait présager un nouvel accès. A 7 heures, il veut prendre son café, quand soudain la cuillère lui échappe de la main droite ; il sent sa langue s'embarrasser et est obligé de se coucher. A 8 heures, je le vois, et il répond à mes questions avec une difficulté extrême : la face est rouge, la peau chaude. Il me montre la main droite ; je le prie de me serrer les doigts, il n'y parvient pas ; en vain tente-t-il de tenir un objet que je lui présente, il n'y peut réussir : les fléchisseurs des doigts sont paralysés ; il n'en est pas de même des extenseurs ni des muscles du bras. La main gauche serre avec autant de force que de coutume. Le malade, dont la connaissance est entière, paraît vivement affecté de son état.

A 9 heures, la parole est impossible ; l'aphasie est complète. Le médecin traitant fait placer six sangsues derrière les apophyses mastoïdes, un vésicatoire aux jambes et prescrit un léger purgatif.

Cet état dure jusqu'à minuit ; à ce moment, la parole revient ainsi que l'action des fléchisseurs de la main. Le malade raconte que le mal de la tête a disparu à ce même moment, et qu'il s'est mis à parler tout haut pour avoir la conviction que les accidents du matin avaient réellement disparu et qu'il n'était pas le jouet d'un songe.

Le 20, à la visite, le malade répond avec la plus grande facilité aux questions qu'on lui pose ; la main droite a repris toute sa force. Les phénomènes de paralysie avaient duré dix-sept heures.

Depuis ce jour, la fièvre ne s'est plus reproduite, et le malade a quitté l'hôpital le 13 novembre sans que le moindre accident soit survenu.

OBSERVATION XLII.

Aphasie transitoire liée à des accès de fièvre intermittente (service de M. E. Boisseau, professeur au Val-de-Grâce).
(Gaz. hebd. de méd. et de chir., 21 avril 1871.)

M..., sergent au 4ᵉ régiment d'infanterie de marine, âgé de 27 ans, entre au Val-de-Grâce le 3 avril 1871 (salle 34, lit n° 14). Cet homme, très débilité, très anémié, est atteint d'une fièvre palustre qu'il a contractée en 1866 en Cochinchine, et qui, depuis cette époque, a présenté de nombreuses récidives. Réfugié en Belgique après la bataille de Sedan, il est entré à l'hôpital d'Anvers pour s'y faire traiter d'accès intermittents qui se reproduisaient tous les trois ou quatre jours.

M... a eu un accès deux jours avant son entrée au Val-de-Grâce et il pense en avoir un le lendemain ou le surlendemain au plus tard. A la visite du 4 avril, en effet, on le trouve à la fin d'un accès, en pleine période de sudation (prescription : 6 décigrammes de sulfate de quinine). L'accès se termine dans la matinée, sans avoir présenté rien de particulier ; la journée est bonne.

Le lendemain matin, 5 avril, M... est encore à la fin d'un accès qui a débuté, paraît-il vers deux heures du matin : la sueur est abondante, le pouls plein, à 90 degrés. Le regard du malade est inquiet, étonné plutôt qu'abattu. Dès la première question qu'on lui adresse, il fait comprendre par un geste très expressif qu'il ne peut répondre ; il indique avec la main qu'il souffre de la tête. On lui dit de boire, et il saisit son verre sans hésitation ; il comprend et exécute tout ce qu'on lui dit de faire ; en un mot l'intelligence est intacte, mais la privation de la parole est complète. Pas de paralysie, ni du côté de la face, ni du côté des membres. Ni la sensibilité ni la motilité n'ont subi la moindre altération. Immédiatement on lui administre 8 décigrammes de sulfate de quinine; on prescrit une potion éthérée.

Environ un quart d'heure plus tard, le malade commence à prononcer quelques paroles; il répond : oui, non, aux questions qu'on lui adresse, et avec à propos. Si on lui demande d'où il souffre, il répond : *tempes*, en même temps qu'avec la main il indique cette région.

Au bout d'une heure, la parole est redevenue complétement libre. Le malade accuse beaucoup de lassitude dans les membres, de la pesanteur de tête; la sueur continue à être abondante.

Vers 1 heure du soir, on revoit le malade : il a dormi paisiblement, la sueur a cessé, et l'on peut alors l'interroger plus longuement. Il nous apprend que, pendant la nuit, même avant le début du frisson, il a été pris d'une céphalalgie intense; qu'il a senti sa langue s'embarrasser et que bientôt il n'a plus pu prononcer une seule parole, tout en conservant son intelligence et en ayant parfaitement conscience de sa situation. A 6 heures du matin, il avait pu prononcer quelques paroles; mais bientôt l'aphasie était redevenue complète, pour disparaître définitivement vers 9 heures. Elle avait donc duré environ sept heures (de 2 heures à 9 heures du matin), si l'on ne tient pas compte de la courte rémission qui s'était produite à 6 heures.

Ce n'est pas la première fois, du reste, que ce malade éprouve un semblable accident pendant ses accès; en Cochinchine, en 1866, lorsqu'il contracta la fièvre palustre, et le mois dernier à l'hôpital d'Anvers, il a présenté aussi, pendant un accès, une aphasie transitoire avec conservation complète de l'intelligence.

Le 6 avril, M... a un nouvel accès de même durée que celui de la veille et pendant lequel la parole est restée complétement libre.

Le 7. Apyrexie complète. Le malade a dormi; il n'accuse plus de céphalalgie et se trouve tout à fait bien.

Le 9. M... a encore un léger accès. Depuis cette époque, l'apyrexie et complète; les accès sont, momentanément au moins, enrayés.

OBSERVATION XLIII

Aphasie et paralysie généralisée.

(Macario. Mémoire sur les paralysies dynamiques ou nerveuses.
Gaz. méd., 1857.)

Le 5, vers midi, la femme D... accuse sans cause connue des fourmillements dans les pieds; ces fourmillements gagnèrent les jambes, les cuisses, le tronc et les membres supérieurs, et la malade ne tarda pas à être paralysée. La langue se prit et devint tellement embarrassée que cette pauvre femme ne pouvait presque pas se faire comprendre. Il y avait un peu de fièvre, pas de céphalalgie; la déglutition était difficile, la paralysie était générale et affectait le mouvement et le sentiment. Trois heures après l'invasion des premiers symptômes de la paralysie, les pulsations se ralentirent, la chaleur se calma peu à peu, la langue et les membres reprirent l'usage de leurs fonctions.

Le 6, à 3 heures du matin, reprise des mêmes accidents. Cet état dure cinq heures et ensuite tout rentre dans l'ordre.

Le 7, à 3 heures du soir, même accès, toujours avec paralysie, qui dure six heures. Immédiatement après sa disparition on administre 0,50 centigr. de sulfate de quinine.

Le lendemain 8, la paralysie reparut et persista pendant huit heures. Nouvelle potion avec 0,75 centigr. de sulfate de quinine, et cette fois la maladie fut définitivement jugée.

Quel enseignement tirer de ces trois faits?

Paralysie transitoire essentiellement *liée à l'accès*; *aphasie, intégrité de l'intelligence*, telles sont les trois particularités que nous devons noter.

La persistance de l'intellect différencie bien ces troubles paralytiques de ceux qui sont la manifestation d'un accès pernicieux; ce caractère a donc une importance extrême pour établir la validité de ce premier groupe de paralysies. Restent l'aphasie et la paralysie transitoire que nous ver-

rons se reproduire dans les troubles paralytiques conco-
mitants d'un accès pernicieux : l'aphasie se montre dans
un très grand nombre d'observations ; nous aurons à rechercher la cause de cette fréquence. Quant au caractère
transitoire de la paralysie, c'est là un phénomène constant qui appartient aux deux formes, et qui peut nous
permettre déjà de soupçonner le point de départ de ces
troubles paralytiques, et nous autorise, en tous cas, à réunir dans un chapitre unique la physiologie pathologique
de ces accidents.

Le diagnostic de cette complication est facile si l'on tient
compte des conditions dans lesquelles elle se développe.
Il s'agit d'un individu en puissance d'intoxication palustre :
pendant l'accès, une paralysie apparaît et cesse après
l'accès. — Il y a là 1° une condition étiologique, 2° un rapport de cause à effet dans lesquels réside tout entière la
possibilité du diagnostic.

Il est clair que si ces notions échappent, la difficulté du
diagnostic est extrême. La température qui prend une élévation graduelle, puis une décroissance rapide (Grasset),
l'existence dans le pays habité par le sujet en observation
d'accès intermittents ; enfin, le teint spécial, la tuméfaction de la rate et du foie, ce sont là toutes particularités
qui devront éveiller les soupçons d'un médecin attentif ;
mais encore faut-il songer à la fièvre intermittente !

Le pronostic de ces accidents est bénin ; ils sont liés à
l'accès. disparaîtront avec lui ; c'est dire qu'ils sont justiciables du sulfate de quinine ; c'est même ce dernier caractère sur lequel Grasset a insisté dans le mémoire déjà
cité ; il a opposé ces cas à ceux qui ne sont plus aussi
directement modifiables par le sulfate de quinine, qui exi-
gent une thérapeutique plus puissante (révulsifs), et qui

résistent même aux médications appropriées (p. 325, Montpellier médical, avril 1876). — Ce sont ces faits que nous allons maintenant étudier.

2ᵉ Groupe. — *Des paralysies consécutives aux accès pernicieux.*

Si nous avons cru devoir donner plusieurs observations pour prouver l'existence de phénomènes paralytiques réellement liés aux accès de fièvre, apparaissant et disparaissant avec eux, nous croyons inutile de multiplier les faits qui plaident en faveur des troubles paralytiques symptomatiques des accès pernicieux. Cette forme pernicieuse est fréquente si on la compare à la première variété, c'est elle surtout qu'ont visée les auteurs qui ont écrit sur les fièvres pernicieuses, lorsqu'ils ont décrit, après Torti, une forme *hémiplégique* de la fièvre pernicieuse.

Nous prendrons, dans les nombreux exemples publiés celui qui peindra le mieux l'ensemble des manifestations paralytiques qu'on peut observer dans le cours d'une fièvre pernicieuse, et qui permettra d'en saisir les caractères.

Nous empruntons cette observation à la thèse de Vincent déjà citée.

OBSERVATION XLIV.

Aphasie, troubles de la vision et de l'ouïe, paraplégie, anesthésie partielle, etc., après un accès pernicieux.
(Hôpital d'Alger. Clinique médicale).

Philippe F..., âgé de 44 ans, est en Algérie depuis 1859; il exerce la profession de jardinier jusqu'en 1870, époque à laquelle il est nommé cantonnier au col des Beni-Amram. En 1871, il a un premier accès de fièvre intermittente. Cette fièvre, à type quotidien, ne dure qu'une semaine, et est coupée par le sulfate de quinine.

Elle reparaît en août 1874, affectant le type tierce, et nécessite douze jours de traitement à l'hôpital du col des Beni-Aicha. Nouvelle récidive pendant le mois d'avril 1875.

Dans les quinze derniers jours d'octobre, le malade est obligé de retourner à l'hôpital pour de nouveaux accès de fièvre. Pensant que le changement d'air lui ferait du bien, il part pour Alger et y arrive le 1er novembre. Il y passe deux jours dans un grand état de malaise; aussi voulait-il repartir, quand, dans l'après-midi du 3, il est pris de céphalalgie, étourdissements, vomissements, et enfin de perte de connaissance. Il venait d'être frappé d'accès pernicieux. On le transporte à l'hôpital.

Le malade est resté pendant quatre ou cinq jours dans un état d'hébètement qui l'empêchait de se rendre compte de sa situation ; il ne s'aperçut que le 7 ou le 8 novembre qu'il était à l'hôpital. Ce fut à ce moment que, voulant se lever, il s'aperçut que ses jambes étaient paralysées, ainsi que la partie interne de l'avant-bras et de la main du côté gauche. Il ne peut imprimer à ses membres inférieurs que quelques mouvements d'adduction et d'abduction très-limités, mais il lui est impossible de soulever les pieds. Il reste dans cet état pendant huit jours, ne pouvant réussir à faire un pas, quoiqu'il sente que les forces reviennent peu à peu dans ses membres paralysés. Enfin, une dizaine de jours après, Philippe F... parvient, quoique avec beaucoup de peine, à marcher; mais la marche n'est pas sûre, et les pieds décrivent, dans leurs mouvements de progression en avant, des arcs de cercle comme dans l'ataxie locomotrice; toutefois il sent le sol en frappant la terre du pied, et n'a pas besoin de se servir de la vue pour se guider.

Le 24 novembre, survient un nouvel accès de fièvre qui dure une partie de la nuit. Le lendemain, le malade fait de vains efforts pour se lever : la paralysie qui avait succédé à l'accès pernicieux, et qui était en voie d'amélioration, est redevenue complète sous l'influence de cet accès de fièvre. Cet état dure une semaine environ, et ce n'est que le 2 décembre que le malade peut faire quelques pas.

La paraplégie n'a pas été le seul accident consécutif à l'accès pernicieux du 3 novembre; un certain nombre d'autres phénomènes méritent encore d'être notés.

La voix qui était autrefois très claire, est devenue subitement enrouée après l'accès. La prononciation était très nette, au dire du malade ; elle est devenue difficile ; il existe du bégaiement. L'ouïe a beaucoup perdu de sa finesse. La vue était excellente et perçante ; aujourd'hui le malade ne distingue plus dans tous leurs détails, comme autrefois, les objets placés à une certaine distance ; de plus, une lecture attentive, continuée pendant quelques moments, obscurcit la vision, et il existe comme un voile trouble au-devant des yeux.

Le bras gauche est plus faible que le droit. La paralysie a atteint surtout les muscles de la région interne de l'avant-bras ; aussi les mouvements sont-ils à peu près nuls dans le petit doigt et l'annulaire. La sensibilité tactile a en général diminué sur toute la surface du corps ; néanmoins elle persiste suffisamment pour que le malade puisse éprouver des sensations sans grande difficulté. Mais il est un point où nous trouvons une anesthésie complète, c'est sur le membre supérieur gauche. Il y a abolition complète de la sensibilité dans toute la partie postérieure du bras, dans la partie interne de l'avant-bras et sur les deux derniers doigts, l'auriculaire et l'annulaire. Le malade a conservé le goût. Rien à noter du côté de la face.

20 décembre. Les membres inférieurs acquièrent de jour en jour de la force ; le malade marche assez facilement, quoiqu'il ne soit pas susceptible de fournir une longue course. Le membre supérieur gauche ne fait aucun progrès ; l'anesthésie persiste. Même état de la vue et de l'ouïe. On traite le malade par des préparations ferrugineuses et des bains sulfureux.

Le 30. La force reparaît dans les membres inférieurs, la marche est facile ; le malade s'aperçoit que la sensibilité revient dans la portion anesthésiée du membre supérieur gauche ; sans voir, il délimite bien l'endroit où on le pique, ce qu'il ne pouvait faire avant. Les doigts paralysés commencent à se fléchir. L'ouïe et la vue ne sont pas améliorés.

11 janvier. Le mieux s'accentue, la vue s'améliore, mais l'ouïe est toujours la même. Quelques légers accès de fièvres. On continue les toniques et les bains sulfureux.

Le 24. Dans la nuit du 23 au 24 survient un fort accès de fièvre, une rechute a lieu ; à la suite de cet accès, le malade a une telle faiblesse des membres inférieurs qu'il ne peut plus se tenir debout.

Le 28. Le malade est plus solide sur ses jambes, mais il ne peut marcher si on ne lui fournit un point d'appui solide. Quand on l'empêche d'y voir, il ne sait plus où il est et menace de tomber ; il prétend néanmoins qu'il sent le sol.

Le 31. Les forces sont revenues avec autant de rapidité qu'elles avaient disparu ; la marche est facile, même quand le malade ferme les yeux.

Philippe F... quitte l'hôpital le 25 février dans l'état suivant : depuis un mois il ne s'est plus produit d'accès de fièvre ; le facies n'a plus cet aspect, propre à la cachexie paludéenne, qu'il avait conservé pendant la plus grande partie de son séjour parmi nous. Les forces sont en grande partie revenues ; évidemment les membres inférieurs n'ont pas repris complètement leur solidité antérieure à l'accès pernicieux, mais ils sont assez forts pour permettre au malade de marcher avec facilité. Les membres supérieurs ont également repris de la force ; il y a cependant un peu de tremblement du bras gauche lorsqu'il est complètement étendu. La sensibilité est revenue aussi complète que primitivement ; la paralysie limitée à la région interne de l'avant-bras a totalement disparu. La vue s'est améliorée, mais elle est loin d'avoir acquis son acuité première ; l'ouïe n'a fait aucun progrès vers la guérison. L'appétit est bon, et en somme l'état général s'est bien reconstitué.

Ce malade est revenu à l'hôpital en octobre ; il raconte les faits suivants : Le 18 mars, il a eu un accès de fièvre aux Beni-Amram ; il se rend à pied au col Beni-Aïcha (9 kilom.), pour chercher du sulfate de quinine ; dans cette localité il est pris, à 7 heures du matin, d'un accès pernicieux, et ce n'est que six jours après qu'il reprend connaissance. Le neuvième jour, il essaye de se lever et s'aperçoit que la jambe et le bras du côté gauche sont paralysés ; du côté droit il n'éprouve qu'un peu de faiblesse ; la paralysie, qui est consécutive à ce second accès pernicieux, a pris une forme hémiplégique, tandis que la première fois elle s'était traduite surtout par de la paraplégie ; il n'y a pas d'anesthésie, pas de paralysie de la face, la langue n'est pas déviée, mais l'œil et l'oreille du côté gauche se ressentent d'une faiblesse extrême. Quand nous voyons le malade, c'est-à-dire sept mois après cette seconde rechute, nous trouvons ces signes d'hémiplégie incomplète. Quand il marche, il a sous le pied la sensation d'une couche de laine, mais sa démarche n'est pas celle de l'ataxie ; il ne peut avancer et encore moins se retourner quand on lui fait fermer les yeux. Depuis lors son état s'est amélioré, mais il lui est impossible de travailler, et son infirmité peut être considérée comme définitive.

OBSERVATION XLV.

Aphasie durant un accès de fièvre intermittente.
(Docteur Villard. Note hygiénique et médicale sur l'Attique,
in Progrès médical, 1870, n° 16).

Il nous a été donné d'observer, à Athènes, le curieux fait suivant provoqué par l'influence paludéenne. Il s'agit d'un pope qui était depuis longtemps sujet à des accès de fièvre intermittente. Bien que vaquant chaque jour à ses occupations, il ressentait cependant, tous les deux jours, un frisson suivi d'un sentiment de lassitude générale, mais qui ne l'obligeait pas à garder le repos. Un matin il se leva pour aller accomplir une cérémonie religieuse; au milieu de la cérémonie, il perdit subitement connaissance et fut transporté à l'hôpital. En revenant à lui, il avait perdu l'usage de la parole tout en conservant son intelligence intacte. Lorsqu'on l'interrogeait, il répondait par signes. Les antécédents du malade étaient connus; le sulfate de quinine fut administré, et l'on vit, sous son influence, céder comme par enchantement cette aphasie passagère. C'est ici le cas de citer l'adage bien connu : *naturam morborum curationes ostendunt*.

Y a-t-il des caractères qui permettent de différencier cette dernière catégorie de paralysies paludéennes du premier groupe que nous avons établi.

1° Et d'abord leur fréquence est plus grande; mais c'est là un caractère pour ainsi dire négatif.

2° Les paralysies du premier groupe sont des paralysies d'accès : elles viennent avec l'accès, lui font cortège et disparaissent avec lui : les secondes, sont comme une suite de l'accès pernicieux : elles en sont à la fois la conséquence et l'expression symptomatique principale : elles persistent plus ou moins longtemps après la cessation de l'accès.

Bien plus, si un accès nouveau intervient, on voit la paralysie qui tendait déjà à disparaître, acquérir une nouvelle intensité — il y a là de véritables rechutes, dont la pathogénie est bien faite pour nous montrer l'influence directe d'un *accès* qui intervient, qui complique la maladie, mais ne la crée pas entièrement.

3° Les formes paralytiques de la fièvre pernicieuse sont des plus variables : nous ne pouvons donner un des exemples de chacune des formes, cela dépasserait le cadre de ce travail : mais, rappelons, que l'aphasie, la paraplégie, l'anesthésie partielle, les troubles de la vision et de l'ouïe, les troubles limités à un groupe de muscles, à la moitié du corps, etc., etc., sont les formes les plus fréquentes; elles peuvent se trouver réunies en plus ou moins grand nombre chez le même individu. L'intelligence qui était intacte tout à l'heure est ici frappée : les individus ont perdu connaissance, ils ont subi une atteinte plus grave ; ce sont là des distinctions nouvelles à établir entre les différentes paralysies liées à la fièvre intermittente.

Nous n'avons à répéter ici pour le diagnostic que ce que nous avons dit à propos des paralysies dues aux accès simples: ajoutons que la rapidité du diagnostic s'impose en raison du caractère pernicieux de la fièvre.

C'est dire, implicitement, que le pronostic est grave, non pas tant, par suite de la paralysie que des conditions graves d'intoxication dont elle est la manifestation et la suite : ces paralysies en elles-mêmes sont transitoires, mais moins mutables cependant que celles liées aux accès. — Le sulfate de quinine ne les modifie pas aussi rapidement : il doit être souvent associé à la révulsion (Grasset) et, malgré toutes les précautions thérapeutiques, les malades peuvent succomber sous l'influence d'une de ces rechutes que nous avons signalées (obs. VII, de la thèse de Vincent). — Ce sont là des particularités qui doivent être ajoutées à celles que nous avons données comme caractérisant et différenciant les paralysies liées à la fièvre *pernicieuse*.

Ces paralysies ont tous les caractères des paralysies corticales, un des meilleurs assurément, est l'association de l'aphasie aux troubles paralytiques hémiplégiques, et cela, d'une façon si fréquente que, sur douze cas de paralysies paludéennes que nous avons dépouillés à ce point de vue, nous avons noté huit fois l'aphasie.

Faisons remarquer encore les formes diverses de ces paralysies, portant sur la motilité d'une moitié du corps, aussi bien que sur des groupes musculaires : ces dissociations symptomatiques sont le témoignage irrécusable de l'origine cérébrale de ces paralysies, et pouvons-nous ajouter de leur substratum cortical.

Pourquoi et comment cette modalité anatomique ? Le caractère transitoire de ces troubles paralytiques exclut l'idée d'un ramollissement cérébral. Quelle est donc l'altération fonctionnelle suffisamment intense pour produire des troubles paralytiques, assez bénigne dans son essence pour disparaître rapidement et complètement ? Il ne peut s'agir que d'un trouble momentané d'irrigation, et voilà comment nous sommes amené à faire jouer à la congestion cérébrale un rôle considérable pour expliquer ces paralysies palustres.

Cette congestion des centres nerveux (encéphalique ou médullaire) est réelle pendant le premier stade de la fièvre — il y a, dans cette période de concentration, un refoulement du sang vers les organes profonds, tandis que les parties périphériques sont anémiées. — Cette congestion suffit-elle pour provoquer des désordres dans la motilité ? Oui, ont écrit Maillot dans son traité des fièvres intermittentes

(1836, Paris) et Ouradou dans le mémoire déjà cité. Telle est encore l'opinion de M. Jaccoud (Parapl. et at. du mouvement) et de M. Grasset : « La guérison rapide de ces malades ne permet pas d'admettre chez eux autre chose que de la congestion. »

M. Vincent fait des réserves à ce sujet ; il rappelle, qu'à l'opposé des paralysies dues à la congestion cérébrale ordinaire, les paralysies d'origine palustre persistent longtemps, et peuvent n'affecter que quelques groupes musculaires.

Ces objections sont judicieuses et doivent nous faire admettre que la congestion cérébrale joue un rôle qui n'est pas douteux, mais il y a un autre élément qui intervient et dont on doit tenir compte : c'est la mélanémie, l'altération du sang par du pigment.

Ces pigments ont été constatés dans les vaisseaux de la région corticale. On les a considérés comme l'origine de petits foyers capillaires attribués tantôt à l'obstruction des vaisseaux, tantôt à leur déchirure par la tension du sang (Rindfleisch) ou à la rupture de petits anévrysmes capillaires remplis de ce pigment (Helsch).

Bien que la théorie des embolies capillaires par le pigment ait été combattue, en France, par M. Charcot, et en Allemagne par Niemeyer et Frerichs, nous ne pouvions pas ne pas signaler ces foyers et nous demander, s'ils n'interviennent pas, pour une part, dans la genèse des accidents, à titre d'épine comme suscitant, et exagérant la congestion cérébrale ?

L'hyperémie corticale, exagérée par une altération vasculaire (de la paroi et du contenu), parait l'hypothèse la plus rationnelle à laquelle nous devons nous rattacher.

Malgré la prédominance des déterminations palustres paralysigènes sur l'encéphale, on ne doit point oublier que le poison maremmatique peut se fixer avec élection sur la moelle, l'observation LXIV en fait foi. Dans ce cas encore, comme dans tous les cas analogues, les expressions symptomatiques varieront fatalement dans leur étendue et leur forme avec ceux des points du névraxe qui auront été touchés. De cette explication paraissent justiciables certains troubles vaso-moteurs observés chez des paludéens, entre autres, chez ce terrassier dont parle M. Vulpian, qui présenta une syncope locale des extrémités dans la convalescence d'une fièvre intermittente (1).

Enfin, la congestion cérébrale habituelle aux manifestations paralytiques paludéennes permet de comprendre la gravité différente que comportent les paralysies d'accès francs et les paralysies pernicieuses, le processus morbide variant d'intensité et de durée.

VARIOLE.

De toutes les fièvres éruptives, la variole est, sans contredit, celle au début, au cours ou au déclin de laquelle ont été notées le plus fréquemment les paralysies. Il est difficile, faute de renseignements précis de se faire une juste idée de cette fréquence. A en croire les documents que nous avons pu consulter, la variole, dans ses tendances paralysigènes, vient bien loin derrière la fièvre typhoïde. Dans l'épidémie varioleuse si formidable que nous avons traversée à Paris en 1870-1871, c'est à peine si les complications paralytiques ont été signalées, c'est à peine si M. Huchard (note communiquée) a observé dix paraplégies, sur plus de deux mille malades.

(1) Obs. LXI. Clin. de la Charité. Vulpian, p. 427.

La coexistence des paraplégies et de la variole se trouve, comme nous l'avons dit déjà, notée dans les premières descriptions que la tradition nous ait données de la maladie varioleuse, et, dès l'abord, les auteurs prennent soin d'indiquer l'apparition de la paralysie comme une suite de la rachialgie qui, d'ordinaire, fait cortège à la maladie.

La subordination des deux phénomènes se trouve indiquée avec ses caractères habituels par Trousseau (1) dans les termes suivants :

« La rachialgie dépend d'une affection de la moelle épinière. En voici la preuve : dans un assez grand nombre de circonstances, et, l'an dernier en l'espace de quelques jours, j'ai pu vous en montrer deux exemples. La douleur lombaire est accompagnée de paraplégie; sans que vous les interrogiez dans ce sens, les malades accusent d'eux-mêmes cette paralysie ; ils se plaignent d'engourdissement dans les membres inférieurs qu'ils ne peuvent remuer et, lorsque vous cherchez si les membres inférieurs sont affectés, vous constatez que leur motilité n'est nullement troublée. Cette paralysie frappe quelquefois la vessie, comme le prouve la rétention d'urine ou du moins la dysurie très notable qui survient alors. »

Dans la généralité des cas, la paraplégie, pour être évidente, n'est pas complète, il s'agit plutôt d'une paraparésie que d'une paraplégie véritable : les membres inférieurs paraissent lourds au malade qui, s'il ne peut soulever les jambes, peut au moins les remuer dans le plan de son lit. Les membres sont le siège de sensations diverses, d'engourdissements, de fourmillements, parfois de douleurs assez vives ayant leur maximum à la plante des pieds. Les réflexes paraissent normaux et la sensibilité intacte. Les

(1) Clinique de l'Hôtel-Dieu, t. I, p. 4.

membres seuls ne sont pas pris, car la miction est difficile et parfois même il y a rétention d'urine complète.

Ces phénomènes apparaissent, d'ordinaire en même temps que la rachialgie, et, pour des raisons qu'il est facile de pressentir, ont la même durée, c'est-à-dire qu'ils cessent quand vient l'éruption. Leur disparition est alors assez rapide ; pourtant ils peuvent persister parfois jusqu'au neuvième, dixième jour ou même plus longtemps encore, si bien qu'ils durent parfois encore quand la variole est terminée et le malade entré en pleine convalescence.

En somme, les caractères de cette paraplégie varioleuse sont : le moment de son apparition et sa presque proportionnalité avec la rachialgie, enfin sa disparition rapide ou traînante au moment de l'éruption.

La paraplégie, qui a manqué lors de l'invasion de la variole, peut venir en pleine période d'état, et cela, sans que rien dans la maladie semble légitimer son apparition; c'est ainsi même, qu'elle peut venir aussi bien au cours d'une varioloïde que d'une variole grave.

A ce moment encore, se voient, toutefois avec une fréquence moindre que dans la fièvre typhoïde, des troubles hémiplégiques avec ou sans aphasie, tous accidents offrant le plus souvent, comme la paraplégie du début de la maladie, cette particularité d'être légers et peu durables. Pourtant, s'il fallait établir une valeur pronostique des paralysies qui éclosent au début, au cours et pendant la convalescence, ce seraient assurément les accidents de la période d'état qui devraient être considérés comme ayant, en général, le plus de gravité.

Plus fréquents que les troubles des périodes d'invasion et d'éruption réunies, sont les troubles moteurs survenant pendant la convalescence. Ici encore se retrouve la tendance des accidents à revêtir la forme paraplégique, mais cette tendance, pour marquée qu'elle soit, n'est pas exclusive, car les troubles du mouvement peuvent, comme dans la fièvre typhoïde, prendre tous les aspects.

Paralysies localisées ou diffuses, simples ou mêlées de perversions sensitives, compliquées ou non d'atrophie musculaire, limitées symétriquement à des groupes musculaires, toutes ces modalités ont été vues au décours et plus souvent pendant la convalescence.

Presque toujours la paralysie, limitée à certains seulement des groupes musculaires, est précédée des troubles de la sensibilité dont l'importance est considérable au point de vue de la physiologie pathologique, puisque ces perversions sensitives témoignent d'une lésion portant soit sur les nerfs, soit sur les centres.

D'ordinaire, douleurs et affaiblissement musculaires marchent de pair, comme chez ce malade frappé de paralysie deltoïdienne dont M. Vulpian nous a rapporté l'histoire (1).

Observation XLVI.

Un jeune homme de 27 ans, jouissant d'une bonne santé habituelle, n'ayant jamais eu de rhumatisme articulaire, ne s'exposant jamais d'une façon prolongée au froid ou à l'humidité, n'ayant pas de proches parents affectés de maladies du système nerveux, est atteint le 15 février 1870 de variole non confluente. Il entre à l'hôpital et sort guéri le 18 mars. Dans les quinze premiers jours de cette maladie, il avait ressenti des douleurs assez violentes dans les épaules. Ces douleurs, d'abord continues, étaient devenues rémittentes, puis elles avaient disparu.

Pendant les derniers temps de son séjour à l'hôpital, il ne souf-

(1) Analyse du mémoire de Wesphal, in Arch. de physiologie, 1873, p. 95.

frait plus; mais il éprouvait une grande faiblesse dans les muscles qui meuvent les épaules. Il ne suivit aucun traitement régulier et l'état de ses bras le mettant dans l'impossibilité de travailler, il entra à l'hôpital de la Pitié, salle Saint-Raphaël, n° 37, le 20 avril 1870.

Au moment de son entrée, on constate que les deux bras ne peuvent plus exécuter de mouvements d'abduction. Le deltoïde de chaque côté, surtout du côté droit, est, à première vue, atrophié, aminci, flasque, et il se laisse refouler sous l'acromion. Les mouvements de flexion du bras en avant sur l'épaule sont impossibles, surtout du côté gauche. A droite, il peut encore se faire un léger mouvement de ce genre ; mais le muscle deltoïde n'y concourt pas; c'est le faisceau claviculaire du grand pectoral qui paraît agir seul.

La sensibilité tactile est abolie dans la région deltoïdienne. Les excitations électriques de la peau de cette région sont cependant senties, mais beaucoup moins que dans l'état normal. La contractilité faradique est tout à fait abolie dans les muscles deltoïdes, dans les muscles sus et sous-épineux de chaque côté. Elle est très diminuée, presque nulle, dans le muscle grand pectoral du côté gauche et dans presque tout le grand pectoral du côté droit ; cependant les faisceaux supérieurs de ce dernier muscle ont conservé une contractilité assez prononcée.

L'excitabilité farado-musculaire du grand dorsal de chaque côté, surtout dans sa partie supérieure est très affaiblie. Il n'y a aucune douleur spontanée, ni superficielle dans la région des épaules. Les courants d'induction, même très énergiques, ne révèlent aucune trace de sensibilité dans les muscles atteints de paralysie. Le système musculaire est intact partout ailleurs. Toutes les fonctions organiques se font très bien. Le traitement prescrit au malade consiste en bains sulfureux et en séances quotidiennes de faradisation des muscles paralysés. Chaque séance est de quelques minutes seulement, et le courant employé n'est pas très intense.

Le 16 mai, on constate une amélioration sensible. Ces muscles grands pectoraux et grands dorsaux se contractent maintenant légèrement sous l'influence de l'excitation faradique ; les faisceaux antérieurs et postérieurs des deltoïdes se contractent aussi un peu; seul, le faisceau moyen, ne se contracte pas encore, au moins du côté droit. L'amélioration est plus marquée du côté gauche que du côté droit. Le faisceau moyen du deltoïde gauche paraît se contracter très légèrement. Les deltoïdes sont certainement moins flasques qu'au début du traitement et quand on les électrise, il y a un léger mouvement d'élévation du bras. De plus, le passage du courant électrique dans ces muscles est senti par le malade; enfin la sensibilité tactile a reparu en grande partie dans la région deltoïdienne.

Le 11 juin, le malade quitte l'hôpital, l'amélioration a fait de nouveaux progrès. Lorsqu'on faradise le muscle deltoïde du côté gauche, il y a un mouvement très manifeste d'abduction du bras; on obtient un résultat analogue, mais plus faible, en faradisant le muscle deltoïde du côté droit. Le malade peut lui-même écarter son bras du thorax et le maintenir écarté presque à angle droit. La contractilité est toutefois bien loin d'avoir recouvré sa force normale.

Le malade se propose de continuer chez lui le traitement par l'électricité. Il a été revu par un élève du service, au bout de quelques semaines, et l'état des muscles de l'épaule était, parait-il, plus satisfaisant encore qu'au moment où le malade est sorti de l'hôpital.

Un autre exemple de paralysie localisée postvariolique, est le suivant, dont l'intérêt est d'autant plus grand que l'étude des centres nerveux faite, avec toute compétence. par notre collègue M. Joffroy, nous sera d'un appoint considérable pour la physiologie pathologique des paralysies dans les maladies aiguës.

OBSERVATION XLVII. — Variole cohérente grave. Convalescence. Douleurs violentes et atrophie musculaire du membre supérieur gauche. Mort par tuberculose. Autopsie : moelle saine ; névrite parenchymateuse correspondant aux muscles atrophiés. (Observation et autopsie résumées.)

OBS. I, du mémoire de Joffroy. — De la névrite parenchymateuse spontanée. In Arch. de Physiol., n° 2, 1879, p. 177.

La nommée Marie Schepfer, 35 ans, est entrée le 27 août 1870, salle Saint-Augustin, n° 22 *bis*, à Lariboisière (service de M. Desnos).

Atteinte de variole cohérente, elle parcourut toutes les phases de cette maladie qui ne donna lieu à aucune complication importante des organes circulatoires et pulmonaires. Dans les premiers jours du mois d'octobre, elle se plaignit de ressentir des douleurs dans la région de l'épaule gauche ; ni chaleur, ni empâtement, les mouvements sont douloureux. Les douleurs s'accentuent de plus en plus, siégeant non pas dans les articulations, mais dans la continuité du membre. On constate une certaine raideur musculaire que l'on ne fait céder qu'au prix de grandes douleurs.

En novembre, les douleurs s'apaisent, mais il y a atrophie rapide de l'épaule et de la plupart des masses musculaires de la main et de l'avant bras gauches. L'atrophieportait à l'épaule sur le deltoïde, au bras sur le biceps brachial, à l'avant-bras sur les masses musculaires des régions postérieure et externe, c'est-à-dire sur les extenseurs des doigts et sur les radiaux. A la main, l'atrophie était très marquée au niveau de la saillie palmaire de l'éminence thénar et dans tous les espaces interosseux. Le biceps avait conservé son volume et sa consistance paraissait augmentée et il en était presque de même des masses musculaires qui occupent la partie antérieure de l'avant-bras, ainsi que du grand pectoral. On s'explique ainsi facilement la flexion de l'avant-bras sur le bras, la flexion des doigts et l'accollement du membre contre le tronc.

L'examen des muscles par la faradisation donna les résultats suivants : un courant assez fort pour faire contracter énergiquement les mêmes muscles du côté sain ne produisit aucune contraction appréciable dans le deltoïde, dans le biceps, dans les radiaux, dans les extenseurs des doigts non plus que dans les interosseux. Dans les autres muscles, on observait une contraction évidente, mais moins marquée que du côté sain. La sensibilité cutanée était émoussée.

La malade mourut de tuberculose pulmonaire à marche rapide.

« L'examen de la moelle après durcissement dans l'acide chromique a démontré l'absence de toute lésion.

Mais, il existait une lésion profonde des nerfs et des muscles.

Les nerfs que nous avons enlevés sur le cadavre sont les

suivants : le radial, le cubital et le médian du côté gauche,
Le radial du côté droit et le sciatique gauche. Nous ne les
avons pas examinés à l'état frais, tant était grande notre
conviction qu'il s'agissait d'une lésion de la moelle. Toutefois, nous pouvons dire que leur aspect ne présentait rien
de très frappant et en particulier qu'il n'existait pas d'hy-
perthrophie considérable de leur tronc.

Lorsque l'examen complet de la moelle nous eut démontré l'absence de toute lésion centrale, nous fûmes amené
à examiner les nerfs durcis. Le nerf médian gauche, le nerf
radial droit et le sciatique nous ont paru entièrement sains.
Les nerfs radial et cubital gauches nous ont présenté des
altérations profondes. Ces altérations consistent essentiellement dans la disparition du cylindre axe et de la myéline
d'un très grand nombre de tubes nerveux.

Les muscles atrophiés présentaient une diminution considérable de leur volume et une teinte pâle feuille-morte.
A l'examen microscopique on constatait une atrophie considérable des fibres musculaires avec disparition de la striation, prolifération intra et extra-cellulaire et dépôt de granulations graisseuses dans un grand nombre d'entre elles.

Ces altérations des muscles se rapprochent de celles que
l'on observe dans les paralysies consécutives aux troubles
nerveux périphériques. »

De ces observations nous pourrions en rapprocher bien
d'autres, telles, par exemple, les faits cités par M. Bailly (1)
de paralysies des deltoïdes, du bras droit ou encore des avant-
bras ; telles encore les observations, rares il est vrai, dans
lesquelles les paralysies ont porté sur les muscles oculaires. Le seul intérêt qu'il y aurait à relater tous ces dif-

____

(1) Thèse de doctorat.

Landouzy.   13

férents cas serait de faire remarquer qu'on a pu, dans la variole comme dans la fièvre typhoïde, observer toutes les modalités paralytiques, et cela, au prorata du siège occupé par les troubles fonctionnels ou nutritifs suscités par la fièvre éruptive.

Ce que nous disons des différences dans la forme, nous pourrions le dire des variétés dans le mode de début des paralysies; ici encore, tout, ou à peu près tout, s'est vu : c'est ainsi, que l'apparition d'une paralysie a pu être soudaine comme chez un malade de M. Contour qui, en mettant le pied à terre s'affaisse sans pouvoir se relever. C'est ainsi encore que la paralysie peut être extensive comme dans l'observation célèbre de Westphal (1).

Obs. XLVIII.— Paraplégie consécutive à la variole. Autopsie : myélite, disséminée.

Un homme de 32 ans, après quelques prodromes, fut atteint de variole le 24 janvier. L'éruption était médiocrement abondante, non confluente.

Le 4 février, il y eut incontinence d'urine ; le lendemain, le malade se réveilla avec une paralysie complète du mouvement de la jambe gauche où il éprouvait un sentiment d'engourdissement ; le surlendemain, la jambe droite était aussi paralysée et il y avait en même temps incontinence des matières fécales avec sensation particulière, comme si l'abdomen était frappé de mort.

Le 10 février, le patient fut soumis aux soins du Dr Levinstein qui trouva une paralysie de la vessie et une paralysie absolue des deux jambes, tandis que la sensibilité dans tous ses modes n'était que fortement diminuée ; les muscles réagissaient bien sous l'influence des courants d'induction. La mort arriva le 3 mars, par suite de cystite et d'eschare au sacrum.

A l'autopsie, on ne trouva dans le canal rachidien aucune lésion

(1) Analysée par M. Vulpian. Archv. physiol., 1873.

de la dure-mère, ni de la pie-mère ; la substance grise de la moelle était congestionnée et sur quelques points de la région lombaire on voyait, à droite, et à gauche des teintes nuancées et variées, pendant que la moitié droite avait un aspect franchement gris, la moitié gauche était d'une couleur sombre, brun rougeâtre.

Un peu plus haut, sur certaines coupes, les deux moitiés de la moelle offraient cette dernière coloration ; plus haut encore, dans la région cervicale, l'aspect normal reparaissait. Aucune modification apparente de la substance blanche ni des racines nerveuses. La pie-mère cérébrale était quelque peu œdémateuse, légèrement trouble. Rien de particulier dans le cerveau. Dans un des nerfs sciatiques on trouva une très légère infiltration sanguine entre les faisceaux.

Après traitement de la moelle par une solution de bichromate de potasse, on pouvait encore reconnaître les parties malades par les modifications de couleur. La distribution de ces parties était tout à fait irrégulière : tantôt les parties grises et blanches étaient atteintes dans un point, tantôt l'une ou l'autre de ces parties était seule altérée. Des foyers de ramollissement de la grosseur d'une forte tête d'épingle se voyaient dans la substance grise de la région thoracique supérieure dans l'étendue d'environ 1 centimètre. Dans tous les points offrant une modification de couleur, soit dans la substance blanche, soit dans la substance grise, on trouvait une accumulation colossale de granulations graisseuses. Les cellules ganglionnaires de la substance grise étaient intactes, autant qu'on a pu s'en assurer. Quant au nerf sciatique, on ne reconnut non plus aucune lésion certaine.

La paralysie, au lieu de rester confinée aux membres inférieurs, au rectum et à la vessie, peut s'étendre, peut gagner les muscles abdominaux, thoraciques, puis le diaphragme, prenant ainsi l'allure de la paralysie ascendante aiguë, comme dans le cas de cet homme, cité par Bernhardt (1), qui fut enlevé en trois jours, par des accidents paralytiques ascendants éclos au déclin d'une varioloïde.

(1) Berliner Klin. Wochenschrift, 1871, nº 47.

L'observation XXI de Gubler est encore un bel exemple de cette modalité qu'il est important de connaître puisque, contrairement à ce qu'on observe dans les formes paralytiques habituelles à la variole, elle met les jours du malade en péril quand elle ne le tue pas rapidement.

Rappelons enfin que la paralysie varioleuse prend parfois, et pour cause, tous les caractères de la paralysie infantile, comme dans l'observation suivante'de MM. Roger et Damaschino.

Obs. XLIX. — **Paralysie infantile à forme paraplégique post-varioleuse. Atrophie et déformation du membre supérieur gauche; symptômes moins marqués à droite. Rougeole. Mort. Autopsie. (Résumée).**

Couturat, 2 ans et demi, entre à l'hôpital le 20 janvier 1869. Un peu rachitique, aurait eu, il y a six mois, une variole qui a dû être discrète, car elle n'a point laissé de traces. Il marchait bien auparavant. Dans la convalescence, lorsqu'on voulut le lever, on s'aperçut qu'il ne pouvait se tenir sur ses jambes. Electrisation : la paralysie s'améliora rapidement du côté droit. Paraplégie : jambe gauche plus inerte et d'un moindre volume que la droite. La paralysie affecte spécialement les muscles de la région antérieure de la jambe et aussi les péroniers. Contractilité électrique perdue. Sensibilité intacte. Aucune douleur.

Autopsie. — Foyer de ramollissement blanchâtre occupant la partie antérieure de la substance grise à la région lombaire gauche; à droite, il y avait aussi du ramollissement. L'affection médullaire s'étendait à la région dorsale : il y avait atrophie partielle des cellules motrices et un certain degré de sclérose des faisceaux antéro-latéraux jusque dans la moelle cervicale.

A côté de cette paralysie varioleuse systématisée faisant pressentir que les moyens mis en œuvre pour la produire se sont confinés dans une région étroite de la moelle, on

(1) Damaschino et Roger. Recherches anatomo-pathologiques sur la paralysie spinale de l'enfance. Gaz. méd. de Paris, 1871, p. 505.

peut observer les troubles paralytiques les plus diffus, les plus étendus et les plus mêlés, tel, par exemple, ce cas rapporté par MM. Béhier et Liouville (1) d'une femme, qui, pendant la convalescence d'une variole, fut prise de faiblesse de membres inférieurs, avec tremblement des jambes et des bras dans les mouvements volontaires, avec troubles de la parole et de l'intelligence ; tel, encore, ce fait qui nous est obligeamment communiqué par le Dr Long, médecin de l'hôpital cantonal de Genève, d'une femme de 27 ans qui, pendant le cours d'une variole est prise de paraplégie amendée par la convalescence et à laquelle viennent s'ajouter tous les symptômes d'une sclérose en plaques, y compris les troubles de la parole.

Ces troubles moteurs, qui rappellent, tantôt ceux de l'ataxie, tantôt ceux de la sclérose en plaques, sont importants à consigner dans la variole comme nous les avons notés déjà dans la fièvre typhoïde. Ils sont importants à placer à côté des paralysies comme démontrant la multiplicité et la diffusion des lésions que peut mettre en œuvre une maladie générale telle que la variole, qui, pour limiter d'ordinaire ses coups à la moelle, peut parfois donner lieu à des troubles fonctionnels ou nutritifs cérébro-spinaux. Ce sont là des faits indiqués par M. Charcot et sur lesquels ont insisté Westphal et M. E. Clément (2), dans des travaux déjà cités, quand, à propos de cas en tous points semblables à ceux-ci, ils exprimaient une idée, qui, cent fois, devra trouver son application dans ce travail, et disaient : « En séméiologie, la nature des lésions n'a souvent qu'une importance secondaire. Cela est vrai surtout pour la pathologie des centres nerveux où les symptômes dépendent bien

(1) In thèse de Bailly.
(2) Loco citato.

plus du siège, de la distribution, de la localisation des lésions que de leur nature même. »

Ces troubles moteurs viennent, tout récemment, d'être l'objet d'un travail important (1) de O. Kahler et A. Pick qui, à propos de faits nombreux et intéressants, étudient toute la série des perversions qui peuvent survenir, au cours ou au déclin des maladies aiguës, dans la coordination des mouvements.

Nous manquons de données positives qui puissent permettre d'établir la fréquence des accidents paralytiques varioleux : on doit savoir, et cela se trouve explicitement noté dans les descriptions des pyrétologues anciens, que la varioloïde et la variole de moyenne intensité, donnent peut-être moins rarement lieu aux paralysies du début et de la convalescence que les varioles confluentes?

Pour ce qui est des causes adjuvantes, il faut vraisemblablement les chercher, pour la variole comme pour toute autre maladie aiguë, dans la susceptibilité organique héréditaire ou acquise qui voudrait que certaines personnes *profitassent* de la moindre maladie aiguë, mettant en demeure leur économie, pour accuser la susceptibilité ou la débilité de leur moelle, comme d'autres, délirant à la première poussée fébrile, affirment leurs tendances cérébrales. C'est là une idée qui s'impose à la lecture de maintes observations, c'est là un fait qui apparaît évident dans un cas de rougeole que nous rapportons plus loin. C'est là encore une chose indiscutable chez cet homme de 30 ans, dont parle Gubler, qui gardait d'une fièvre typhoïde ataxique, qui avait duré six semaines, une faiblesse notable des mem-

(1) Ueber ataxie und ataxie nach acuten erkrankungen Prager Vierteljahrschrift, 1879, p. 50.

bres inférieurs, quand survint, un mois plus tard, une varioloïde précédée de douleurs lombaires atroces. Les douleurs s'évanouirent avec l'éruption, mais, il resta une faiblesse telle des reins et des membres inférieurs que la
position verticale devint impossible. Cette paraplégie finit
par guérir.

N'apparaît-il pas évident ici, que la maladie aiguë seconde, par ses coups portés sur le névraxe, est venu, dans
les points antérieurement frappés, déterminer et fixer la
paraplégie? La congestion lombaire varioleuse ne faisant
ici que réveiller la susceptibilité d'un locus minoris resistantiæ, puisque, chez cet homme, la moelle venait d'être
ébranlée et fluxionnée par une fièvre typhoïde ataxique,
c'est-à-dire à déterminations spinales.

Pour funeste que soit, dans ses tendances habituelles,
l'ébranlement apporté par la variole (comme par toute maladie aiguë), au système nerveux, il peut se faire, qu'au lieu
de produire des paralysies elle les modifie, soit qu'elle les
accentue en vertu de la remarque générale faite par M. R.
Tripier sur l'influence aggravante d'une maladie aiguë sur
une paralysie préexistante, soit, phénomène plus rare,
qu'elle la fasse disparaître. Cette dernière influence est
manifeste dans un cas qui nous est communiqué par notre
ami le D' Dreyfus-Brisac, chef de clinique de la Faculté,
d'une hystérique, hémiplégique et hémianesthésique du côté
droit, chez laquelle les phénomènes paralytiques disparurent au moment même de l'efflorescence d'une varioloïde.

C'est là un fait qui, pour ne pas être commun prouve
qu'on peut appliquer aux paralysies l'aphorisme hippocra-
tique, *febris spasmos solvit*.

La variété infinie dans la forme et dans le degré de paralysies de la variole prouve qu'il serait au moins artifi-

ciel, sinon impossible, de vouloir formuler ici des indications diagnostiques et pronostiques qui trouveront mieux
teur place après les développements généraux que nous
consacrerons (chapitre V) à l'analyse des paralysies étudiées dans l'ensemble des maladies aiguës.

ROUGEOLE.

Sans être exceptionnelles, les paralysies sont bien moins
fréquentes dans la rougeole que dans la variole.

La rougeole étant, plus que la variole, une maladie du
jeune àge, c'est chez les enfants qu'ont été observées surtout les paralysies morbilleuses. Pourtant, Jame Lucas (1),
signale, chez une jeune femme de 23 ans, prise de rougeole,
l'apparition d'une paraplégie au neuvième jour de la maladie, paraplégie avec rétention d'urine et constipation in-
surmontable; accidents qui durèrent plus d'une semaine.
La malade, neuf années auparavant, avait été prise, à la
suite d'une variole, d'accidents tout à fait semblables, qui
avaient disparu spontanément.

Cette observation est intéressante en ce qu'elle témoigne
de ces tendances spinales dont nous aurons à parler et que
nous comparerons aux susceptibilités cérébrales de certains
malades.Dans le cas présent,c'est la malade,croyons-nous,
qu'il faut surtout incriminer, si deux exanthèmes aigus, de
gravité moyenne, ont si fortement marqué des tendances
paralysigènes.

Suivant MM. Rilliet et Barthez, il en serait des paralysies comme de tous les autres accidents nerveux rubéoliques
qui apparaissent avec leur maximum de fréquence jusqu'à
la cinquième année.

(1) London medic. Journal, 1790.

En dépit de ce renseignement, nous sommes peu fixé sur les tendances paralytiques de la rougeole, et, à en juger par le petit nombre d'observations relatées dans la science, on peut dire la paralysie morbilleuse peu commune ; ajoutons à cela que M. Parrot (communication orale), qui observe depuis plus de dix ans dans un hôpital où la rougeole règne en permanence, n'a pas vu un seul cas de paralysie.

Quoiqu'il soit difficile de fixer l'époque d'apparition de ces paralysies, on peut dire qu'elles surviennent exceptionnellement au moment de l'éruption, apparaissant le plus souvent dans les 8 jours qui suivent l'exanthème, d'autres fois pendant la convalescence et même parfois alors que celle-ci est complète.

On peut considérer comme rare le fait cité par Schepers (1) d'un enfant de 8 ans qui, au troisième jour d'une rougeole bénigne, mais anomale, fut prise de troubles cérébraux, d'aphasie et de faiblesses dans les membres ; au bout de 15 jours, la parole et les mouvements revinrent.

Cette forme paralytique cérébrale, pour avoir été notée au cours de la rougeole, n'est pas la plus commune ; ici encore se marque une certaine tendance à la paraplégie, qui peut être simple ou compliquée de rétention d'urine. Cet accident est parfois noté isolément, comme dans cette observation de Lardier (2), d'un enfant de 20 mois pris, 20 jours après une rougeole hémorrhagique, d'une rétention d'urine telle, qu'il fallut le sonder pendant 3 jours. Des exemples très nets de paraplégie survenue au 10ᵉ jour et en pleine convalescence de la rougeole, ont été cités par

(1) Berlin Klin. Wochensch., 1873.
(2) Union médicale, 1875, nᵒ 30.

Larivière, de Cambrai (1), et par G. Carter (2). La guérison rapide fut obtenue dans les deux cas.

Ce que nous avons signalé déjà pour la fièvre typhoïde et la variole se retrouve ici, mais avec une fréquence bien moins grande, nous voulons parler des formes extensive, ascendante, diffuse ou disséminée que peuvent revêtir les accidents paralytiques, les procédés paralysigènes étant ici encore forcément les mêmes que dans les autres maladies aiguës ; la rougeole paraissant pourtant les mettre bien moins souvent en œuvre que ne le font la dothiénentérie et la variole. L'observation suivante recueillie dans le service de M. Bergeron (3) est un exemple de paralysie morbilleuse prenant le type et la marche de la paralysie ascendante :

OBSERVATION LI.

Un enfant de 3 ans, après une rougeole normale, suivie de gangrène de l'oreille, présente, quarante-deux jours après l'éruption, des phénomènes paralytiques : la contractilité musculaire diminue aux membres inférieurs et supérieurs ; la digestion s'exécute mal et la voix devient nasonnée. La paralysie s'arrête sous l'influence de l'électrisation et des toniques, mais pendant quelques jours seulement pour s'aggraver ensuite. L'enfant penche sa tête par insuffisance des muscles extenseurs ; la toux est paralytique, la déglutition difficile. La paralysie finit par envahir les muscles respirateurs et le diaphragme lui-même. La mort survient au milieu des symptômes d'une asphyxie lente.

Le fait suivant de Liégeard est un exemple encore plus net de paralysie ascendante morbilleuse.

(1) Larivière. Gaz. des hôpit., 1869.
(2) G. Carter, 1861, vol. II, p. 262.
(3) Gaz. des hôp., 1868.

Observation LII.

Paralysie généralisée à marche aiguë ascendante, consécutive
à la rougeole. Guérison.
Par A. Liégeard. Gaz. hôpit. Paris, décembre 1859.

Un enfant de 2 ans, affaibli par une diarrhée abondante, est pris
dune rougeole d'intensité médiocre, avec une toux assez forte et
fréquente pendant une semaine.

Au commencement de la convalescence, faiblesse considérable
qui, en quelques jours, fait des progrès effrayants ; les membres
inférieurs s'affaissent sous le poids du corps, les mains ne peuvent
retenir les objets et les bras tombent le long du corps, sans force
et sans mouvement. L'enfant ne peut soutenir sa tête par suite de
a paralysie des muscles du cou ; la mastication et la déglutition
sont difficiles ; la peau des membres paraît insensible à la piqûre
et au pincement.

Ni tremblements, ni contracture, ni convulsions ; miction et défécation naturelles ; apathie et tristesse profondes de l'enfant.

Le traitement consiste en sirop d'iodure de fer, vin de quinquina,
frictions excitantes, bains toniques, alimentation substantielle.

La guérison est complète trois semaines après le début des symptômes paralytiques.

A ces formes diffuses, nous devons opposer les formes
paralytiques systématisées dont le type est représenté par
la paralysie infantile morbilleuse. De ces cas devraient
être rapprochés les faits de Holmes Coote, rappelés par
Hardy et Behier (1), d'enfants frappés, au lendemain d'une
rougeole, de paralysie avec atrophie de certains muscles
aboutissant à la formation d'un pied-bot équin. Enfin la
paralysie localisée, pour des raisons anatomiques qu'il est
facile de pressentir, peut apparaître d'une façon symétri-

(1) Hardy et Behier. Pathologie interne, t. IV, 1880.

que, comme dans le cas de cette enfant de 5 ans observée (communication orale) par notre collègue Rendu, chez laquelle, au lendemain d'une coqueluche greffée sur une rougeole, apparaissent des troubles de la marche, explicables par une paralysie avec atrophie des péroniers latéraux des deux côtés.

En résumé : rareté, apparition plutôt tardive que précoce, intensité moyenne, durée passagère, prédominance de la forme paraplégique, tels sont les caractères ordinaires des paralysies dans la rougeole. En dehors de ces tendances habituelles, la fièvre morbilleuse peut être l'occasion de toutes autres déterminations paralytiques systématisées, diffuses ou partielles ; le pronostic de ces paralysies devient alors difficile à établir, puisque la destinée, comme la forme des accidents, est tout entière subordonnée, ici, comme ailleurs, aux processus anatomiques mis en œuvre par la maladie aiguë.

SCARLATINE.

Exceptionnelles apparaissent les akinésies scarlatineuses, lorsqu'on dépouille attentivement les observations produites sous cette rubrique ; quand on prend soin de faire le départ de paralysies motrices ou sensitives qui semblent justiciables, soit de complications d'encéphalopathie albuminurique, soit de complications rhumatismales, soit enfin de manifestations hystériques appelées par la convalescence.

La rareté des paralysies scarlatineuses nous apparaît telle, que nous sommes loin de partager l'opinion de Gubler (1), qui semble regarder ces paralysies comme assez

(1) Arch. de médecine, t. XV, p. 537, 1860.

fréquentes, quand il dit, à propos d'un cas de paralysie
post-scarlatineuse chez une jeune fille de 22 ans, rapporté
par M. Revillout : « En interrogeant ses souvenirs, chacun
de nous pourrait aisément retrouver un fait plus ou moins
analogue. »

Pour exceptionnelles qu'elles soient, les paralysies de
la fièvre pourpre se rencontrent pendant l'exanthème ou
bien pendant la convalescence ; l'époque d'apparition des
accidents a peut-être ici plus d'importance que pour les
autres fièvres éruptives : c'est ainsi que Rilliet et Barthez
disent le pronostic favorable, lorsque les troubles de lo-
comotion apparaissent à une époque avancée de la scarlatine. Il n'en serait pas de même au début, car tous les
malades vus par ces auteurs, qui, pendant les quinze premiers jours de la maladie, avaient été pris de symptômes du
côté de l'appareil locomoteur, « tous ceux-là, sans exception, ont succombé. » Pourtant, dans l'observation suivante de Schapherd (1), l'issue a été favorable : il s'agit
d'une enfant de 5 ans qui, au plus fort de sa scarlatine,
perd la voix et devient complètement paralysée. Trois
mois après, la guérison était complète. L'enfant, détail important, n'avait absolument rien présenté ni du côté du
cœur ni du côté des urines.

Ici encore, l'apparition et la forme des accidents paralytiques scarlatineux trouveraient facilement leur raison
d'être dans une question de terrain. Dans l'observation
de l'auteur anglais, il est spécifié que la petite malade
avait eu déjà deux attaques de convulsions, qu'elle était
sujette à perdre connaissance dès qu'on l'effrayait, et qu'enfin « elle a de temps à autre de l'incontinence d'urine. »
N'eût-il pas été étonnant que sur un pareil système, ner-

(1) Medical Times, 1868, p. 144.

veux, comme sur un *locus parvissimæ resistantiæ*, la scarlatine ne fit pas éclore des accidents !

Les accidents paralytiques mêlés à des troubles cérébraux, et notamment à l'aphasie, paraissent être la forme
la plus communément observée dans la scarlatine, témoin
encore le cas de B. Addy (1), qui a trait à un enfant frappé
d'aphasie et de parésie du bras droit.

Quant à la cécité passagère observée par le D' Loeb (2),
en même temps qu'une paralysie persistante du bras gauche, nous croyons qu'on ne saurait guère la faire rentrer
dans notre sujet, attendu que le malade était albuminurique et atteint d'éclampsie urémique.

En somme, les paralysies scarlatineuses semblent avoir
pour caractère d'être rares et de revêtir dans leur expression symptomatique l'allure des paralysies cérébrales
plutôt que spinales et périphériques.

ERYSIPÈLE.

Les paralysies ne s'observent qu'à titre exceptionnel
dans l'érysipèle et presque exclusivement dans l'érysipèle de
la face : encore, parmi les faits cités comme exemples de
paralysies érysipélateuses, plus d'un n'est-il rien moins que
probant. Nous pourrions rappeler comme n'offrant avec
l'érysipèle qu'un rapport assez lointain de causalité, telle
observation du mémoire de Gubler, l'observation 26 par
exemple, qui a trait simplement *au rappel* d'accidents hystériques qui, après s'être montrés sous la forme d'hémiplégie motrice et sensitive générale et sensorielle, prennent
l'allure convulsive.

(1) B. Addy. The Lancet, 1875.
(2) Loeb. Jahrb. für Kinderheilkund. 1874.

Les paralysies vraiment érysipélateuses, pour variables qu'elles aient pu apparaître dans leurs formes, ont toutes pour traits communs de ressemblance: 1° d'être, d'ordinaire, peu accusées et peu durables; 2° d'être associées à des troubles de l'intelligence ou des sens qui témoignent hautement des *procédés cérébraux* mis en œuvre pour produire les troubles du mouvement.

Nous pourrions citer deux faits, l'un de Trousseau (1), l'autre de notre collègue M. Quinquaud (2) démontrant nettement la part que l'on doit faire aux troubles circulatoires cérébraux et à la méningo-encéphalite superficielle dans la genèse des accidents paralytiques érysipélateux, étendus, localisés ou diffus au prorata des lésions fluxionnaires qui, d'ordinaire, ne laissent rien derrière elles. Ce procédé instrumental paralysigène de la fièvre érysipélateuse rend compte de la relation établie autrefois par Baillarger entre certains faits d'érysipèle de la face à répétition et le développement de la paralysie générale progressive ; il permet enfin de s'expliquer la fréquence relative de l'atrophie des nerfs optiques récemment bien étudiée dans l'érysipèle de la face (3).

Subordonnées d'ordinaire, comme nous l'avons dit, à des troubles encéphaliques nutritifs et fonctionnels légers, superficiels et peu durables, les paralysies peuvent, parfois, prendre dans leur marche, leurs allures et leur intensité un caractère pronostique des plus défavorables. Dans ces cas, qui ont trait à des méningo-encéphalites profondes, parfois suppurées, la paralysie n'est plus qu'un des éléments de

(1) Clinique de l'Hôtel-Dieu, t. II. p. 714, 4° édit.
(2) Obs. I du mémoire de Parinaud.
(3) Parinaud. Atrophie des nerfs optiques dans l'érysipèle de la face. (Arch. générales de médecine, 1879, p. 641.)

la symptomatologie générale, trahissant une complication
funeste : c'est à cette variété de faits (ne ressortissant pas
à notre sujet) que se rapportent les accidents formidables
qui éclatèrent au quatrième et au huitième jour chez deux
érysipélateux dont Martinet et Parent-Duchatelet nous ont
rapporté l'histoire (1).

TUBERCULOSE AIGUE.

C'est, de propos délibéré, que nous ne traiterons pas les
paralysies qui peuvent entrer, pour une part, dans le complexus symptomatique de la phthisie aiguë. Ces paralysies,
bien plus rarement observées, du reste, dans la tuberculose
aiguë que dans la tuberculose chronique, paraissent, dans
la première, justiciables du même mode instrumental que
dans la seconde, à savoir de processus méningo-encépha-
liques suscités par la granulation miliaire.

Pourtant, il se pourraît que les moyens mis en œuvre
par la tuberculose aiguë, pour produire les troubles de sensibilité et de motilité sur lesquels ont insisté MM. Empis
et Villemin, relevassent d'autres procédés que ceux récemment invoqués pour expliquer les paralysies localisées ou
étendues des tuberculeux (2).

L'hyperthermie de la phthisie aiguë d'une part, les modifications du sang d'autre part, pourraient bien, en dehors de
toute action directe exercée par la granulation tuberculeuse,
agir, soit sur le nerf lui-même, soit sur sa gaine. En conséquence de lésions névritiques parenchymateuses ou

(1) Recherches sur l'inflammation de l'arachnoïde.
(2) Rendu. Th. doct., 1873. — Landouzy. Th. doct., 1876. — M. Peter. Leçons de clinique médicale, t. II. — Chateaufort. Th. doct.,1878.
— Debove. Soc. méd. hôp., 1878. — Dreyfous. Th. doct., 1879.

interstitielles, pouraient survenir des troubles sensitifs et paralytiques qui, cette fois, seraient d'origine périphérique ? C'est là une question qu'il est d'autant plus important de poser que, en matière de tuberculose, l'attention des médecins s'est récemment fixée spécialement sur les centres nerveux et cela, peut-être, au risque de leur faire oublier le système périphérique. Ne serait-il pas étonnant, à priori au moins, que, dans une maladie générale. totius substantiæ, d'apparence septique comme la tuberculose, le système nerveux périphérique fût épargné ?

Nous ne croyons guère à cette immunité des nerfs, tacitement acceptée, contre laquelle, du reste, semble déposer l'hyperesthésie de la tuberculose aiguë et la fréquence des névrites douloureuses des phthisiques. Ne sait-on pas, depuis que M. Peter (1) et son élève M. Friot (2) ont appelé l'attention sur ce fait, combien communes sont les sciatiques chez les tuberculeux ! Tout semble donc indiquer qu'il doit se produire dans la tuberculose, comme dans tant d'autres maladies générales, des troubles nutritifs ou fonctionnels, dont le mécanisme reste à pénétrer. Du reste, la démonstration anatomique du processus nevritique suspectée, au nom de la clinique, par M. Peter, vient, récemment, d'être donnée par Eisenlohr de Hambourg qui, chez un musicien mort de tuberculose subaiguë, après avoir présenté des troubles de la motilité et de la sensibilité paraplégiques, a trouvé, avec les lésions pulmonaires habituelles à la tuberculose miliaire, une né-

(1) Névralgie sciatique chez les phthisiques, in Leçons de clinique médicale, t. II, p. 389.
(2) De la sciatique chez les phthisiques. Th. doctorat, 1879.

Landouzy.   14

vrite des sciatiques avec atrophie musculaire correspondante (1).

RHUMATISME ARTICULAIRE AIGU.

Il n'est pas très-rare de voir, dans le cours ou à la suite d'un rhumatisme articulaire aigu, les malades perdre une partie de leurs facultés motrices, présenter des paralysies plus ou moins étendues et parfois tenaces. De nombreuses observations en font foi ; mais si nous analysons ces faits cliniques, si nous en recherchons le mécanisme, le procédé instrumental, nous voyons que les réunir dans une même classe serait absolument illogique et forcé. Bien des distinctions sont à faire, distinctions à la fois pathogéniques et cliniques, et ce n'est qu'après une série d'éliminations successives que nous pourrons nous faire une idée claire des paralysies dans le rhumatisme articulaire aigu, des paralysies subordonnées au rhumatisme dans le sens et dans l'esprit qui nous ont guidé dans tout ce travail.

Et d'abord, il va de soi qu'on doit rejeter tout un ensemble de faits qui n'ont, avec les paralysies véritables, qu'une analogie grossière, tels, par exemple, ces rhumatismes à invasion brusque et presque foudroyante, où les membres inférieurs sont frappés d'emblée, où la douleur est si vive que le malade est, en quelques heures, frappé d'immobilité, aussi impotent qu'un paraplégique ; mais, en dépit de toutes les apparences, il n'y a point là de paralytique, il n'y a qu'un malade pour qui le moindre mouvement volontaire devient une cruelle souffrance et qui se condamne lui-même à l'immobilité la plus absolue : c'est un faux paralytique, car le mouvement qu'il redoute et qu'il évite, il le pourrait exécuter.

(1) Centralblatt für Nervenheilkunde, 1ᵉʳ mars 1879, p. 100.

De même, à une autre période de son évolution, pendant la convalescence, le rhumatisme grave, même aigu, peut s'accompagner d'une atrophie des muscles volontaires d'une perte notable de leurs forces ; les membres sont amaigris, débiles, les premiers pas chancelants, la faiblesse extrême. C'est encore là une fausse paralysie que nous nous bornerons à signaler.

Ces états n'ont de la paralysie que l'apparence, et ces rhumatisants guéris ne sont pas plus paralytiques que les patients affectés de la maladie de Duchenne-Aran ; ils meuvent difficilement, lentement, incomplètement leurs membres, parce que des muscles ou des groupes musculaires entiers ont été atrophiés, parce que le nombre des agents destinés à faire mouvoir les segments de leurs membres a singulièrement diminué.

Ce sont là des faits par lesquels on pourrait d'autant mieux s'en laisser imposer, que l'atrophie musculaire circonvoisine des localisations articulaires rhumatismales, moins rare qu'on ne le croit généralement, prend parfois une intensité en dehors de toute proportion avec l'amaigrissement du membre, celui-ci pouvant être masqué par un certain degré d'adipose sous-cutanée (1). Ces faits, d'une

(1) Nous voyons précisément en ce moment un de ces exemples d'amyotrophie postrhumatismale : il s'agit d'un homme fort et vigoureux, qui, trois semaines après un rhumatisme articulaire aigu, franc, frappant surtout le genou gauche, vint à nous, son rhumatisme complètement guéri, désolé « de ce que sa jambe gauche se paralysait. » Il n'y avait pas l'ombre de paralysie, mais les masses musculaires avaient singulièrement maigri comme en témoignait la mensuration comparative des membres qui donnait pour la cuisse droite 0,50, pour la cuisse gauche 0,47, pour le mollet droit 0,36, pour le mollet gauche 0,34 ; encore la macilence musculaire était elle plus intense qu'elle n'apparaissait, masquée qu'elle était en partie par de l'adipose sous-cutanée, se chiffrant par 0,16 à droite et 0,24 à gauche. L'absence de douleurs subjectives ou provoquées le long des nerfs, l'absence d'autres troubles tro-

importance pratique considérable, prennent en physiologie pathologique une valeur de premier ordre, car, en l'absence du contrôle direct de l'anatomie pathologique, ils peuvent servir à remonter, par induction, des symptômes à la lésion et peuvent être invoqués comme impliquant l'influence de la lésion rhumatismale sur les nerfs ou sur la moelle pour la réalisation de l'amyotrophie.

Dans d'autres cas, enfin, le tableau clinique est tout différent, et l'impuissance motrice réelle et absolue. Au cours d'un rhumatisme articulaire, le malade est subitement frappé d'hémiplégie ; c'est alors que l'auscultation du cœur fait constater l'existence de bruits anormaux, de souffles mitraux ou aortiques. Là est la véritable cause du mal ; il s'est fait une embolie, et le rhumatisme n'a agi qu'indirectement, de seconde main, par l'intermédiaire d'une endocardite ; il s'agit là, si l'on veut, d'une hémiplégie à propos d'un rhumatisme, mais non d'une paralysie directement rhumatismale.

Enfin, les travaux modernes de MM. Brown-Séquard et surtout de M. Charcot ont montré que diverses affections de l'axe cérébro-spinal pouvaient provoquer, en même temps que des troubles paralytiques, des manifestations articulaires spéciales, véritables faux rhumatismes d'origine centrale, bien étudiés aujourd'hui sous le nom d'arthropathies spinales, dans lesquels il faut bien se garder de voir des paralysies rhumatismales.

Deux caractères fondamentaux semblent appartenir aux paralysies du rhumatisme aigu : leur peu de fréquence et leur fugacité ; tantôt la paralysie fait cortège au rhuma-

phiques que ceux du pannicule graisseux, l'absence d'anesthésie, tout cela nous fit penser que l'amyotrophie n'était pas justiciable d'un processus névritique, mais spinal.

tisme articulaire et l'accompagne, tantôt durant autant que lui, tantôt alternant avec lui, mêlé ou non à de la rachialgie, à de l'hyperesthésie cutanée étendue ou localisée (1). Elle revêt d'ordinaire la forme paraplégique à laquelle elle se tient, quoique pourtant la vessie et le rectum puissent se prendre, quoique encore les troubles paralytiques puissent s'élever assez haut pour revêtir la forme d'une paraplégie cervicale.

Parfois, la paralysie précède l'attaque de rhumatisme articulaire, lui sert comme d'avant-coureur, et peut d'emblée occuper la moitié inférieure du corps, c'est même là une de ses formes les plus ordinaires. Tel est, par exemple, ce cas bien frapant, que nous devons à notre maître M. Brouardel (2) : une jeune fille de 20 ans, cuisinière, est exposée brusquement à un courant d'air froid, alors qu'elle se trouvait devant ses fourneaux et toute baignée de sueur ; elle veut se lever un moment après et ne peut y parvenir ; elle était paraplégique. On la transporte à l'hôpital, où, le lendemain matin, on constate, qu'à sa paralysie des membres inférieurs, est venu s'ajouter un rhumatisme articulaire aigu occupant les articulations des genoux et des pieds, et, avec une moins grande intensité, les coudes et les poignets. En dix jours, tout était terminé, paraplégie et rhumatisme !

Mais la guérison ne survient pas toujours aussi vite, témoin le fait rapporté par Grisolle (3). « J'ai observé, dit-il, une paraplégie aussi complète que possible, accompagnée de rétention d'urine, chez un homme athlétique, pour avoir couché quelques semaines dans un lieu très humide, et qui

(1) Besnier. Art. Rhumat. Dict. encyclopédique.
(2) Communication orale.
(3) Traité de pathologie interne, t. II, p. 791

fut remplacée par un rhumatisme subaigu, musculaire et articulaire ; après quelques mois, la santé et la vigueur sont revenues à leur état primitif, et ne se sont plus démenties. »

Ce sont ces faits de paraplégie subite, initiale, ou survenant dans le cours du rhumatisme articulaire aigu, que Trousseau (1) désignait sous le nom d'apoplexie rhumatismale, voulant indiquer par là et la soudaineté de leur début et souvent la gravité apparente de leur détermination.

Des faits analogues ont été publiés par MM. Hutchinson (2), Ball (3), Fernet (4), Mora (5), tous présentent à peu près le même aspect clinique. C'est le plus souvent une paraplégie pouvant, dans des cas exceptionnels, remonter plus haut et même entraîner des troubles respiratoires. Les sensibilités au contact et à la douleur sont diminuées ou même abolies. En général, la contractilité électrique est conservée; les mouvements réflexes persistent, au dire de M. Hantraye (6); d'après MM. Olivier et Ranvier, au contraire, ils seraient souvent abolis. Enfin, on peut observer de la paralysie du rectum et de la vessie, du refroidissement périphérique des membres paralysés, avec productions de sueurs abondantes.

A côté de ces faits, où la paralysie est plus ou moins étendue, nous en trouvons d'autres, mais plus rares, où elle se localise sur le trajet d'un nerf, d'une paire crânienne par exemple. Tel est le cas cité par Michel (7): un soldat,

(1) Clinique médicale, t. II, p. 826.
(2) Lancet, 1838 et 1839.
(3) Thèse d'agrégation, 1866, p. 92.
(4) Thèse Paris, 1865, p. 91.
(5) Thèse de Paris, 1865.
(6) Thèse Paris, 1876.
(7) Monatsblatt f. Augenheilk. X. p. 167, 1872.

pris depuis deux jours de fièvre, de vertiges, de bourdonne-
ments d'oreilles, présente du délire et des douleurs dans la
nuque. Le matin du quatrième jour, on constate une paralysie complète de l'oculo-moteur droit, avec congestion
rétinienne. Le septième jour, apparition d'un rhumatisme
articulaire aigu, débutant par le genou gauche, pour envahir ensuite l'épaule droite et les articulations des pieds.
La paralysie de la troisième paire semblait pendant ce
temps rétrocéder, il ne restait plus qu'un peu de ptosis.
Au bout de onze jours, elle avait complètement disparu ;
le rhumatisme dura quatre semaines.

Ainsi, nous venons de le voir, des paralysies diverses
dans leur siège et leur durée peuvent accompagner ou
même précéder le rhumatisme articulaire aigu. Peuvent-
elles également lui succéder, se montrer comme conséquence, comme *épilogue* de l'attaque rhumatismale? Assurément, des observations en font foi, celle-ci, par exemple,
qui nous est communiquée par notre ami, le Dr Letulle,
interne de M. Vulpian :

OBSERVATION LIII.

Rhumatisme articulaire aigu chez un blennorrhagique. Paralysie
du deltoïde gauche et des muscles de l'avant-bras consécutive à l'arthrite scapulo-humérale ; guérison rapide par les courants faradiques.

L... (Robert), 23 ans, garçon de magasin, entre le 22 janvier
1880 à la Charité, service de M. Vulpian.

8 janvier. Le lendemain même d'un excès de coït, il est pris
d'un écoulement uréthral assez abondant et fort douloureux pour
lequel il ne fait aucun traitement.

Le 17. Il éprouve dans le talon droit quelques douleurs, constate
un léger gonflement. Ces douleurs disparaissent le dimanche. Mais
le 19 le poignet droit et la face dorsale de la main droite se tumé-
fient et deviennent fort douloureux.

Le 20. Douleur vive dans le genou droit.

Le 21. Douleur et tuméfaction de l'épaule gauche.

Il entre le 22 dans le service. Face animée, peau chaude et sudorale. Les sueurs sont très-abondantes depuis hier, et généralisées à toute l'étendue du corps. T. A. 39,2; P. 116. Rien au cœur.

Les membres inférieurs ne sont plus aucunement douloureux.

Par contre, le poignet droit, la face dorsale de la main et les doigts, jusqu'au niveau de l'articulation de la première avec la deuxième phalange, sont fort tuméfiés, principalement la face dorsale de la main, où les téguments sont tendus, luisants, d'un blanc rosé ; douleurs spontanées et provoquées par la moindre pression extrêmement vives.

Le bord cubital de la main et le bord interne de l'avant-bras gauche sont le siège d'une tuméfaction dure, profonde, qui ne paraît pas siéger dans la peau, car les téguments n'y sont pas indurés, ni rouges. Ces régions empâtées sont très-peu douloureuses. S'agit-il là d'un œdème profond rhumatismal ?

L'épaule gauche est déformée par une tuméfaction profonde ; elle est le siège d'une douleur très-vive.

Les autres articulations sont libres.

Le 23. Le pouls est fort, vibrant, régulier. P. 100. Les bruits du cœur sont normaux ; constipation, langue saburrale ; peau moite et chaude ; T. A. 39,3 ; même état qu'hier ; les parents de ce jeune homme sont rhumatisants ; il n'a encore éprouvé aucune affection rhumatismale. M. Vulpian croit qu'il s'agit plutôt d'un rhumatisme aigu chez un blennorrhagique que d'un rhumatisme blennorrhagique ; c'est d'ailleurs une question qui sera résolue par le salicylate de soude, dont le malade prendra 6 grammes.

Le 24. Pas d'amélioration ; sueurs abondantes la nuit ; rien au cœur.

Le 25. Le malade souffre un peu moins ; il n'y a pas de nouvelles jointures d'envahies.

Le 26. Soulagement considérable ; le malade a dormi ; la tuméfaction énorme de la main droite a presque totalement disparu ; l'épaule gauche est encore notablement douloureuse ; dédoublement du premier bruit du cœur.

Le 27. Encore quelque gêne dans les mouvements des doigts de la main droite ; l'état général est bon ; il n'y a plus que l'épaule gauche qui reste douloureuse.

Le 29. Même état douloureux persistant de l'épaule ganche ; toutes les autres articulations sont libres ; on badigeonne l'épaule avec la teinture d'iode : on continue régulièrement le salicylate de soude. La température axillaire oscille entre 38° et 38,4 tous les jours depuis son entrée.

Le 31. L'épaule gauche est bien moins douloureuse ; mais le malade ne peut pas encore remuer son bras.

2 février. L'écoulement uréthral, qui était très léger et fort peu douloureux, a presque complètement cessé depuis deux jours. On remarque que l'épaule gauche n'est presque plus douloureuse, le malade se sert de sa main et de son avant-bras gauche, mais ne soulève pas encore le moignon de l'épaule.

Le 6. Depuis neuf jours au moins l'épaule gauche n'est plus douloureuse, et cependant le malade ne peut s'en servir. M. Vulpian constate une paralysie du deltoïde gauche très-manifeste.

L'abduction, l'élévation en avant et en arrière du bras sont impossibles. D'ailleurs les masses musculaires de l'épaule sont flasques et notablement amaigries ; le bras est normal ; sensibilité intacte.

Le 8. On commence l'électrisation faradique régulière du deltoïde. Il y a une diminution considérable de la contractilité électrique dans le muscle deltoïde gauche, principalement pour les faisceaux antérieurs et externes. C'est à peine si l'on peut voir quelques contractions fibrillaires avec un courant énergique.

De même pour le grand pectoral gauche qui répond à peine aux courants, cependant il est moins paralysé que le deltoïde.

La consistance de ces régions musculaires est considérablement diminuée.

Le début réel de cette paralysie des muscles dans l'épaule est difficile à préciser ; le malade ne donnant aucun renseignement net à ce sujet.

L'épaule gauche est malade depuis le 21 janvier, c'est-à-dire depuis dix-huit jours, et le malade n'en souffre plus depuis neuf jours environ.

Le 11. L'abduction commence à revenir un peu ; les masses musculaires se contractent plus énergiquement sous l'influence de l'électricité.

Le 14. Progrès sensibles. Il y a toujours une différence notable entre les faisceaux postérieurs du deltoïde et le reste du muscle.

Le malade peut commencer à faire un peu d'abduction, mais il se fatigue très vite.

Le 18. On remarque que les muscles du bras gauche sont plus flasques que du côté droit, le malade résiste faiblement lorsqu'on lui étend ou qu'on lui fléchit de force l'avant-bras. Le biceps et le triceps sont certainement très affaiblis ; on les électrise.

Le 22. Les progrès sont considérables ; le deltoïde et le grand pectoral répondent presque aussi bien à gauche qu'à droite aux courants électriques. Le malade fait l'abduction complète, mais ses forces s'épuisent rapidement en moins d'une minute. Le biceps et le triceps gagnent également. Quelques douleurs sourdes dans ces régions malades, on diminue l'intensité et la durée des séances de faradisation.

Ces paralysies épilogues ne sont pas très communes, cela se conçoit, du reste, étant donnés les procédés habituellement mis en œuvre par le rhumatisme en ses diverses manifestations.

Qu'il atteigne les nerfs ou le névraxe, qu'il s'attaque aux articulations ou aux séreuses, le rhumatisme garde ses alertes allures et toujours frappe plus fort que profond !

C'est un feu de paille qui s'allume et, n'étaient les cardiopathies, s'éteint sans trop laisser de ruines.

Cette empreinte rhumatismale se retrouve dans les paralysies liées à la diathèse, et, c'est à la faveur de cette empreinte, à la faveur de la brusquerie habituelle aux paralysies rhumatismales, à la faveur de la soudaineté de leur disparition, à la faveur enfin de leur alternance avec des manifestations articulaires, que se pourront faire leur diagnostic et leur pronostic.

Rapidité d'apparition, soudaineté de départ, facilité de transfert et d'alternance, d'augment et de diminution, tous ces caractères essentiellement rhumatismaux permettent de penser que les paralysies initiales ou concomitantes du rhumatisme sont justiciables, peut-être, d'une imprégnation exercée directement par le rhumatisme sur les cordons nerveux, peut-être d'une action fluxionnaire, exercée sur la moelle ou sur ses enveloppes, cette action arrivant à celles-ci, soit d'emblée, soit de seconde main, par l'intermédiaire de l'influence vaso-motrice que la moelle exerce sur ses méninges.

Cette manière de voir, qui, après tout, est rationnelle, aide à comprendre certaines paralysies post-rhumatismales simples ou compliquées d'atrophie, l'observation 146, par exemple de la Clinique de M. Vulpian, dont la pathogénie semble comporter trois étapes :

1° Imprégnation rhumatismale spinale ;
2° Réaction de la moelle sur ses enveloppes ;
3° Retentissement des lésions méningées sur la moelle, en vertu de l'irritation qu'éveille toute fluxion ;

D'où, en dernière analyse, une faiblesse très marquée des membres inférieurs avec atrophie musculaire.

Cette manière d'évoluer des paralysies du rhumatisme est, avons-nous dit, rare : brusques dans leur apparition, courtes dans leur durée, ne survivant pas, d'ordinaire, aux lésions fluxionnaires qui semblent les avoir produites, elles sont rhumatismales dans toute la force du terme, c'est-à-dire mobiles.

PNEUMONIE.

Si, comme nous l'avons dit déjà, l'association de troubles paralytiques aux affections locales, aux affections thoraciques, notamment, semble avoir été notée dès les premiers âges de la médecine, les tentatives d'explication de ces faits ne datent pas de loin, puisqu'elles sont dues à

Prochaska (1). Le célèbre physiologiste de Vienne, dans son *Institutionum physiologiæ humanæ*, leur donne le nom de paralysies sympathiques. Graves (2), les appelant paralysies réflexes, les explique en disant : « Les impressions qui intéressent un point d'extrémités nerveuses périphériques peuvent se propager vers les organes centraux, d'où elles sont renvoyées, par action réflexe, sur les nerfs de certaines régions plus ou moins éloignées ; elles déterminent ainsi des manifestations analogues à celles qui seraient produites par une maladie des centres nerveux. »

Macario, de Nice (3), publie, en 1850, plusieurs observations de paralysies survenues dans le cours d'affections inflammatoires des organes respiratoires, surtout pendant la convalescence. Dans sa Clinique rurale (4) sur la pneumonie, il cite parmi les complications les accidents nerveux, et, le premier, emploie le mot de paralysie pneumonique. Dans une lettre qu'il adresse en 1859 à l'*Union médicale* (5), il rapporte de nouveaux faits analogues à ceux qu'il a déjà observés, et, dans son *Traité des paralysies dynamiques* (6), il reprend cette question et défend avec vigueur ses opinions contre les attaques dont elles ont été l'objet en Italie. Rostan (7) avait vu des faits analogues consécutifs à des péripneumonies. Cependant, M. Charcot (8) attirait l'attention sur les accidents nerveux qu'il avait observés dans la

(1) Jaccoud. Les paraplégies et les troubles du mouvement.
(2) Jaccoud. Loco citato.
(3) Macario. Bulletin de thérapeutique, déc. 1850.
(4) Macario. Moniteur des hôpitaux, février 1853.
(5) Macario. Union médicale, 8 novembre 1859.
(6) Macario. Traité des paralysies dynamiques, p. 215 et suiv.
(7) Rostan. Recherches sur le ramollissement du cerveau, 2ᵉ édition, p. 232.
(8) Charcot. Leçons cliniques sur les maladies des vieillards et les maladies chroniques.

pneumonie des vieillards et dont il disait : « J'insiste tout particulièrement sur les hémiplégies pneumoniques dont nous avons rencontré plusieurs exemples, M. Vulpian et moi. »

Dans ces dernières années, la question est entrée dans une nouvelle phase, et, au premier rang des travaux qu'elle a suscités, nous devons citer la thèse bien connue de M. Lépine (1).

Les paralysies ont été notées au cours de la pneumonie moins fréquemment que dans la pleurésie. Disons d'abord, qu'à en juger par les cas dissemblables rapportés par Macario, Gubler et par M. Lépine, on doit, avant toute étude de ces faits, établir une distinction complète, important autant à la clinique qu'à la physiologie pathologique, parmi ces akinésies associées aux pneumonies. On se convaincra facilement qu'il n'y a pas la moindre parité à établir entre les faits de Macario et Gubler, de paralysies diffuses, progressives, *consécutives* à la pneumonie, appelées asthéniques par ce dernier, et les accidents hémiplégiques que Lépine a montrés apparaître à propos et dans le cours même de la pneumonie. Pour peu communs que soient les faits visés par M. Lépine, nous les croyons moins rares encore que les paralysies acceptées par Gubler comme anoxémiques, comme explicables par l'obstacle apporté à la circulation et à l'hématose du fait de l'affection thoracique. Sans nier les paraplégies ou les paralysies diffuses, post-pneumoniques, car, après tout, leur genèse n'a rien d'étonnant au lendemain d'une fébri-phlegmasie comme la pneumonie, nous les croyons, contrairement à l'opinion de Gubler, exceptionnnelles ; c'est, du reste, l'opinion de Grisolle qui dit, à propos de ces faits :

(1) De l'hémiplégie pneumonique, Paris, 1870,

« On peut (1) voir survenir pendant la convalescence de la pneumonie une de ces paralysies musculaires, parfois partielles, le plus souvent généralisées, extensives, presque toujours ascendantes, sur lesquelles l'attention a été plus spécialement fixée dans ces derniers temps par M. Gubler. Cet accident pourtant est fort rare à la suite des phlegmasies thoraciques ; je n'en ai observé qu'un seul exemple. M. Macario, à qui le hasard en a montré plusieurs, a voulu faire de cette paralysie une espèce distincte, sous le titre de paralysie pneumonique. Nous ne saurions admettre cette opinion. La paralysie consécutive aux pneumonies est si rare, si exceptionnelle, qu'il est bien permis de la considérer comme un fait accidentel, comme une complication purement fortuite, à la production de laquelle la pneumonie a pu avoir sans doute une certaine part, mais sans pouvoir établir pourtant un rapport étiologique spécial. »

Du reste, plusieurs des observations étiquetées par les auteurs paralysies post-pneumoniques asthéniques, paraissent justiciables de toute autre interprétation ; de leur lecture attentive, on emporte la conviction que, dans la succession des accidents, le rôle de la pneumonie a été secondaire ; nous ne citerons à l'appui de notre dire que les observations 31 et 32 de Gubler. La première a toutes les apparences d'une paralysie diphthéritique ; la seconde, toutes les allures d'une paralysie ascendante aiguë. Pour rares que soient ces paralysies de décours ou de convalescence de la pneumonie (2), leur existence ne saurait être mise

(1) Grisolle. Traité de la pneumonie, 2ᵉ édition, p. 444.

(2 Un fait de ce genre, paralysie généralisée, survenue pendant la convalescence d'une pleuro-pneumonie, a été observé en 1867, dans le service de Tardieu qu'il suppléait, par M. A. Ollivier (communication orale).

en doute, et, comme nous aurons soin de le montrer à propos de la pathogénie générale des paralysies des maladies aiguës, leur apparition n'a pas plus lieu de surprendre dans une maladie générale, dans une fébri-phlegmasie, comme la pneumonie, que dans une fièvre éruptive. La forme, le siège et la marche de ces paralysies n'ont rien de spécial, subordonnées qu'elles sont au siège, à la nature et à l'intensité des lésions nerveuses qui les commandent.

Autrement caractéristiques dans leurs allures, cette fois presque toujours identiques, justiciables d'une toute autre interprétation, sont les faits ressortissant au type d'hémiplégie pneumonique étudié par Lépine. Les paralysies ne suivent plus, cette fois, la pneumonie, elles la traversent comme le fait une complication ; ce sont de véritables accidents éclatant en pleine acuité de l'affection thoracique.

Les observations suivantes méritent d'être rapportées comme fixant l'allure caractéristique, chronologiquement et symptomatiquement, de ces paralysies pneumoniques.

OBSERVATION LIV (1).

Un jeune homme de 20 ans, atteint de pneumonie droite, remarque pendant le cours de sa maladie que tout le côté droit du corps est engourdi. Cet engourdissement persiste pendant longtemps, et deux mois après la jambe droite est toujours plus faible que celle du côté opposé. Le malade y éprouve des fourmillements continuels depuis l'aine jusque sous la plante des pieds. Quand il marche, il traîne la jambe. La guérison de la pneumonie fut complète ainsi que celle de la pleurésie.

____

(1) Macario. Union médicale, 1859, p. 277.

OBSERVATION LV.

Pneumonie lobulaire du côté droit. Paralysie vaso-motrice des membres du côté gauche ; puis à la fin paralysie du mouvement du membre supérieur gauche et paralysie faciale du même côté. — Autopsie (1).

La nommée Noop..., âgée de 82 ans, entre à l'infirmerie de la Salpêtrière (service de M. Charcot), le 20 octobre 1869. Elle a un peu de délire la nuit.

Le 21. Au matin, on constate du souffle bronchique dans la fosse sus-épineuse droite ; en avant, quelques râles sous-crépitants. Submatité au sommet du poumon droit, en avant et en arrière. La malade est assez agitée.

Le 29, soir. L'état s'est aggravé : l'agitation est extrême. La malade geint à chaque respiration, elle ne paraît pas pouvoir parler. Le pouls est à 120, irrégulier. Pour la première fois, on constate que l'avant-bras gauche est algide.

Le 30. L'avant-bras gauche est un peu tuméfié et manifestement plus chaud que le droit. Quand on le soulève, il retombe, mais non lourdement. Pas de différence entre les membres inférieurs sous le rapport de la motilité, de la sensibilité, de l'intensité des mouvements réflexes, de la température. Très légère paralysie faciale gauche.

Le 31. Le bras gauche est inerte, plus chaud, plus coloré que le droit. Mort à 4 heures.

Autopsie. — On trouve du côté des centres nerveux : liquide céphalo-rachidien très abondant. La surface convexe de l'hémisphère droit ne présente pas les fines arborisations vasculaires que l'on remarque sur les parties symétriques de l'autre hémisphère. L'artère basilaire n'est pas athéromateuse. Du côté droit, pas de communicante postérieure visible. La carotide interne à sa terminaison et surtout le tronc de la sylvienne droite sont très athéromateuses. La lumière de ce dernier vaisseau est très notablement rétrécie par un caillot fibrineux, homogène, blanchâtre. Les deux hémisphères

(1) Lépine. Thèse de doctorat, p. 7.

ne présentent pas de différence sous le rapport de la coloration ou
de la consistance.

OBSERVATION LVI.

Mou..., âgée de 89 ans, entre à l'infirmerie de la Salpêtrière
pour une pneumonie du côté droit. On observe des troubles vaso-
moteurs des membres du côté droit; puis une paralysie faciale avec
déviation de la tête à droite, et à la fin une paralysie du mouvement du membre supérieur du même côté.

A l'autopsie, on trouve la terminaison des carotides, surtout
à gauche, notablement athéromateuse. Mais l'hexagone et ses
branches sont entièrement exempts d'athérome. L'encéphale ne
présente pas de lésions appréciables sous le rapport de la coloration et de la consistance.

Si nous cherchons à réunir les caractères de cette hémiplégie, nous voyons qu'elle n'est jamais consécutive à un
de ces orages que nous signalons en parlant de la pleurésie. Elle peut débuter sourdement ou être précédée de
fourmillements, de troubles vaso-moteurs dans les parties
qui seront atteintes. Elle semble plus complète et plus étendue que la paralysie pleurétique. Elle peut s'accompagner
de paralysie faciale comme dans l'observation 1 de Lépine,
et même de déviation de la tête et des yeux comme dans
l'observation 2 du même auteur; elle s'accompagne d'ordinaire de troubles intellectuels, de troubles de la parole,
de coma et des troubles de température que l'on trouve
chez les hémiplégiques. En un mot, cette hémiplégie, et
pour cause, a toutes les allures d'une hémiplégie cérébrale ordinaire, aussi ne faut-il pas s'étonner qu'elle garde
cette même allure jusqu'à la mort. Pourtant, d'après Le-

Landouzy.   15

pine (1), elle serait susceptible de s'accentuer en même temps que la pneumonie s'aggraverait.

Signalons, avant de tenter la pathogénie de ces accidents, l'âge des malades ; tous, si on en excepte le cas de Macario, étaient des septuagénaires ou des nonagénaires ; ces accidents surviennent donc à une période de la vie où, du fait de la déchéance organique générale et de l'athéromasie artérielle, tout est préparé pour un enraiement facile de la circulation cérébrale.

La raison de ces hémiplégies pneumoniques a d'abord été demandée aux actions réflexes ; la pneumonie n'est-elle pas une des affections dans lesquelles les réflexes entrent le plus souvent en jeu, et dans laquelle on peut observer des phénomènes de nature irritative (dilatation de la pupille), comme l'a signalé M. Vulpian (2), puis son élève M. Roque (3), de nature paralytique? (rougeur de la pommette, troubles vaso-moteurs). M. Lépine (4) a pu, du reste, par l'irritation du poumon, en injectant quelques gouttes de liquides dans les bronches d'un chien ou d'un cobaye, déterminer dans le membre du côté correspondant des phénomènes réflexes, d'ordre vaso-moteur. On retrouve ces troubles chez les vieillards atteints de pneumonie, chez

(1) C'est là un fait qui paraît général et qui ressortit, cette fois, aux rapports des maladies aiguës avec les paralysies, aux modifications imprimées aux secondes par les premières. Cette influence de maladies intercurrentes sur les paralysies a été, de la part de M. R. Tripier, l'objet d'observations cliniques et de recherches expérimentales importantes. (Comptes rendus du Congrès des sciences médicales de Genève, 1878, p. 654).

(2) Vulpian. Leçons sur les vaso-moteurs.

(3) Roque. Comptes rendus de la Société de biologie, 1869, et thèse de Paris.

(4) Lépine. Loco citato. Comptes rendus de la Société de biologie, avril 1870.

les phthisiques : « ils occupent un membre, surtout le membre supérieur, quelquefois les deux membres du même côté, et se manifestent par un excès de chaleur de la peau, alternent parfois avec l'algidité. Ils sont beaucoup plus mobiles que lorsqu'il existe une lésion matérielle de l'encéphale » (1).

Il semblerait tout naturel dès lors d'admettre que l'hémiplégie pneumonique, comme l'hémiplégie pleurétique, est d'origine réflexe. Mais il est, à cette manière de voir, de sérieuses objections : tout d'abord, les conditions dans lesquelles se développent ces accidents paralytiques et surtout l'âge (2).

Cette paralysie est plus complète, plus étendue, plus permanente que celle de la pleurésie ; elle s'accompagne ou est suivie de phénomènes généraux : troubles de l'intelligence, de la parole, coma. Enfin, et c'est là un des arguments les plus sérieux, les vaisseaux sont athéromateux. Il est vrai qu'on ne trouve pas d'obstruction complète des artères, pas de foyers de ramollissement ; mais la circulation, malgré une hypertrophie cardiaque compensatrice, se fait mal ; elle peut suffire à la nutrition du tissu dans l'état ordinaire, mais, si une cause perturbatrice survient, si, du fait de la fièvre, la tension artérielle vient à baisser, la circulation cérébrale peut se ralentir, puis s'arrêter et l'ischémie cérébrale s'ensuivre. Chez le vieillard, ainsi prédisposé, la pneumonie sera assez communément cette cause perturbatrice, mais la maladie qui jettera le désarroi dans la circulation cérébrale pourra être tout autre ; témoin ce fait emprunté à Van Swieten dans lequel c'est une angine qui, chez une femme de 63 ans, devient la cause oc-

(1) Lépine. Loco citato, p. 26.
(2) Macario. Gazette médicale de Paris, 1858, p. 85

casionnelle d'une hémiplégie droite; témoin encore ces faits intéressants, publiés à la Société de chirurgie (1876), par M. Nicaise, dans lesquels des accidents hémiplégiques, d'allures cérébrales éclatent à propos d'une hernie étranglée.

On a, du reste, rencontré plusieurs fois des foyers de ramollissement cérébral : notamment dans l'observation 6 de Lépine (1) et dans l'observation de Straus (2).

Quant à ceux des cas dans lesquels, en dépit des recherches les plus attentives, on n'a pu trouver traces de ramollissement, ces cas, disons-nous, doivent (à en juger par leurs allures de tous points semblables à celles des hémiplégies pneumoniques avec lésions), être rapportés à l'ischémie cérébrale, première étape du ramollissement, la mort étant survenue trop tôt pour que le travail de nécrobiose fût appréciable.

Aussi conclurons-nous, avec Lépine (3), que l'hémiplégie pneumonique n'est pas d'origine réflexe, et que, pour l'expliquer, il faut faire intervenir surtout l'ischémie cérébrale par athérome artériel.

ANGINES NON DIPHTHÉRITIQUES.

Une question fort controversée, malgré le talent et l'énergie avec laquelle Gubler l'a défendue, malgré les discussions qu'elle a suscitées à la Société médicale des hôpitaux (Gubler, G. Sée, Trousseau, etc), malgré les arguments invoqués pour et contre, en dépit enfin des obser-

(1) Lépine. Loco citato.
(2) Straus. Revue mensuelle, 1877.
(3) Article « Pneumonie » du nouveau Dictionnaire de médecine et de chirurgie, t. XXVIII, 1880.

vations produites comme affirmatives ou négatives, est assurément la question de la subordination des paralysies aux angines simples, inflammatoires, non diphthéritiques.

Autant sont admises sans conteste les paralysies localisées, nées sur place, au cours ou au déclin d'une pharyngite ou d'une palatite simple, paralysies d'ordinaire peu étendues et fugaces, proportionnelles presque toujours dans leur siège, leur extension et leur durée, à l'inflammation des muqueuses envahies, autant sont discutées les paralysies qui, venant tardivement, alors que l'angine est depuis longtemps éteinte et oubliée, s'attaquent d'abord au voile du palais, puis, gagnent les membres inférieurs pour de là envahir les membres supérieurs, affectant ainsi dans leur progression tardive et traînante l'allure typique des paralysies post-diphthéritiques.

La ressemblance de ces paralysies est si grande avec les akinésies bien et dûment constatées diphthéritiques, qu'avant le mémoire de Gubler leur subordination à la diphthérie n'était point mise en doute. On sait avec quelle conviction le savant médecin de Beaujon s'éleva contre cette manière de voir ; on sait sur quels arguments et sur quel ensemble de preuves il crut pouvoir s'appuyer pour démontrer qu'une angine simple, au même titre que toute autre maladie aiguë, pouvait donner lieu à des paralysies diffuses.

Voici le premier fait d'angine *simple* invoqué par Gubler pour affirmer qu'il ne suffit pas qu'une angine soit suivie de paralysie, celles-ci rappelleraient-elles de point en point les akinésies de la diphthérie, pour que cette angine doive être considérée comme diphthéritique. Ce fait a, dans l'histoire des paralysies angineuses, une importance capitale ; il est comme la pierre angulaire de l'édifice élevé par Gubler pour la *démonstration* et la *défense* des paralysies consécutives aux maladies les plus franchement aiguës, simples et inflammatoires. L'intérêt de ce fait est trop grand pour que nous ne le rapportions pas en entier, d'autant qu'au cas où cette observation ne prêterait à aucune arrière-pensée diagnostique, elle est encore la meilleure que nous connaissions parmi toutes celles qu'on a invoquées pour plaider la cause des paralysies angineuses non diphthéritiques.

OBSERVATION LVII.

Angine inflammatoire avec herpès guttural, suite de refroidissement. Gargarisme calmant et émollient. Guérison en huit jours. — Paralysie du voile du palais et plus tard paralysie généralisée incomplète. Retour des forces par l'usage du fer, du quinquina, de la strychnine et des bains sulfureux.

(Obs. XXXIX, de Gubler).

Casimir-Désiré G..., âgé de 34 ans, débardeur, entre à l'hôpital Beaujon, salle Saint-Jean, n° 23, service de M. Gubler, le 25 octobre 1858, pour un mal de gorge qui date de trois jours. Antérieurement, il jouissait d'une santé parfaite. Le 22 octobre, à la suite d'un excès de travail, pendant lequel il était ruisselant de sueur, il fut saisi par le froid, et dès le soir, il éprouva du malaise, du frisson et de la fièvre. Le lendemain il ressentait déjà une vive douleur dans la gorge, avec grande difficulté d'avaler. Ces symptômes ne firent qu'augmenter les deux jours suivants et son médecin appelé un peu tardivement lui toucha la gorge avec nous ne savons quoi. Au moment de son entrée dans le service, il offre l'état suivant : la douleur de gorge est très intense et la déglutition extrêmement difficile, mais plus pénible encore du côté gauche que du côté droit; cependant il n'y a pas de tuméfaction apparente des régions parotidiennes ni sous-maxillaires, et la palpation ne faisait découvrir dans celles-ci que les bases des amygdales augmentées de volume et à gauche un ganglion peu développé. La bouche s'ouvre sans trop de peine, et le regard de l'observateur explore aisément le fond de cette cavité, où l'on aperçoit, avec un gonflement notable des deux tonsilles, principalement de la gauche, une rougeur diffuse et intense de toutes les parties de l'isthme du gosier. Le pilier antérieur gauche et la moitié correspondante du limbe du voile palatin sont en majeure partie occupés par une surface blanc jaunâtre, à contour irrégulier, comme festonné, environnée d'une bordure d'un rouge écarlate, qui tranche encore par sa vivacité sur la rougeur foncée du reste de l'organe. La couleur blanchâtre de cette surface est due à la présence d'une exsudation plastique peu saillante au-dessus de la muqueuse, et paraissant faire corps avec elle, tant elle y adhère intimement ; le grattage ne la détache pas, mais fait saigner la muqueuse sous-jacente. Deux autres petites surfaces pelliculaires semblables, de la largeur d'une lentille, existent en dehors de la grande plaque et sont environnées comme elle d'un liséré rouge écarlate ; l'une est complètement isolée, à 2 millimètres de distance de la grande sur face ; l'autre est tangente à celle-ci et fait naître l'idée que les irrégularités du contour de la plaque couenneuse résultent de la réunion d'un certain nombre de petites ulcérations de même nature, confondues ensemble par confluence. De petits points blancs, comme aphtheux, existent aussi sur l'amygdale correspondante. Pas d'herpès labialis ni sur l'une ni sur l'autre commissure. Peau chaude, pouls développé, à 80 environ ; visage un peu congestionné ; urine se colorant en rouge violacé par l'acide nitrique avec un diaphragme d'acide urique, sans albumine notable.

M. Gubler déclare, qu'ayant affaire à une angine couenneuse dite commune, ou plutôt à un herpès guttural, il n'a aucun traitement actif à instituer, et prescrit de l'eau d'orge miellée pour la boisson ; pour aliment, du bouillon, et de plus un gargarisme avec la décoction de guimauve et de pavot, additionnée d'eau distillée de laurier-cerise.

Les 27 et 28, la surface couenneuse se déterge rapidement, la déglution devient moins pénible ; apyrexie, bouillons et potages.

Le 30. Il ne reste plus qu'un petit îlot blanc de 2 à 3 millimètres de diamètre au centre de la région du voile occupée par la grande exsudation : partout ailleurs se montre une surface d'un rouge assez vif et en voie de cicatrisation. La rougeur générale de l'isthme est très atténuée, les amygdales ont repris sensiblement leur volume ; l'appétit est revenu, mais la déglutition est encore pénible ;

les aliments solides, difficiles à ramollir par l'insalivation, ont surtout de la peine à passer. On est obligé d'insister auprès du malade pour lui faire accepter des aliments.

Le 31. Malgré toutes les instances pour le retenir, Casimir G... demande sa sortie.

Rentré chez lui, il garde quelques jours de repos et reprend son travail; mais s'étant aperçu que sa voix devient nasillarde, qu'il éprouve pour avaler des difficultés d'un nouveau genre, il revient le 6 décembre, à l'hôpital Beaujon, où M. Gubler constate, avec ses élèves et en présence de plusieurs médecins, les signes d'une paralysie avancée, mais incomplète toutefois du voile du palais. Cet organe reste d'ailleurs sensible aux contacts et n'offrant plus vestige d'exsudation ni d'ulcération, se contracte mal pendant la phonation, particulièrement dans la moitié gauche; la luette se dévie à droite. Quand les liquides sont avalés vite et sans précision, ils refluent en partie par le nez. La faiblesse générale est plus marquée qu'au lendemain de l'angine herpétique. On prescrit un régime substantiel, des toniques et l'on tente l'action de l'électricité. En raison de la prédominance de la paralysie du côté gauche du voile palatin, un pôle de la machine est appliqué sur le côté gauche et l'autre sur la partie latérale droite et supérieure du cou. L'application est répétée deux ou trois fois seulement sans résultat apparent et le sujet, pressé de reprendre son travail, quitte l'hôpital le 20 décembre 1858. Dès lors M. Gubler le perdit de vue. Mais Casimir G... entra plus tard à l'Hôtel-Dieu, salle Sainte-Agnès, nᵒ 19, service de M. le professeur Trousseau, pour une paralysie généralisée. Les renseignements contenus dans les observations de M. Maingault et de M. E. Moynier, chef de clinique, permettent de compléter son histoire. Ces observations nous apprennent que bientôt la main droite s'engourdit et devint douloureuse, et que le lendemain les mêmes phénomènes se produisirent, à l'intensité près, dans la gauche. Quinze jours après, l'engourdissement et la faiblesse avaient gagné les pieds et les jambes.

Le 24 décembre, deux mois après sa première entrée à l'hôpital, Casimir G... présente l'état suivant : la paralysie palatine persiste à un certain degré; quand la déglutition est brusque, les liquides remontent par le nez. Les pieds, les mains, le côté droit du visage sont engourdis. Les membres inférieurs sont faibles, la marche vacillante, il trébuche et manque de tomber à chaque pas; les bras sont également affaiblis. Au dynamomètre, la main gauche presse avec une force de 21 kilogr.; la droite ne donne que 20 kilogr. de pression, au lieu de 55 à 60, chiffre moyen. Cette action est accompagnée d'une sensation de picotements d'aiguilles, qui existe aussi dans les pieds et contribue à l'incertitude de la marche; la sensation tactile est un peu vague, comme si la main était gantée. Analgésie profonde dans les quatre membres, surtout au bras droit. Aucun trouble dans les sens spéciaux; intégrité de l'intelligence; miction et défécation normale; anaphrodisie. Appétit modéré, aspect anémique; pas de soufle carotidien. Sirop de citrate de fer; vin de quinquina.

Le 4 janvier 1859. Légère amélioration dans la sensibilité et la motricité.

Le citrate de fer est supprimé; mais dès le 8, on note plus de faiblesse des pieds; le nasonnement continue. Pas d'albumine dans les urines. Teinture de noix vomique, puis sirop de sulfate de strychnine.

Le lendemain de l'administration du sirop de sulfate de strychnine à la dose de 3 cuillerées, un peu de roideur se fait sentir dans les jambes. Trois jours après, on note un peu de trouble dans la vue, mais ensuite l'amélioration se prononce, la vue et la sensibilité tactile redeviennent bonnes, l'engourdissement diminue; il n'y a plus de picotements, mais les jambes restent lourdes.

Le 1er février, on cesse la strychnine pour revenir au citrate de fer et administrer des bains sulfureux.

A partir de ce jour, la force fait de sensibles progrès et le 17 février, la main droite marque au dynamomètre 32 kilogr., la gauche 34.

Casimir G... est forcé pour ses affaires de quitter l'Hôtel-Dieu le 18 février.

C'est sur cette observation que repose ce qu'on pourrait appeler le dogme des paralysies angineuses. Nous employons ici le mot dogme parce que, si la majorité des médecins et même des auteurs croient à la paralysie angineuse, si tous en parlent, si tous croient en avoir vu, tous ou presque tous ne peuvent s'empêcher de reconnaître que les faits dont ils ont été témoins pourraient bien, après tout, avoir été entachés de quelque cause d'erreur. Nous nous sommes, à cet égard, livré à une enquête, qui nous a demandé beaucoup de temps et de recherches; cette enquête nous a rendu extrêmement réservé sur la réalité des paralysies diffuses angineuses.

Les observations produites par Marquez, de Colmar (1), par Barascut et Mayer, ne sont rien moins que démonstratives, et, pour ce qui est des faits invoqués par M. G. Sée (2) dans son Mémoire de la Société médicale des hôpitaux, on remarquera que, dans la première observation, il n'a pu contrôler le diagnostic qu'il a dû faire rétrospectivement d'après le dire de la malade. Pour ce qui est de la seconde observation, suivie dès le début par M. Sée, il se pourrait que la faiblesse des membres inférieurs fût justiciable d'une autre interprétation, comme nous le dirons plus loin.

L'influence du mémoire de Gubler a été si considérable, son observation a été si vite acceptée comme démonstrative, que la plupart des auteurs qui traitent cette question s'appuient plus sur le dire de Gubler qu'ils ne produisent de faits personnels.

Notons que les opinions des auteurs ont l'air d'être bien plutôt le résultat de concessions faites à une idée nouvelle, plausible après tout, que le résultat d'une conviction due à leur propre expérience. C'est ainsi que MM. Roger et Peter disent : « Une complication possible, mais rare, de l'angine herpétique, est la paralysie consécutive, paralysie qui, lo—

(1) Phénomènes de paralysie consécutifs à des angines non diphthéritiques. (Gaz. méd. de Strasbourg, 1860, t. XX).

(2) Des paralysies consécutives à la diphthérie, aux angines et aux fièvres, 1860.

calisée d'abord aux muscles palatins, peut se généraliser, ainsi que M. Gubler en a vu un exemple (1). »

C'est ainsi encore que M. Damaschino dit (2) : « Une complication se montre parfois à la suite de l'angine herpétique ; c'est une paralysie localisée aux muscles du voile du palais et pouvant même se généraliser. Ces paralysies secondaires sont moins rares que dans l'angine catarrhale ou même que dans l'angine phlegmoneuse, mais il faut ajouter bien vite qu'elles sont beaucoup moins fréquentes que dans l'angine diphthéritique. »

On ne peut s'empêcher de lire, entre les lignes de toutes ces descriptions des paralysies angineuses simples, une manière de restriction, les auteurs ne parlant pas en médecins qui ont vu et peuvent se porter garants de ce qu'ils décrivent.

Bien d'autres réstrictions, et celles-ci très nettes et très explicites, ont été apportées à la question de subordination des paralysies diffuses aux angines simples, par ceux des médecins qui savent combien il est parfois impossible, même pour l'œil le plus exercé, de distinguer une angine simple, herpétique ou autre d'une diphthérie. Il y a là une foule de difficultés d'interprétation qu'il n'est pas toujours facile de suivre, une foule d'erreurs d'interprétation que nos maîtres les plus experts nous disent n'avoir pas toujours pu éviter : ainsi pensait Trousseau (3), ainsi parle M. Peter (4), quand il nous dit, à propos du diagnostic parfois si épineux de l'angine diphthéritique et de l'angine herpétique : « J'ai vu s'y tromper Gillette, médecin de

(1) Article angine. Dict. encyclopéd., t. IV, p. 715.
(2) Maladies des voies digestives. Leçons sur l'angine herpétique.
(3) Trousseau. Clinique de l'Hôtel-Dieu, t. I, p. 410.
(4) M. Peter. Angine herpét. Dict. eucycl., t. IV, p. 716.

« l'hôpital des enfants, et des plus habitués au diagnostic
« de la diphthérie ; il se félicitait de la blancheur de la
« fausse membrane de son pharynx et cette fausse mem-
« brane était en effet remarquablement blanche; de la rou-
« geur éclatante de sa gorge et de la douleur qu'il y éprou-
« vait : il concluait en conséquence à l'angine herpétique
« et mourut de la diphthérie. »

Nous avons tenu à faire toucher du doigt les causes nombreuses d'erreurs qui ont pu se glisser dans les *rares* observations de paralysies post-angineuses. Combien de ces
observations qualifiées d'angines simples, conenneuses,
communes, herpétiques, auraient pu n'être que de la diphthérie *masquée* et appartenir au groupe de ces angines
heureusement dénommées par M Lasègue angines diph-
théroïdes, lesquelles seraient à la diphthérie ce que la varioloïde est à la variole? Est-ce que ces angines paralysigènes
n'auraient pu être de cette grande famille des diphthé-
roïdes (1) « qui, d'un côté confinent aux maux de gorge les
plus bénins, tandis, que de l'autre, elles touchent aux
formes croupales les plus graves ? »

Est-ce que les difficultés du diagnostic ne sont pas telles
qu'elles doivent, sinon faire rejeter les paralysies diffuses
post-angineuses, au moins les faire accepter avec réserve,
d'autant que, à tout prendre, suspectes, de par la localisation pharyngée pelliculaire, de diphthérie, elles sont
encore suspectes de diphthérie par leurs allures, ayant
avec les paralysies diphthéritiques tant et de si étroits
points de ressemblance, que cliniquement, question étiologique à part, il serait impossible, le plus souvent, de
chercher à faire un diagnostic différentiel.

Peut-être encore doit-on se baser pour faire de prudentes

1) Lasègue. Traité des angines, p. 288.

réserves sur la notion d'excessive rareté des paralysies post-angineuses: celle-ci est expressément notée par ses partisans les plus déclarés, c'est ainsi que M. G. Sée (1) écrit :

« Il existe donc une paralysie diphthéritique et une pa-
« ralysie angineuse, mais, tandis que la majorité des para-
« ralysies gutturales, soit limitées, soit progressives, se
« rattache au premier chef, ce n'est que par exception ou
« par exclusion, qu'on invoquera l'action toute locale des
« angines. »

Toutes ces réserves permettent d'établir que, s'il n'y a pas identité entre les paralysies diphthéritiques et les paralysies angineuses, il y a, au moins, entre les deux une parité très étroite, et c'est même là ce qui nous dispensera de fournir une description de ces dernières.

Est-ce à dire, pourtant, que les angines inflammatoires, considérées, moins comme localisation pharyngée que comme un mode d'expression d'une maladie aiguë générale, d'une fièvre, que comme une manifestation de la fièvre herpétique (2) par exemple, ne puissent pas donner lieu à des troubles paralytiques ?

Répondre à cette question par la négative serait vouloir oublier une partie des faits que l'histoire des fièvres nous a révélés, ce serait oublier que l'angine reconnue capable de paralysies est surtout, et presque exclusivement, l'angine herpétique, c'est-à-dire l'angine fébrile par excellence, ce serait méconnaître l'influence paralysigène incontestable des maladies générales, ce serait enfin ne voir qu'une affection locale, qu'une angine dans bien des cas où celle-

(1) Loco citato.
(2) Parrot. Note sur la fièvre herpétique, Gaz. hebdomad., 1871.

ci n'est qu'un élément, et le moindre, dans le syndrome morbide.

Ne savons-nous pas que la fièvre par laquelle s'annonce l'angine herpétique franchement aiguë « prouve (1) que « l'économie tout entière a été mise en demeure, explique « comment une affection peu signifiante par ses lésions « est susceptible de troubler profondément l'organisme, « d'exiger une longue convalescence ou de fournir occasion « à des désordres qu'on n'eût pas attendus si on s'était « borné à l'étude des altérations locales. »

Dans la succession d'une paralysie à une angine inflammatoire, celle-ci a peut-être bien moins à voir que l'état général auquel elle était associée, elle n'a peut-être joué là, si tant est qu'elle l'ait joué, qu'un rôle d'incitation (2).

L'irritation des nerfs sous-jacents à l'angine n'a-t-elle rien à voir avec l'incitation des troubles nutritifs ou fonctionnels de la moelle dont la susceptibilité morbide a pu être éveillée par la fièvre, par la maladie totius substantiæ, dont l'angine n'était, après tout, qu'une manifestation ? Peut-être, faut-il, de cette manière, concevoir la physiologie pathologique des paralysies angineuses non diphthériques, peut-être faut-il, de cette façon, interpréter la débilité des membres inférieurs survenue chez la domestique dont parle M. G. Sée (3), après la guérison d'une angine franche qu'il avait diagnostiquée telle, le premier jour, et dont il put suivre l'évolution ?

(1) Lasègue. Traité des angines, p. 55.
(2) Hardy. Des paralysies diphthéritiques et angineuses. Clinique de la Charité. (Annales des maladies du larynx, 1878, p. 139.)
(3) Loco citato.

PARALYSIES DANS LES MALADIES DES ORGANES GÉNITO-URI-
NAIRES. — PARALYSIES DANS CERTAINES ARTHRITES. —
PARALYSIES DANS LA PLEURÉSIE. — PARALYSIES DITES RÉ-
FLEXES.

Moins anciennement remarquées que les akinésies mêlées aux maladies générales, les paralysies associées à certaines affections locales furent, parmi les premières qui
suscitèrent les tentatives d'explication et les théories pathogéniques des médecins physiologistes, de Prochaska,
de Graves et de tant d'autres.

Placées, dès l'abord, dans la classe de paralysies réflexes,
les akinésîes que nous allons étudier semblent devoir
être, dans la majorité des cas au moins, interprétées et
comprises comme elles l'avaient été déjà au commencement de ce siècle.

Ces paralysies, par leur début, tantôt soudain, tantôt
rapide, par leur marche progressivement et régulièrement
croissante, par leur disparition parfois brusque, par leur
guérison prompte et complète, diffèrent, d'ordinaire, autant de toutes les paralysies que nous venons d'étudier,
que les maladies générales diffèrent elles-mêmes d'une
cystite, d'une métrite ou d'une pleurésie.

Affections locales, la métrite, la pleurésie ne sauraient
être assimilées à une fébri-phlegmasie telle que la pneumonie ou à des maladies *totius substantiæ* telle que la
dothiénentérie ou les fièvres éruptives, qui mettent en
œuvre des procédés paralysigènes dont ne peuvent pas
d'ordinaire disposer les affections locales.

Ce point de vue, autant que la forme et les allures de
complications paralytiques des affections aigues, telles que
la pleurésie, la métrite, la cystite, la néphrite, certaines ar-

thrites, permettent de les rapprocher dans une description commune, puisque les paralysies semblent ici justiciables d'un procédé instrumental uniforme, des actions réflexes.

On sait que le nombre de ces paralysies a été diminuant au fur et à mesure que l'anatomie pathologique poussait plus avant ses investigations, et que, telles paralysies dites réflexes hier, passent aujourd'hui dans la classe des paralysies névritiques ou spinales : certaines paralysies dysentériques et puerpérales (1) sont de ce nombre. Pareil avenir est, apparemment, réservé à bien d'autres akinésies, mais, pour destiné qu'il soit à s'appauvrir encore, le groupe de paralysies réflexes mérite d'être conservé, car il renferme un certain nombre de faits qui ne paraissent vraiment

(1) C'est, de propos délibéré, que nous n'avons pas fait rentrer dans notre question l'étude des paralysies puerpérales. D'abord, pourrait-on assimiler l'état puerpéral à une maladie aiguë? Et puis, les akinésies englobées sous la dénomination de paralysies puerpérales forment un tout si disparate, leurs allures sont si impersonnelles, leurs formes si différentes, les causes qui les produisent si nombreuses et si souvent mêlées, que nous n'aurions pu, sans sortir de notre sujet et sans nous exposer à des redites interminables, étudier chacun des troubles paralytiques signalés au cours ou au lendemain de la grossesse. Il aurait d'abord fallu faire la lumière sur le chaos des paralysies dites puerpérales : ne sait-on pas qu'elles peuvent relever, soit de l'hystérie ou de la chloro-anémie éveillées ou accrues par la grossesse, soit de compressions ou de phlegmasies péri-utérines, soit de traumatismes provoqués ou spontanés, soit d'hémorrhagies ou de congestions cérébrales dues aux efforts de l'accouchement, soit d'adultérations urémiques, soit enfin de causes générales que résume le mot de septicémie puerpérale? Et puis, à tout prendre, il n'est pas une des causes des paralysies puerpérales qui ne se puisse retrouver dans la pathogénie des akinésies des maladies aiguës étudiées en général. Ces paralysies puerpérales, en dehors de la notion étiologique qui a servi à les grouper, n'ont rien de particulier, rien d'original, qui permette de les reconnaître ; les procédés paralytiques varient tellement encore ici que, n'était l'anamnèse, on se trouverait dans l'impossibilité absolue de les rattacher à leur vraie cause.

justiciables d'aucun autre procédé que des troubles fonctionnels produits à distance, que du mécanisme réflexe
depuis longtemps déjà décrit par Graves, Leroy d'Etioles,
M. Brown-Séquard, M. Jaccoud, Weir Mitchell, etc.

En tête du groupe, (par ancienneté de description) nous
trouvons les paralysies survenant dans le cours d'une affection urinaire et qui, en vertu de cette circonstance étiologique, ont été décrites sous le nom de paraplégies urinaires.

Rayer, Leroy d'Etioles, Macario et bien d'autres auteurs
rapportent un grand nombre de ces paralysies, qui se présentent sous des physionomies diverses.

Tantôt, un homme atteint d'une cystite ou d'un rétrécissement uréthral voit, sous une influence quelconque,
survenir une complication du côté des uretères ou des
reins ; en même temps ou peu de jours après les symptômes
de néphrite, survient une paraplégie le plus souvent incomplète. L'affection rénale cède à un traitement bien dirigé ou disparait d'elle-même, et la paralysie suit une marche parallèlement régressive et disparait en même temps
que l'épisode aigu qui était venu compliquer l'affection première, ou bien ne lui survit que peu de jours. L'observation XXI du mémoire de Leroy d'Etioles est un exemple
de ce mode d'évolution ; elle a trait à une néphrite aiguë
compliquée d'affaiblissement des membres inférieurs.

Tantôt, c'est encore une affection des voies urinaires qui
ouvre la scène : une paraplégie survient comme dans le cas
précédent, elle subit des oscillations parallèles à celles de
la maladie rénale ou bien suit une marche régulière et continue : la mort survient, et, à l'autopsie, on ne trouve pas
de lésions de la moelle ni de ses enveloppes capables de
rendre compte de la paraplégie.

C'est, en se basant sur ces faits, possibilité de guérison

rapide et complète d'une part, absence de lésions matérielles d'autre part, qu'on a été amené à créer toute une classe de paraplégies si distinctes de la paraplégie myélitique que Brown-Séquard a pu tracer un parallèle symptomatique entre la paraplégie réflexe et la paraplégie consécutive aux maladies de la moelle.

Pour Brown-Séquard, la paraplégie réflexe urinaire différerait surtout de la paraplégie myélitique par les caractères suivants :

1° Par la rareté de l'extension de la paralysie aux membres supérieurs.

2° Par l'absence ou du moins la rareté des spasmes dans les membres paralysés et de douleurs dans le dos, de douleurs en ceinture.

3° Par le pouvoir réflexe qui n'est généralement ni très accru ni complètement perdu.

4° Par l'absence de paralysies de la vessie et du rectum.

5° Par la rareté de l'anesthésie.

6° Enfin, par les variations que subit la paralysie parallèlement à la marche de l'affection primitive, finissant rapidement après une notable amélioration ou la guérison de l'affection urinaire, s'aggravant quand celle-ci s'aggrave.

Des paralysies urinaires doivent être rapprochés des troubles moteurs liés aux affections aiguës de l'utérus ou ses annexes. Nonat (1), Esnault (2) et Vallin (3) ont rapporté un grand nombre d'exemples de paraplégies temporaires survenant dans le cours d'une métrite ou d'un

(1) Traité pratique des maladies de l'utérus, 1860.
(2) Des paralysies symptomatiques de la métrite et du phlegmon utérin. Th. 1857.
(3) Des paralysies sympathiques des maladies de l'utérus et de ses annexes. Th., 1858.

phlegmon du ligament large. Récemment, M. Peter (1) a consacré plusieurs leçons cliniques à l'examen de cette question.

Au dire des auteurs, la paraplégie utérine présente quelques caractères spéciaux. La faiblesse, d'ordinaire n'est pas égale dans les deux membres inférieurs, la sensibilité n'est pas touchée, la rachialgie fait défaut. La station verticale est impossible, et pourtant, les malades peuvent imprimer à leurs membres, dans le plan du lit, des mouvements assez étendus.

Pareilles descriptions ont été données des paralysies consécutives à la dysentérie, à certaines entérites et même à des diarrhées abondantes, et, jusqu'à ces dernières années, jusqu'aux autopsies que nous avons rapportées, bien peu de pathologistes hésitaient à ne pas ranger toutes les paralysies dysentériques dans le groupe des paralysies réflexes.

Répétons, avant d'exposer et de discuter les théories qui ont été données de ces faits, avant de dire comment ils doivent être compris et interprétés, répétons que ce groupe de paralysies réflexes est chaque jour de moins en moins compact : l'histoire des paralysies pleurétiques nous le prouvera, en témoignant que tout, dans ces akinésies, n'est pas justiciable d'un mécanisme univoque.

Déjà, Brown-Séquard, dans ses premiers travaux, avait eu à éliminer, comme symptomatiques de myélites, bon nombre d'observations acceptées par Leroy d'Etioles et d'autres auteurs, comme des exemples de paralysies réflexes : plus récemment encore, l'éminent physiologiste a trouvé à glaner dans le champ des paralysies réflexes et a reconnu que, « dans bon nombre de cas, il y avait transmission inflammatoire jusqu'à la moelle. »

M. Jaccoud a, lui aussi, singulièrement restreint le

(1) Conférences cliniques sur la pelvipéritonite et la paralysie utérine. (Gaz. des hôp., 1872).

nombre des observations *valables* de paralysies urinaires ou autres trop facilement acceptées comme réflexes.

M. Jaccoud a fait remarquer, avec raison, que, pour qui sait voir, affection urinaire et paralysie ne sont souvent que les effets d'une seule et même cause, d'une myélite. M. Jaccoud prend soin, en outre, d'insister sur ce fait que des troubles des reins, de la vessie ou de quelque autre viscère, peuvent être la première manifestation d'une myélite et partant la précéder. Dans ces cas, si on n'y prend pas garde, voyant la paraplégie apparaître en second, on se laisse aller, tout naturellement, à rattacher celle-ci à l'affection urinaire, au lieu de voir, dans l'une et l'autre, l'expression symptomatique d'une même cause.

C'est là ce que professe M. Vulpian (1) quand il dit : « Quant aux paralysies réflexes, avec lésions de viscères, des reins, de la vessie, etc., elles relèvent souvent de lésions de a moelle épinière, et, dans nombre de ces cas, le rapport des choses a été méconnu et renversé, l'affection de la moelle avait provoqué celle des reins. »

Il a dû se produire, plus d'une fois, en matière de paraplégie urinaire, ce qui se passait il y a vingt ans, avant Duchenne, de Boulogne, en matière de troubles oculaires et de troubles du mouvement, alors, qu'on ne connaissait pas encore la subordination de certains strabismes à une même cause qui, quelques années plustard, devait donner l'incoordination motrice.

Il doit arriver dans plus d'un cas diagnostiqué : affection de vessie, paraplégie ; que, troubles urinaires et troubles moteurs soient l'expression symptomatique, commune quoique successive, d'une affection médullaire qu'on a quelques tendances à ne pas dépister, trop habitué que l'on

(1) Vulpian. Leçons sur les maladies du système nerveux, recueillies par Bourceret.

est à ne demander compte à la moelle que des troubles du mouvement et de la sensibilité!

Une observation de myélite centrale subaiguë compliquée de néphro-cystite et d'infection purulente, publiée ces dernières années, par M. Laveran (1), est, à cet égard, fort démonstrative. Dans ce cas, les désordres urinaires occupèrent toujours le premier plan et entraînèrent la mort, la paraplégie resta incomplète. Dans ce fait, l'importance des troubles viscéraux et la subordination apparente de la paraplégie eussent pu autoriser à interpréter les choses dans le sens d'une paralysie secondaire et réflexe, si on n'avait pas pris soin de pratiquer l'examen microscopique de la moelle.

Il est très probable que plus d'un cas, semblable à celui-ci, porté à l'actif des paralysies réflexes, aurait reçu une tout autre interprétation si le contrôle anatomique avait suivi, avec même soin et même compétence, l'observation clinique : dans cet ordre d'idées, nous pourrions rappeler certaines observations de Gull, de Kussmaül, de Leyden, de Feinberg, et de Hoffmann.

Toutes ces réserves faites, et si restreint qu'on veuille admettre le groupe de paralysies réflexes, il n'en faut pas moins le conserver pour celles des paralysies qui, de par leur marche, leurs allures, leur guérison rapide et complète ne sont justiciables que de troubles fonctionnels imputables à une action exercée à distance sur le système nerveux.

Ces troubles fonctionnels paralysigènes ont été longtemps expliqués par la théorie de l'anémie spinale par constriction réflexe des vaisseaux ou par la théorie de l'épuisement nerveux consécutif à des excitations trop prolongées

(1) Archives de physiologie normale et pathologique, 1875.

de la moelle : les noms de MM. Brown-Séquard, Weir Mitchell et Jaccoud restent justement attachés à ces théories,

Les expériences sur lesquelles s'appuie la théorie de la constriction réflexe des vaisseaux médullaires, les faits sur lesquels semble reposer la théorie de l'épuisement nerveux, les objections nombreuses dont ces théories sont passibles (Vulpian), tout cela est trop connu pour qu'il soit besoin de s'attarder ici à discuter une question qui paraît jugée.

Du reste, Brown-Séquard semble attacher bien moins d'importance à la constriction réflexe des vaisseaux depuis qu'il admet (Société de biologie, 1872) que le mode le plus fréquent de paralysies réflexes est celui qui provient d'influences paralysantes parties d'organes divers et déterminant la suspension de l'action des cellules de la moelle épinière.

M. Vulpian accepte cette interprétation comme expliquant seule, d'une façon satisfaisante, ces paralysies avec ou sans atrophie, que l'on voit au lendemain d'une arthrite survenir dans certains des muscles péri-articulaires, paralysies et atrophies disparaissant, d'ordinaire, rapidement et complètement, ce qui implique la restitution intégrale du fonctionnement spinale.

M. Vulpian (1) admet que, dans ce cas, les nerfs de la région ou de l'organe malades subissent une modification, d'ordre peut-être purement dynamique, qui, perçue par la moelle, suffit pour déterminer sur le névraxe des troubles d'ordre fonctionnel ou physico-chimique ; ceux-ci suspendent ou pervertissent, pour un temps, le rôle incitateur ou trophique exercé par les cellules spinales sur les muscles, d'où

(1) Cours de la Faculté de médecine, inédit, 1876.

les conséquences paralytiques ou atrophiques parfois si exactement limitées à certaines régions articulaires enflammées.

A ce propos, M. Vulpian fait remarquer combien cette expression de paralysie réflexe est impropre, puisqu'il n'y a dans la succession des phénomènes absolument rien de réflexe. Dans les faits que nous venons de rappeler, il y a bien une incitation apportée à la moelle, mais il n'y a pas d'action *réfléchie* puisqu'il y a défaut, suspension d'action, puisque l'incitation apportée à la moelle a précisément pour résultante de déterminer une action suspensive. Comme il ne saurait y avoir arc réflexe, que là où une incitation est renvoyée ou *réfléchie*, la dénomination de paralysie réflexe est impropre, physiologiquement parlant : c'est pourquoi, vaudrait-il mieux la remplacer par l'expression de paralysie d'origine périphérique (Weir Mitchell), si cette expression n'avait elle-même l'inconvénient de prêter à confusion, en ce sens, que ce terme sert à dénommer celles d'entre les paralysies qui ont pour origine une névrite.

Cette action suspensive de l'action des centres nerveux, sollicitée par une impression centripète, n'apparaît peut-être, dans aucune maladie, d'une façon aussi éclatante que dans l'hémiplégie pleurétique.

Aussi anciennement remarquées que dans la péripneumonie, le plus fréquemment observées de toutes les akinésies thoraciques, les hémiplégies pleurétiques semblent avoir définitivement pris leur place dans le groupe des paralysies réflexes, et cela grâce à des travaux nombreux et récents que nous devons rappeler brièvement.

Ces travaux parus, pour la plupart en 1875, à la Société médicale des hôpitaux de Paris (1) visent surtout les accidents nerveux qui peuvent survenir après l'empyème. La même année, M. de Valicourt (2) fait une étude des hémiplégies observées dans le cours des pleurésies. Il publie un fait nouveau, en rapporte d'autres, et cherche à établir la cause de ces accidents. En 1878, à peu près simultanément, l'hémiplégie réflexe dans les affections de la plèvre inspire les deux thèses de M. Bertin du Château (3), et M. Aubouin (4).

Bon nombre d'observations sont publiées en Angleterre, parmi lesquelles nous citerons celles de Haberton, sir James Goodhart (5), Theodore Wiliams, Bertlin, Cayley (6).

D'ordinaire, ce n'est pas dans la pleurésie simple que l'on observe des manifestations nerveuses, mais dans les pleurésies anciennes, purulentes qui ont nécessité l'empyème. Les accidents ne se développent pas quand l'instrument pénètre dans la paroi thoracique, bien qu'on ait observé une fois leur apparition pendant une thoracentèse (7) et que Trousseau (8) la signale pendant une paracentèse du péricarde. C'est plus tard, lorsque le contenu

(1) Lépine, note sur un état parétique développé dans les membres du côté correspondant à un empyème, 1875, p. 122. — Maurice Reynaud, Brouardel, etc., etc. *Eodem loco.*

(2) De Valicourt. Etude sur les hémiplégies observées dans le cours des pleurésies, 1875.

(3) Bertin du Château. Contribution à l'étude des paralysies dites réflexes et des accidents consécutifs à la thoracentèse, 1878.

(4) Aubouin. De l'épilepsie et de l'hémiplégie pleurétiques, 1878.

(5) Sir James Goodhart. Guy's hospital Reports, 1877, observ. XLV, vol. XXII.

(6) Cayley. Société clinique de Londres, oct. 1876. Transactions of the clinical Society of London, vol. X, p. 16.

(7) Straus. In thèse de Bertin du Château, p. 70.

(8) Trousseau. Clinique médicale, t. II. p. 3.

de la cavité pleurale a été évacué au dehors et quand on a
fait déjà plusieurs lavages. Les symptômes observés peuvent varier ; on peut voir apparaître des phénomènes généraux graves (perte de connaissance, arrêt de la respiration), s'accompagnant de phénomènes nerveux, contractures, mouvements convulsifs, déterminant, ou non, secondairement une hémiplégie, une monoplégie ; dans
d'autres cas, l'hémiplégie est primitive. Une description
très exacte en a été donnée par le D' Aubouin (1), nous
tenons à la citer, bien que l'épilepsie ne rentre pas dans
le plan de notre travail.

« Prenons, puisque c'est ainsi que les choses se passent,
un malade atteint de pleurésie purulente et chez lequel on
a pratiqué l'opération de l'empyème. Chaque jour on fait
dans la cavité pleurale une ou plusieurs injections d'eau
tiède, tantôt alcoolisée, tantôt phéniquée. Le malade sup-
porte ces lavages sans fatigue, sans douleur, en un mot,
sans inconvénients.

« Un mois, six semaines se passent, quelquefois davantage, et c'est même le cas le plus ordinaire. Tout à coup,
sans que rien puisse faire prévoir le développement de
semblables accidents, le malade, qui est assis sur son lit
et auquel on fait son lavage accoutumé, tombe à la renverse ; le visage est d'une pâleur mortelle, la respiration
se suspend, on sent à peine le pouls ; après un temps très
court, voici que l'on remarque des spasmes convulsifs,
presque toujours généralisés, mais prédominant dans le
côté qui correspond à l'empyème ; les dents sont serrées ;
les pupilles, contractées au début, se dilatent ensuite largement ; aux contractions toniques succèdent presque tou-

(1) Aubouin. Loco citato, p. 12.

jours des contractures ; comme les contractions, elles sont généralement plus fortes dans les membres correspondants à l'empyème, et surtout dans le bras. Le malade reste dans une espèce de coma épileptique pendant une demi-heure, une heure quelquefois, puis il revient à lui. Plusieurs accès peuvent se succéder.

« Voilà l'épilepsie pleurétique. Dans un deuxième ordre de faits, à ces phénomènes s'en ajoute un autre, c'est : l'hémiplégie.

« L'hémiplégie peut porter sur le membre supérieur et sur le membre inférieur. Elle peut porter sur la face ; assez souvent le bras seul est intéressé, et, lorsque les troubles moteurs portent sur les membres inférieur et supérieur d'un côté, le bras est plus gravement atteint que le membre inférieur. Les membres paralysés sont toujours ceux du côté correspondant à l'empyème. »

Nous insisterons sur ce dernier caractère de l'hémiplégie, et nous ajouterons qu'elle peut occuper la face du côté correspondant.

De plus, d'après l'examen des symptômes rapportés dans les différentes observations, on peut se convaincre que le mouvement n'est pas complètement atteint et que l'on a plutôt à faire à de la parésie qu'à de la paralysie vraie. La sensibibilité n'a jamais été atteinte, du moins d'une façon appréciable. Dans quelques cas on a observé des fourmillements ; dans d'autres, des troubles vaso-moteurs, des rougeurs, de l'œdème ; ces symptômes ont été notés dans celles des observations où furent constatées des lésions cérébrales (embolies, ramollissement).

Pour mieux présenter les faits tels qu'on les observe communément, nous avons choisi parmi les observations celles qui nous ont paru typiques. Nous citerons d'abord celle de M. Raynaud, qui se trouve consignée dans la thèse d'Aubouin (1).

« Le nommé Fol, charretier, entre le 12 juillet au n° 43 de la salle Sainte-Jeanne. C'est un homme vigoureux qui a été pris l'avant-veille au soir de point de côté avec fièvre. Il présente les signes physiques et fonctionnels d'une pleuro-pneumonie intense du côté droit. Malgré une endocardite et grâce à un traitement antiphlogistique énergiquement conduit, le malade a paru s'acheminer d'abord, quoique lentement, vers la résolution, lorsque, le 5 août, se montrent des frissons erratiques, et un redoublement de la fièvre avec augmentation de la dyspnée. Le 12, on constate quelques boutons de varioloïde discrète. Il ne paraît pas que cette éruption intercurrente ait eu une grande influence sur le mode de terminaison de l'épanchement, puisque déjà plusieurs jours auparavant il existait des signes non équivoques de suppuration. Quoi qu'il en soit, l'épanchement continuant à augmenter, je me décide le 16 à pratiquer la thoracentèse et je retire environ trois quarts de litre d'un pus épais et crémeux.

Le 2 septembre suivant, l'épanchement s'étant reproduit, j'appliquai un drain à anse suivant la méthode de Chassaignac : il s'écoule aussitôt une quantité considérable de pus par les deux orifices. Cette fois l'amélioration ne se fait pas attendre grâce à la continuité de l'écoulement du pus et à des lavages quotidiens à l'eau tiède faits au moyen d'un irrigateur. Les forces du malade se relèvent rapidement.

Le 26 octobre, sur les instances du malade qui, se trouvant guéri, demande à partir pour Vincennes, j'essaye de retirer avec précaution le bout restant du drain, mais à peine en ai-je retiré quelques centimètres, qu'il sort un peu de pus très consistant dont l'écoulement avait été accidentellement empêché par une croûte qui obstruait le tube ; je fais alors un nouveau lavage à l'eau pure pour déterger la cavité pleurale. Pendant la pénétration du liquide, le malade se plaint de gêne de la respiration ; j'ai, peut-être, le tort de n'y pas faire autrement attention, des injections semblables ayant été faites un grand nombre de fois auparavant sans le moindre inconvénient. Et même, comme le liquide ne sort pas complétement clair, je me décide à faire une dernière injection.

(1) Aubouin Loco citato, p. 44.

Tout à coup, pendant cette opération, le malade pâlit et tombe à la renverse, les pupilles sont largement dilatées, la face est d'une pâleur mortelle, le pouls nul, la respiration complètement suspendue. Au bout d'une minute environ, qui me paraît un siècle, de mort apparente, le malade est pris de convulsions saccadées des membres supérieurs et inférieurs, de trismus et d'un peu d'opisthotonos... Il y a perte absolue de la sensibilité et de la connaissance, ainsi qu'une émission involontaire d'urine et des matières fécales. Cet état ne dure pas moins d'un quart d'heure, après quoi survient une période de stertor et de coma d'environ trois quarts d'heure. Ce n'est qu'au bout de ce temps que le malade revient à lui peu à peu, tout en conservant un état d'hébétude profonde. Je constate alors une *hémiplégie* portant surtout sur le membre supérieur droit. Le lendemain, cette hémiplégie persiste, quoique sensiblement diminuée.

Le 6 novembre, le malade est tout à fait revenu à l'état qu'il présentait avant l'accident. Toute trace d'hémiplégie a disparu. »

L'observation publiée par sir James Goodhart (1) n'est pas moins concluante ; nous croyons devoir la citer, d'autant plus que la mort a suivi les accidents et que l'autopsie, faite avec soin, n'a pas permis de constater de lésion du système nerveux.

« Une jeune fille de 16 ans entre à Guy's hospital le 16 octobre 1875. Elle est malade depuis deux mois et présente, à son entrée, tous les signes d'un épanchement notable du côté droit.

Le 22, une ponction aspiratrice donne issue à du pus ; on passe un large tube à drainage. On fait des lavages phéniqués. L'amélioration est progressive jusqu'au 20 novembre. Ce jour-là, à midi et demi, elle s'assied comme d'habitude sur son lit pour qu'on lui fasse son injection. Tout à coup, sans même pousser un cri, elle devient livide, s'affaisse dans les bras de l'infirmière. Le pouls et la respiration s'arrêtent ; il n'y a pas de convulsions. On fait la respiration artificielle, au bout de dix minutes, la respiration revient, le pouls est faible. Il y a insensibilité absolue. Une heure après le début de l'attaque apparaît une congestion violacée du côté droit

(1) Sir James Goodhart. Guy's hospital Reports, obs. XLV.

de la face et du membre supérieur droit. Il n'y a rien à gauche. Cette différence s'efface peu à peu et apparaissent des sueurs profuses de la tête et du cou. On constate une contracture des deux bras d'abord, surtout du bras droit, puis une flaccidité du bras gauche; il n'y a ni paralysie, ni contracture des membres inférieurs. A deux heures, on constate une paralysie passagère de la face du côté droit; le bras droit semble plus faible; pas de strabisme. A quatre heures, respiration entrecoupée, irrégulière, mouvements convulsifs de la bouche. Algidité, coma, mort à neuf heures et demie.

A l'autopsie, on trouve les lésions d'une ancienne pleurésie droite; la moelle et le cerveau sont sains et ne présentent pas de traces d'embolie ni de thrombose. »

Mais l'hémiplégie pleurétique, comme nous l'avons déjà dit, peut ne pas être précédée des accidents généraux si graves que nous avons rencontrés dans les deux observations précédentes. Dans ce cas, la paralysie peut se développer assez vite et occuper les membres d'un seul côté et même la face, mais en restant toujours incomplète. Elle peut rester localisée à un membre et constituer une monoplégie, plus particulièment du bras correspondant au côté où on a fait l'empyème. Dans d'autres circonstances, la paralysie peut survenir graduellement et le malade sent son côté s'affaiblir peu à peu. Une fois établie, la paralysie peut ou persister jusqu'à la mort quand celle-ci est prochaine et résulte de la gravité des phénomènes généraux, ou s'améliorer graduellement et disparaître complètement au bout d'un temps plus ou moins long.

Mais il est dans la marche de cette paralysie une particularité vraiment remarquable et sur laquelle il nous faut insister, car elle nous permettra plus tard d'exclure certaines théories émises pour expliquer la cause : ce sont les alternatives d'augment et de diminution qu'elle peut présenter. C'est ainsi que chez un malade de M. Lépine (1), on voit la paralysie se développer sous le coup d'une injection pleurale à droite. Le liquide injecté est de la teinture d'iode; après qu'il a pénétré dans la cavité de la séreuse, le malade se plaint de n'avoir plus autant de force dans le bras droit que dans le gauche. La même chose a lieu pour le membre inférieur. Les symptômes s'amendent. Après une deuxième injection iodée, le malade accuse le lendemain une sensation de fourmillements comme la première fois. D'autre part, la parésie, qui avait subi certaines alternatives d'augmentation et de diminution jusqu'à devenir presque nulle, s'accroit avec une nouvelle intensité. C'est ce qu'on a pu observer aussi chez le petit malade de M. Bergeron (2).

Nous ferons remarquer que l'hémiplégie, lorsqu'elle n'est ni précédée ni suivie de phénomènes généraux, ne s'accompagne jamais de troubles de l'intelligence ou de la parole, de quelque côté qu'on la trouve.

Quant aux conditions dans lesquelles apparaissent ces accidents nerveux, on a remarqué qu'ils survenaient à une époque plus ou moins éloignée du début de l'affection et de l'intervention, quelques jours à plusieurs mois. On les a observés le plus souvent chez l'adulte, mais aussi chez l'enfant et les jeunes gens (observation de Bergeron, Cayley).

La nature du liquide injecté ne semble pas avoir d'influence sur l'apparition des accidents, car, si dans plusieurs cas, on s'est servi pour faire des lavages de liquides irritants (teinture d'iode), dans d'autres, on n'introduisait dans la

---

(1) Lépine. Loco citato.
(2) Bergeron. Cité in thèse d'Aubouin.

plèvre que de l'eau faiblement alcoolisée, phéniquée ou chloralée.

Mais, l'influence que peuvent avoir la force de projection ou l'abondance du liquide est bien plus manifeste. Ces deux causes ont été invoquées par MM. J. Goodhart, Cayley, Moutard-Martin : elles ne sont pas de mise dans les observations de MM. Brouardel, Laveran et Bergeron, leurs injections ont été faites avec tous les ménagements désirables. On comprend très bien que l'incitation produite par une pression trop considérable, dans une poche en voie de rétraction, puisse être, pour une certaine part, dans l'éclosion des accidents nerveux et devenir la cause occasionnelle de troubles fonctionnels plus ou moins étendus.

Les considérations de physiologie pathologique dans lesquelles nous allons entrer prouveront tout d'abo rd qu'il y a subordination étroite entre la pleurésie et les accidents paralytiques qui, parfois, peuvent venir la troubler ; elles prouveront, qu'on ne doit pas dire de ces accidents paralytiques ce que Grisolle disait des paralysies de la pneumonie. Il y a ici tout autre chose qu'une simple coincidence ; il y a rapport de cause à effet !

Quels sont les liens qui, dans l'ensemble des faits connus, unissent les paralysies aux pleurésies? Ces liens ne sont pas les mêmes en toutes occasions ; dans un premier groupe de faits, la paralysie n'est que la résultante fortuite d'un accident dont la pleurésie est la cause médiate ou immédiate ; dans un second groupe de faits, au contraire, c'est la pleurésie qui, personnellement, par elle-même semble être le point de départ des incitations qui pervertissent le fonctionnement des centres nerveux et aboutissent aux troubles paralytiques.

Dans le premier groupe de faits (paralysies par embolies

cérébrales) rentrent ceux qui ont été bien étudiés par de Valicourt.

Son travail contient plusieurs observations : une qui lui est personnelle et que nous avons reproduite et discutée dans notre thèse de doctorat, d'autres de MM. Vallin (1), Potain (2), Robinson (3), Duroziez (4), et dans lesquelles on a trouvé des lésions cérébrales en rapport avec les phénomènes observés. Citons d'ailleurs les conclusions de l'auteur, qui résument tout ce que nous savons de positif sur la pathogénie de cette variété d'akinésies pleurétiques :

« 1° Les épanchements pleurétiques peuvent produire des thromboses dans le cœur, ou dans les gros vaisseaux, ou dans les veines pulmonaires.

« 2° La formation de ces thromboses est favorisée par la quantité de l'épanchement (déplacement du cœur), sa chronicité, sa purulence.

« 3° Les thromboses peuvent se transformer en embolies cérébrales par l'ampliation brusque du tissu pulmonaire.

« 4° Les hémiplégies que l'on observe dans le cours des pleurésies peuvent avoir les embolies cérébrales pour causes.

« 5° Ces embolies cérébrales ont pour effet des troubles passagers, la mort subite, le ramollissement cérébral. »

Au second groupe de faits, appartiennent tous ceux dans lesquels n'existaient point les conditions préparatoires des thromboses, dans lesquels surtout on ne trouva, à l'autopsie, aucune lésion capable d'expliquer les phéno-

(1) Vallin. Société médicale des hôpitaux, t. VI, 2ᵉ série, 1869.
(2) Potain. Société anatomique, 1861, p. 39.
(3) Robinson. Army Medical Report, 1859.
(4) Duroziez. Gazette des hôpitaux, 1870, p. 151, 155.

mènes observés. Au second groupe de faits appartiennent, enfin, tous ceux, et ce sont les plus nombreux, dans lesquels les alternatives d'augmentation et de décroissance de la paralysie, la guérison rapi le et complète sont là pour témoigner que les accidents ne sont guère justiciables que de troubles fonctionnels imputables à une action réflexe.

C'est ce qu'a bien exposé M. Bertin du Château dans la thèse que nous avons déjà citée : l'auteur expose assez complètement la pathogénie de l'hémiplégie pleurétique dans les conclusions suivantes :

« Une vive excitation partie du thorax parvient aux régions corticales par les faisceaux pédonculaires directs (fibres directes) dont Meynert a démontré l'existence, et que la pathologie rend pour ainsi dire palpable par la description des scléroses descendantes de Charcot et Bouchard.

« Cette brusque impression provoque dans les couches de l'écorce cérébrale le même résultat que le courant électrique de Gonzalès Echeveria dans la substance grise de la moelle épinière : un ictus apoplectiforme en est le résultat. L'action de la moelle n'est plus réglée, modérée par le pouvoir cérébral momentanément annihilé, d'où convulsions toniques et cloniques ; persistance de l'épuisement nerveux du territoire cérébral impressionné ; hémiplégie du côté opposé à la partie corticale lésée, »

Cette pathogénie des accidents paralytiques est d'autant plus admissible, que l'on a remarqué que, chez certains malades au moins, les troubles moteurs avaient été mêlés à quelques troubles intellectuels témoignant de la participation des régions cérébrales dans le processus paralysigène. Mais, ne pourrait-on concevoir d'autres procédés pour produire l'hémiplégie, un procédé directement spinal, par exemple? La mise en œuvre d'actions paralytiques directement et exclusivement spinales est parfaitement d'accord avec certains faits expérimentaux, entre autres avec les recherches que fit M. Lépine (1) pour expliquer l'existence des troubles vaso-moteurs des membres dans quelques affections aiguës, notamment dans la pneumonie. Tout ce que nous savons des actions portées à distance sur la moelle (Brown-Séquard, Vulpian) permet 'de comprendre qu'une incitation, partie de la paroi thoracique, puisse, en agissant directement sur le névraxe, produire, par action inhibitoire ou perversion fonctionnelle, un état parétique dans le membre ou les membres du même côté.

Cette irritation pourra partir de la paroi thoracique elle-même (thoracentèse, empyème) ou pourra naître de la cavité suppurante en voie de rétraction. Une pression plus grande que de coutume peut bien dans ce cas devenir l'agent provocateur. Pour ce qui est de la voie parcourue par l'incitation, elle peut varier, puisque celle-ci pourra cheminer le long des nombreux filets nerveux dont la cavité pleurale est parcourue (nerfs phrénique, intercostaux, pneumo-gastrique, grand sympathique).

Les exemples que nous avons cités de paralysies réflexes, les observations que nous avons produites ont assez mis en lumière les allures habituelles à ces paralysies pour qu'il soit possible d'en prévoir, d'ordinaire, la marche, d'en connaître les tendances, d'en faire le diagnostic. Pour bénin qu'il soit d'habitude, le pronostic de ces paralysies est assez difficile à formuler, puisque tout semble dépendre ici bien moins de la qualité des incitations périphériques que de la susceptibilité morbide des centres nerveux. Ne savons-nous pas que tel malade reste absolument in-

(1) Société de biologie, 1877, p. 133.

différent à des excitations périphériques, parfois aussi vio
lentes que prolongées, tandis que tel autre répond à des
incitations parfois moins vives et moins durables avec une
vivacité et une intensité d'accidents paralytiques, dont la
raison ne peut guère être demandée qu'à son nervosisme ?
(M. Peter.) Ces considérations générales, seules de mise en
matière de paralysies réflexes, indiquent pourtant que,
d'ordinaire, de toutes les akinésies, celles-ci comportent
le pronostic le moins défavorable et l'intervention thérapeutique la plus efficace.

Une conclusion encore à tirer de ces faits, des réflexions,
des critiques et des hypothèses qu'ils appelaient, c'est que
les paralysies réflexes sont, en somme, peu communes. Il
semble bien résulter de la lumière jetée sur l'ensemble des
observations et des théories, que le groupe des akinésies
symptomatiques des lésions matérielles a été, chaque jour,
grossissant au préjudice des paralysies réflexes. C'est là
une démonstration qui, si elle était jugée insuffisante, re-
cevra un complément de preuves dans le chapitre suivant,
que nous cansacrons à l'anatomie et à la physiologie pathologique générales des paralysies dans les maladies
aigues.

CHAPITRE IV

Pathogénie.
Anatomie et physiologie pathologiques des
paralysies dans les maladies aiguës

Aujourd'hui, qu'aux enseignements de la clinique, nous
pouvons joindre quelques-unes, au moins, des révélations
de l'anatomie pathologique, et que, à la faveur de ces deux
méthodes, il nous est donné de pénétrer plus avant que ne
l'avaient su faire nos devanciers dans l'étude des paralysies des maladies aiguës, sommes-nous en mesure de comprendre leur pathogénie et de saisir leur subordination ?

Et d'abord, ces distinctions faites avec tant de complaisance par les nosographes, de paralysies du début, de la
période d'état ou de déclin de la maladie, importent-elles à
leur physiologie pathologique ?

Ont-elles la valeur que certains auteurs leur ont attri-
buée, quand ils ont admis que les paralysies *initiales*
étaient exemptes d'altérations des tissus ; que les paralysies *de la période d'état* étaient une manifestation locale
de la maladie ; que les paralysies enfin *de la convalescence*,
se rattachant directement à la débilité de l'économie, méritaient par là l'épithète d'*astheniques* (Gubler) ?

Tout ce que nous a révélé la clinique ne permet guère
d'établir, *à priori*, ni au point de vue symptomatique, ni
au point de vue de la physiologie pathologique, des distinctions si tranchées entre les paralysies de la période de
début, d'état ou de convalescence. Toutes ces paralysies,

qu'elles soient précoces ou tardives, complètes ou incomplètes, fugaces ou persistantes, simples ou mêlées de perversions sensitives ou trophiques, relèvent de troubles
fonctionnels ou nutritifs dont le mode d'apparition, la
forme, l'étendue et le siège semblent liés à la nature de la
maladie aiguë, quelle que soit, du reste, sa période d'évolution. Tout ce que l'on peut dire, de plus général, c'est
que les trouble paralytiques du début des maladies semblent moins profonds, moins fixes, moins tenaces, plus
soudains dans leur apparition, plus rapides dans leur départ que les paralysies de la période d'état ou de convalescence, et encore, ces différences que l'on cherche à établir entre toutes les paralysies des maladies aiguës, sont-
elles loin de comporter les indications pronostiques qu'on
a voulu leur attacher.

Pour ce qui est du mécanisme de toutes ces paralysies,
il ne semble guère relever de leur moment d'apparition,
il semble, au fond, toujours assez semblable, et pour important que soit le rôle de la convalescence, celle-ci ne semble
pas toujours imprimer aux procédés paralysigènes une
marque spéciale, la nature et les tendances de la pyrexie,
semblant primer tout autre question.

Nous voulons bien que les maladies aiguës aient pour résultat commun d'ébranler et de perturber le système nerveux, d'appauvrir la constitution et d'abaisser le niveau de
forces organiques, toutes conditions favorables aux troubles de la motilité, mais, comme justement, ce fait est un
résultat inéluctable des maladies aiguës, il faut. pour que
les paralysies apparaissent, il faut, qu'au choc subi par l'or
ganisme s'ajoute quelque chose.

Ce quelque chose, est une certaine imprégnation de l'économie par un agent morbigène, en vertu de certaines affinités organiques ; ce quelque chose, est une certaine perver-

sion et une certaine *usure* du système nerveux, en vertu de certaines déterminations morbides ; c'est alors seulement que la maladie aboutit aux paralysies et leur imprime une allure, variable suivant l'espèce et le nombre des coups portés par la maladie, variable aussi suivant la manière de réagir de l'économie.

Puisque, au milieu de l'appareil symptomatique général de la maladie surviennent des paralysies, puisque encore, pendant la convalescence peuvent apparaître des akinésies, il faut bien qu'il se soit produit, ou des troubles fonctionnels, ou des troubles nutritifs, intéressant l'une ou plusieurs des parties constituantes du système moteur.

Mais, avant de connaître ceux des rouages de l'appareil moteur impliqués dans le désarroi de l'organisme, il est indispensable de connaître quelles sont, dans leurs traits généraux, les lésions que traînent après elles toutes ces maladies auxquelles les paralysies font parfois cortège. Il est indispensable de se souvenir de leur nature, de leurs affinités, de leurs causes et de leurs tendances, c'est la seule manière d'espérer arriver à démêler les moyens que ces maladies peuvent mettre en œuvre pour entraver le jeu de l'appareil moteur.

A. *Anatomie pathologique générale des maladies aiguës*

Les premières des paralysies que nous avons étudiées font cortège à des maladies qui toutes (sans en excepter certaines angines, sans en excepter encore la pneumonie, cette fièvre pneumonique de F. Hoffmann, cette fébri-phlegmasie des Allemands), sont des maladies générales, offrant, à côté de quelques particularités propres à chacune d'elles, des traits communs de ressemblance, caractérisées qu'elles sont, anatomiquement, par des altérations du sang, et, symptomatiquement, par des congestions viscérales diffuses qui sont la preuve d'une adultération de l'économie tout entière, d'où le nom de maladies *totius substantiæ* qui leur a été heureusement donné.

Présence d'agents morbigènes (miasmes, virus, etc.), altérations du sang, élévation de la température, voilà autant d'éléments communs aux maladies aiguës d'où découle toute une série d'altérations de la nutrition que caractériseront surtout les dégénérescences parenchymateuses bien connues pour le foie, les reins et les muscles, et qui, à en juger par les troubles de l'intelligence, de la sensibilité et du mouvement si fréquemment notés dans nos observations, pourraient bien se produire dans le tissu nerveux !

Action d'agents morbigènes, lésions hématiques, hyperthermie, lésions des organes hémato-poiétiques, d'où par un véritable cercle vicieux, adultération successive, tantôt lente, tantôt soudaine, de l'économie entière, d'où cytolyse et histolyse exagérées, mise en demeure de tout l'organisme, ne voilà-t-il pas plus de désordres qu'il n'en faut pour déterminer des troubles fonctionnels ou nutritifs qui puissent pervertir le mouvement?

Mais, pour se reconnaître au milieu de ces perversions motrices, pour tenter de pénétrer leur mécanisme instrumental, il est indispensable de décomposer le mouvement en ses actes élémentaires et de déterminer les organes et conditions normales qui concourent à l'accomplissement de chacun de ces actes; il est indispensable d'avoir des notions d'anatomie médicale qui permettent de saisir l'importance des lésions récemment révélées par l'anatomie pathologique.

B. *Prolégomènes d'anatomie et de physiologie médicales de
l'appareil neuro-musculaire.*

L'exécution normale de tout mouvement volontaire implique l'intégrité nutritive et fonctionnelle de cet ensemble de parties qu'on désigne en anatomie générale sous la dénomination *de système neuro-musculaire.* Ce système neuro-musculaire (1) se compose de la cellule nerveuse motrice, du nerf qui en émane, et, enfin, du faisceau musculaire auquel le nerf communique le mouvement. Les deux derniers éléments sont essentiellement subordonnés au premier (cellule) en ce sens que l'altération plus ou moins profonde survenue dans celui-ci retentit nécessairement sur les deux autres.

Cette surbordination étroite se comprend d'autant mieux qu'on doit considérer le nerf comme un prolongement que pousse directement la cellule nerveuse jusqu'au contact du protoplasma musculaire.

Le nerf, pour constitué qu'il soit, d'un ensemble de segments, réunis bout à bout, comme les grains d'un collier d'ambre, n'en forme pas moins un cordon ininterrompu depuis la cellule nerveuse jusqu'au muscle : sa segmentation, de fait purement apparente, ne porte que sur la partie accessoire du tube nerveux, sur l'appareil de protection que constituent les segments de myéline.

La partie fondamentale et physiologique du nerf, le cylindre axile, court au travers des segments annulaires pour continuer le prolongement cylindre-axile de la cellule spinale sans interruption jusqu'au muscle. Aussi, Ranvier consi-

(1) Charcot. Cours d'anatomie pathologiq., inédit, 1879.

dère-t-il le tube nerveux, réduit à sa partie fondamentale, dans quelque point que ce soit de son trajet, comme un prolongement de la cellule nerveuse, étirée en une sorte de pédicule extrêmement allongé, qui vient impressionner la fibre musculaire.

Par le cylindre d'axe, cellule nerveuse et cellule musculaire sont en communion intime. De l'intégrité de la première dépendent la vitalité et le fonctionnement du cordon nerveux et du muscle qui, en tout et pour tout, sont tributaires de la cellule spinale.

Cette nécessité d'une libre et parfaite communication du nerf avec son ganglion a été prouvée par les célèbres expériences de Waller : on sait que tout nerf. dont la continuité est rompue, souffre dans son extrémité périphérique alors que son bout central reste indemne. Cette altération dégérative, dénommée, par la majorité des auteurs, névrite parenchymateuse, consiste en une altération de la myéline qui se fractionne en boule, devient granuleuse, tandis, que les noyaux du segment interannulaire se multiplient, le protoplasma se gonfle, devient exubérant, le cylindre d'axe disparaît et la gaine de Schwan se vide (Schiff, Philippeaux et Vulpian, Neumann, Eichorst. Ranvier. Vulpian, Cossy et Déjerine, Engelmann, Lichthein, Pierret. Kuhne et Ewald).

Ces lésions sont aujourd'hui bien connues, on ne discute plus guère que pour savoir si les altérations fonctionnelles et nutritives du nerf sont dues à la fragmentation du cylindre axile par l'hypergenèse du protoplasma du noyau de chaque segment interannulaire (Ranvier) (1), ou bien, si elles ne sont que la conséquence de la séparation du nerf d'avec ses centres trophiques, séparation déterminant, dans

---

(1) Ranvier. Leçons sur le système nerveux, 1878.

le cylindre-axile des modifications physico-chimiques qui altèrent ses propriétés physiologiques avant que les lésions du noyau et du protoplasma (Vulpian) soient assez avancées pour pouvoir être mises en cause (1).

Uu autre point de l'histoire de cette névrite dégénérative qui n'est pas encore définitivement fixé est celui de savoir si, quand cette névrite apparaît, elle se fait en même temps (Vulpian) dans toute l'étendue du cordon nerveux, ou bien, si elle ne commence pas par la périphérie (Ranvier) avec cheminement consécutif de la périphérie vers le centre?

Pour M. Ranvier, ce serait à la périphérie que se marquerait, tout d'abord, l'altération du nerf. C'est au niveau de la colline de Doyère, là où le cylindre d'axe se termine, après s'être dépouillé de sa myéline, ce serait là que retentiraient primitivement tous les dérangements survenus dans l'appareil neuro-musculaire. La pathologie expérimentale semble avoir montré (2) que ce serait au niveau de la plaque terminale et dans les segments interrannulaires adjacents qu'apparaissent, en premier, les altérations consécutives aux sections nerveuses, qu'apparaissent d'abord les lésions, dites de névrite parenchymateuse. On pourrait voir les noyaux de l'éminence de Doyère gonflés dès la vingt-quatrième heure, les anneaux les plus périphériques segmentés au deuxième jour, enfin les anneaux les plus éloignés segmentés, au troisième jour seulement. Ainsi, contrairement à l'opinion, d'ailleurs fort naturelle, qu'on avait formulée jusqu'aux derniers travaux de Ran-

(1) Vulpian. Leçons sur l'appareil vaso-moteur, t. II, p. 312, 1875.

(1 *bis*) Cossy et Déjérine. Arch. de physiologie, 1875.

(2) Ranvier, cité par M. Charcot. Cours inédit de la Faculté de médecine, 1879.

vier, la dégénération du nerf commencerait par la partie périphérique et non par les parties centrales.

Ce fait qui n'a, du reste, rien de surprenant, étant donnée l'action de régulation exercée par la cellule sur le nerf qui en émane, ce fait a une importance capitale, en ce sens qu'il nous donne la clef des altérations décrites sur les nerfs que ces altérations y naissent sur place, d'emblée, directement ou qu'elles résultent des modifications portant beaucoup plus haut sur la cellule.

Frappé lui-même, directement par un agent morbide, ou frappé dans la personne de sa cellule d'origine, le nerf pourrait traduire ses souffrances de la même manière, par des lésions de névrite parenchymateuse débutant, dans un cas comme dans l'autre, par la périphérie.

A propos des cellules spinales dont le rôle apparaît d'emblée si considérable dans la genèse possible des paralysies des maladies aiguës, rappelons qu'elles sont groupées au milieu d'une substance conjonctive d'une ténuité extrême, parcourue en tous sens par un lacis vasculaire à mailles bien autrement serrées dans la substance grise que dans la substance blanche.

Il y a là un fait d'une importance capitale, puisque les maladies aiguës trouveront, dans la richesse de ce réseau sanguin, plus d'une condition instrumentale favorable aux troubles nutritifs ou fonctionnels de la cellule; puisque les maladies trouveront, pour ainsi dire, les voies largement préparées pour le développement des myélites centrales diffuses.

Nous en aurions fini avec ces prolégomènes d'anatomie médicale nécessaires pour comprendre la physiologie pathologique des troubles nutritifs et fonctionnels du système neuro-musculaire, s'il ne nous fallait rappeler qne le système dont nous venons d'esquisser la description est mis en connexion avec les régions motrices de l'encéphale. Ces connexions sont établies par le faisceau pyramidal qui, plongeant, de l'encéphale dans le cordon latéral de la moelle, semble se mettre en rapport — probablement par le réticulum dans lequel s'effilent les cylindres axiles — avec les prolongements protoplasmiques des cellules antérieures et peut ainsi les actionner (Fleichsig, Charcot). Les connexions commissurales étendues de l'encéphale aux cellules spinales nous paraissent utiles à rappeler : peut-être doit-on chercher dans la subordination fonctionnelle des cellules aux régions motrices de l'encéphale, l'explication de certains troubles de la motilité observés au cours ou au déclin des fièvres typhoïdes à forme cérébrale, troubles justiciables, peut-être, des modifications apportées par la maladie à la nutrition des régions corticales, dont le fonctionnement se trouverait, sinon empêché, au moins troublé et perverti.

Pour ce qui est du muscle, nous le ferons rentrer dans l'appareil neuro-musculaire, non seulement, parce que l'anatomie générale (Kleinenberg, Ranvier) montre qu'on ne saurait vraiment l'en séparer, étant données les connexions intimes du filet nerveux et de l'élément contractile chez les êtres inférieurs (1), mais encore parce qu'il peut y avoir impuissance motrice, l'intégrité des centres et des cordons nerveux restant complète, alors que la cellule musculaire, troublée, du fait de la maladie aiguë, dans son activité nutritive et fonctionnelle, ne répond plus aux incitations nerveuses. C'est à ce titre, que nous devons faire connaître les lésions musculaires qui relèvent des altérations humorales ou de l'hyperthermie des maladies aiguës.

(1) Voir J. Renaut. Anat. générale du système nerveux. in Dict. encyclopédique des sciences médicales.

Nous devrons enfin faire rentrer le muscle **dans** l'appareil neuro-musculaire, puisque les lois de subordination physiologique veulent qu'il n'y ait pas intégrité nutritive et fonctionnelle du muscle là où surviennent d'une façon durable ou intensive des altérations du centre et du cordon nerveux.

En effet, si l'élément musculaire jouit d'une certaine autonomie, si la contractilité lui appartient en propre, il n'en est pas moins vrai qu'il est soumis à une influence incessante du système nerveux central dont dépend son activité nutritive. Tout muscle privé des incitations normales et régulières de son nerf moteur s'atrophie peu à peu, et, si sa contractilité (Vulpian, Erb) persiste assez longtemps, il n'en est pas moins vrai qu'elle diminue et demande, pour être décelée, l'emploi de courants de plus en plus forts.

Examiné au microscope, ce muscle apparaît atteint d'atrophie simple, c'est-à-dire d'une atrophie caractérisée par la diminution de la fibre musculaire avec multiplication des noyaux du sarcolemme. On sait que cette atrophie ira croissant, tant que, du fait de l'altération du nerf, cessera la communication entre le muscle et son centre trophique ; on sait enfin que le muscle pourra reprendre avec son volume, sa fonction, si la lésion du nerf n'a été ni trop profonde ni trop durable.

Chacune des pièces de l'appareil neuro-musculaire étant connue, leur sujétion admise, cherchons de quelles altérations nutritives et de quels troubles fonctionnels on les a vues être le siége dans les paralysies des maladies aiguës.

LÉSIONS DU MUSCLE DANS LES MALADIES AIGUES (1).

On sait que les faisceaux primitifs des muscles striés, enveloppés par le sarcolemme, sont plongés dans du tissu connectif lâche ou de la nutrition, qui constitue leur atmosphère propre et les sépare des vaisseaux sanguins. La matière contractile est formée de cylindres ou plutôt de prismes rectilignes, parallèles entre eux et à l'axe de l'élément; ce sont les cylindres primitifs de Leydig. Les noyaux et le protoplasma sont contenus dans les intervalles qu'il laissent entre eux et jamais dans leur épaisseur. Ils sont décomposables en fibrilles élémentaires de diamètre inférieur à 1/100 de millimètre, et qui sont elles-mêmes régulièrement striées en travers comme le cylindre primitif tout entier.

Ces notions étaient nécessaires pour comprendre ce qui va suivre, car les lésions des fibres musculaires striées se localisent souvent dans des régions bien déterminées du faisceau primitif, et il serait difficile de les bien déterminer si l'on n'avait primitivement établi, comme nous venons de le faire, la nomenclature des parties constitutives de la fibre striée.

(1) Une étude minutieuse des lésions musculaires dans les maladies aiguës nous parait avoir ici un intérèt réel, et cela, pour plusieurs raisons. D'abord, sans la connaissance des lésions musculaires produites directement, *in situ*, par des phlegmasies locales, bien des états parétiques ou paralytiques restent incompréhensibles, et puis, dans une question aussi obscure encore que celle-ci, nous jugeons que l'anatomie et la physiologie des lésions musculaires peuvent (ne serait-ce que par voie d'induction) aider à pénétrer quelques-uns des procédés mis en œuvre par les maladies aiguës pour produire des lésions des nerfs et des centres.

Dans le milieu connectif où ils sont placés, les faisceaux musculaires primitifs se nourrissent régulièrement aux dépens des matériaux de rénovation amenés par le sang et qui leur sont distribués par l'intermédiaire du tissu connectif, qui joue, ici, comme partout ailleurs, le rôle d'un espace lymphatique. Pour le fonctionnement régulier du muscle, deux conditions principales sont nécessaires : il doit recevoir librement l'oxygène du sang, et être maintenu dans un état de température convenable.

I. *Modifications apportées au muscle par suite du défaut de l'oxygénation régulière.* — Nous venons de dire que l'oxygène est nécessaire au muscle pour vivre et fonctionner régulièrement. Cette nécessité d'oxygénation lui est commune avec tous les tissus, mais elle est infiniment plus active que dans beaucoup d'autres. La substance contractile du muscle est en effet formée par les disques épais et les disques minces ; les disques minces sont de veritables pièces de charpente et les disques épais des pièces contractiles. Ces disques épais renferment la *myosine* qui est l'agent même de la contraction, et cette myosine est chargée d'une matière colorante analogue à celle du sang. Kuhne l'a isolée et étudiée, et il la considère comme une variété d'hémoglobine.

C'est la myosine qui fixe, à l'état de combinaison instable, l'oxygène du sang apporté au muscle, et cet oxygène est absolument nécessaire à la contraction musculaire qui le dépense en se produisant.

Cette anoxémie musculaire, rapidement suivie de la mort de la substance contractile, se produit régulièrement dans certaines affections aiguës dont le type est fourni par l'intoxication phosphorée. Le phosphore, ainsi qu'il résulte des expériences de Ranvier et Fritz agit comme un nouveau venu, avide d'oxygène, qui soustrait aux élements anatomiques et, spécialement aux muscles, l'oxygène nécessaire au maintien de leur vitalité. L'oxyde de carbone agit, à un plus faible degré, d'une façon analogue, et l'impuissance musculaire généralisée et rapide que l'on observe dans ces deux intoxications aiguës est pleinement légitimée par l'action anoxémique des agents introduits.

En dehors de l'intoxication phosphorée ou de l'action d'une inflammation suraguë de voisinage, qui, elle aussi, tue le muscle comme nous le verrons plus loin, la stéatose présente souvent des caractères atténués. Mais dès que les disques contractiles sont transformés en graisse, la fibre musculaire à laquelle ils appartiennent est absolument incapable de se mouvoir, elle n'est pas seulement, impuissante, elle est morte. Dans l'intoxication charbonneuse, comme dans la phosphorée, la stéatose des muscles se produit sur certains points. Il est facile de la constater dans le pourtour de la pustule maligne lorsqu'elle siège sur des portions du tégument munies de muscles peaussiers.

Un premier mode d'inertie musculaire est donc produit par la mort locale des éléments contractiles diversement atteints dans leur oxygénation, et la lésion qui répond à ce mode d'inertie est la stéatose que nous devions décrire rapidement.

II. La seconde condition de milieu, nécessaire au maintien de la vitalité des faisceaux musculaires, c'est, avons nous dit, une température ambiante convenable et qui ne doit ni s'abaisser, ni s'élever, en dehors de certaines limites. Le muscle refroidi à zéro, et, maintenu quelque temps dans cet état, laisse échapper son plasma musculaire, sa myosine, et c'est ainsi, on le sait, que Kühne est arrivé à l'isoler à l'état fluide. Inversement, si la température ambiante dépasse un certain degré, l'on voit d'abord la contractilité s'exagérer considérablement, le muscle devenir excitable sous les actions les plus légères, puis, à un certain moment, et pour un degré déterminé de l'échelle thermométrique, variable avec les espèces animales, on voit le muscle se maintenir en rigidité et s'y maintenir indéfiniment.

Examinons actuellement les modifications survenues dans la constitution des faisceaux musculaires primitifs, et corrélatives à leur impuissance motrice et à leur rigidité. C'est ce que l'on voit bien sur une grenouille qu'on a plongée vivante dans l'eau chauffée à 55° (Ranvier) et qui meurt en rigidité tétanique. Au moment où l'animal est entré en contraction tétanique, ses masses musculaires ont été parcourues par une série de trémulations, telles que des ruptures musculaires s'en sont suivies, et que, parmi les muscles, les uns qui ont résisté ne se sont pas détachés de leur tendons, tandis que d'autres, détachés, se sont librement rétractés.

Les muscles qui ne se sont pas détachés de leurs insertions se présentent à un faible grossissement avec un état granuleux tout à fait caractéristique; la striation longitudinale, c'est-à-dire celle qui répond aux cylindres primitifs juxtaposés parallèlement dans le faisceau, est seule demeurée régulière, mais la striation transversale est devenue diffuse; les disques épais et les disques minces ne traversent plus régulièrement, bord pour bord, tout le faisceaux primitif. Dans des cylindres primitifs adjacents, on les voit former des lignes onduleuses analogues à celles d'un ruban moiré. Cet *état moiré* est caractéristique des muscles soumis à une haute température; il montre que la substance contractile, au lieu d'entrer en action d'une façon régulière et simultanée dans une même tranche, a opéré isolément sa contraction dans chaque cylindre primitif, comme en vertu d'une excitation directe. La première conclusion à tirer de ces faits, c'est que le muscle placé dans un milieu ambiant surchauffé est soustrait à l'influence régulatrice du système nerveux qui, à l'état normal, amène une contraction en masse qui se fait, d'un coup, dans toute la hauteur du faisceau. Le premier effet de la chaleur, est donc d'exagérer l'irritabilité musculaire dans le sens où la comprenait Haller. C'est pourquoi, on voit dans les formes hyperthermiques des maladies aiguës les masses musculaires, telles que celles du biceps, entrer en contraction d'une façon tout à fait analogue à celle de la crampe. Il suffit de prendre le biceps entre les doigts, comme on ferait d'une corde qu'on voudrait faire vibrer, pour y déterminer un nœud de contraction locale, qui se dessine surtout sous forme d'une saillie dure, transversale et douloureuse, exactement semblable à celle qui se produit dans la crampe spontanée du mollet. Ces contractions musculaires se produisent même spontanément alors, et jouent un rôle important dans le phénomène du soubresaut des tendons bien connu en clinique.

Mais, outre que la chaleur hypernormale pervertit l'irritabilité du muscle, elle coagule par places sa substance, et, fait qui ne saurait nous laisser indifférent, la fibre, une fois coagulée, devient cassante ; l'action mécanique des faisceaux primitifs adjacents, restés relativement intacts, ou même les portions d'une même fibre coagulée sur un point et intacte sur l'autre, brise les blocs coagulés et les réduit en fragments que l'on voit à l'intérieur du sarcolemme, avec l'aspect caractéristique et bien connu des masses circuses de Zenker.

C'est un fait d'observation, que, dans les muscles surchauffés expérimentalement, et dans ceux qui ont été lésés chez l'homme par les températures hyperpyrétiques, l'action coagulante de la chaleur ne se fait pas sentir régulièrement dans les faisceaux primitifs adjacents ou même dans toutes les parties d'un même faisceau. C'est ce qui explique comment on trouve toujours dans le voisinage des fibres dégénérées, des faisceaux primitifs relativement intacts, et comment aussi, entre des blocs colloïdes, on voit sur une certaine étendue des segments de substance contractile qui n'ont pas revêtu l'aspect vitreux; mais ces segments, détachés de leurs insertions, n'étant plus maintenus, sont revenus sur eux-mêmes avec une telle force qu'ils se sont, pour ainsi dire, écrasés et ont formé des masses réfringentes et unies analogues à celles qui se produisent dans les fibres musculaires de la langue de la grenouille, rompues mécaniquement, par une extension trop forte de la membrane linguale. (Cornil et Ranvier, Manuel d'histologie pathologique, page 480.)

La dégénérescence cireuse paraît donc bien être le résultat de la coagulation de la myosine par la chaleur, et tout montre qu'il s'agit ici d'un effet traumatique plutôt que d'une évolution dégénérative vitale. Le sarcolemme n'a pas subi de modifications ; les noyaux ne sont pas multipliés et le protoplasma granuleux présente l'aspect ordinaire qu'il acquiert quand on l'a fixé dans sa forme par un réactif coagulant.

Nous venons de voir qu'au début de la lésion il n'existe pas de réaction inflammatoire du côté des noyaux et du protoplasma musculaire (1). Mais, au bout d'un certain temps, on acquiert la preuve que l'action coagulante portée sur

(1) Comparer Zenker, Altérations des muscles dans la fièvre typhoïde, Leipzick, 1874, in-4º; Hayem, Etude sur les myosites symptomatiques, Archives de physiologie: Cornil et Ranvier, Manuel d'histologie pathologique.

la myosine a fortement irrité le protoplasma et les noyaux, on les voit alors proliférer et devenir, ainsi que le protoplasma qui les entoure, l'origine de la résorption des blocs colloïdes. La *myosite de résorption* est donc absolument étrangère au phénomène initial. Mais, dans la convalescence, un autre phénomène se produit : c'est une *myosite de réparation* à caractère musculo-formatif. Les cellules musculo-formatives ne paraissent pas du reste provenir des anciens faisceaux primitifs, mais du tissu connectif intermusculaire.

Cette lésion peut, on le sait, s'accompagner d'hémorrhagies, en se brisant et en se rétractant violemment les fibres musculaires amènent la rupture des capillaires qui suivent leur parcours, et déterminent un petit foyer sanguin au niveau duquel les fibres musculaires rompues et rétractées subissent la dégénération graisseuse. Parfois même, le foyer devient le siège d'une petite nécrose qui donne naissance à un abcès musculaire localisé, comme on le voit si fréquemment dans la fièvre typhoïde, dans l'épaisseur, par exemple, du muscle grand droit de l'abdomen.

On le voit, dans ce qui précède, nous avons rapporté la dégénérescence colloïde, l'état moiré qui l'accompagne régulièrement au début, enfin la rupture des fibres, à une action, en quelque sorte traumatique, due à une élévation de la température interstitielle des masses musculaires. Les dégénérescences locales qu'on observe dans certaines affections aiguës autres que les fièvres, et, par exemple dans le phlegmon, peuvent être rapportées également à l'influence thermique. Les phénomènes d'excitabilité anormale et locale présentés par les masses musculaires dans l'hyperthermie, les crampes que l'on provoque alors si facilement, les soubresants tendineux et les spasmes locaux sont, dans cette conception, le véritable prélude de la

coagulation partielle et disséminée de la substance contractile dans les masses musculaires striées. On voit, d'après
cela, que lorsque l'hyperthermie se produit, l'appareil locomoteur est en imminence de paralysie véritablement *myo-
sique*, celle-ci présentant ce caractère spécial d'être disséminée, d'une façon pour ainsi dire parcellaire, sur les points où
l'action nuisible de la chaleur interstitielle surélevée s'est
fait particulièrement sentir. Cette dissémination montre
bien qu'il ne s'agit pas ici d'une action systématique produite par l'intermédiaire du système nerveux régulateur
général. Aussi, ces sortes de mouchetures paralytiques n'ont
elles guère d'importance au point de vue des réactions générales du mouvement. Il en sera tout autrement dans les
formes dont la description va suivre, et qui sont amenées
par la propagation, aux masses musculaires, des inflammations étendues en nappe et adjacentes aux muscles inté-
réssés.

III. Les lésions musculaires dont nous venons de donner
sommairement la description sont fréquentes comme le
sont les états hyperpyrétiques qui, dans les maladies aiguës,
sont la cause principale sinon absolue de leur production;
elles sont disséminées au hasard des points au niveau desquels le milieu thermique périmusculaire est devenu le
siège d'une élévation de température telle, que l'intégrité
de l'élément contractile n'a pu se maintenir, et que la myosine s'est coagulée par places. Actuellement, nous devons
examiner ce qui se passe quand une détermination inflammatoire se produit, au cours d'une maladie aiguë, dans une
membrane séreuse ou muqueuse, immédiatement adjacente
à un plan musculaire strié, ou séparée de ce dernier par
une couche peu épaisse de tissu connectif ou cellulo-adi-
peux.

Certaines observations d'Andral et de Gendrin avaient
montré que, dans ce cas, les plans adjacents aux surfaces
enflammées sont plus ou moins rapidement et complètement frappés d'impuissance motrice. Stokes (1) alla plus
loin et formula cette loi : que les masses musculaires sous-
jacentes à un organe enflammé sont atteints d'abord de paralysie, puis tombent consécutivement en dégénérescence
graisseuse. Depuis Stokes, tous les pathologistes ont admis cette variété de paralysies musculaires étendues en
nappe au-dessous des membranes envahies par l'inflammation. Mais nous devons nous demander, avant de
passer outre, quelles sont les conditions de milieu qui les
déterminent au dessous du plan séreux ou muqueux enflammé, quelles sont les lésions dont les fibres musculaires
deviennent le théâtre en ces circonstances, quelle est enfin
la nature de ces lésions et quelle est leur évolution ? En un
mot, quelles sont les conditions de production de l'inertie
musculaire qu'on observe en pareil cas ?

Lorsqu'un œdème passif se produit dans le tissu cellulaire lâche qui sépare une membrane des plans musculaires
qui lui sont juxtaposés, on n'observe point d'ordinaire de
phénomènes paralytiques du côté de ces derniers. L'impuissance motrice qui se montre dans ce cas a une origine toute
mécanique. Dans un milieu œdémateux, la contraction
n'est pas perturbée dans son essence, mais elle ne s'exécute
pas normalement à cause de la transformation du milieu
connectif, en une masse gélatineuse plus ou moins irrégulière, au sein duquel glisse le muscle. Cependant l'expérience montre que l'œdème prolongé détermine, au sein de
la masse musculaire, des lésions atrophiques à lente évo-

<hr>

(1) The Dublin Journal, 1833, nᵒ 25, mém. traduit par S. Richelot,
in Archives génér. de médec., 1836, p. 343 et 466.

lution. Les muscles se fatiguent rapidement, leur énergie de contraction est amoindrie, et, en même temps, ils se décolorent, deviennent jaunâtres, et le diamètre de leurs faisceaux primitifs diminue notablement. C'est ce qu'il est facile de constater dans les membres depuis long temps anasarqués (J. Renaut, Communication orale). A quoi tiennent ces lésions ? Dans l'œdème, le liquide exsudé s'accumule dans les mailles du tissu connectif intermusculaire ; il s'établit bientôt, à ce niveau, une contre-pression qui agit sur les vaisseaux et diminue leur calibre. La nutrition et l'oxygénation des parties sont donc diminuées, et, en même temps, les espaces interorganiques sont occupés par de nombreux globules blancs, émigrés par l'effet même de la diapédèse, et qui sont eux-mêmes, comme on le sait, des corps avides d'oxygène (Ranvier). Voilà pourquoi les faisceaux musculaires pâlissent ; leur hémoglobine musculaire ne recevant plus qu'une charge insuffisante d'oxygène, la contraction ne peut plus être longuement soutenue, et la fatigue se produit prématurément dans les membres anasarqués. Au bout d'un long temps, si l'on examine l'état des faisceaux musculaires primitifs des parties qui ont été le siège de l'œdème persistant, on les trouve décolorés, diminués de volume comme dans l'atrophie consécutive à l'inaction, et autour des noyaux et dans les lignes de protoplasma qui séparent les cylindres primitifs, on trouve des granulations ambrées dont la signification est tout autre que celle des granulations graisseuses (1).

L'œdème simple peut donc, lorsqu'il est prolongé, compromettre les fonctions des muscles et déterminer leur atrophie relative. Mais son action, qui exagère la fatigue et

(1) Landouzy et Renaut : Sur les lésions de l'asthénie cardiaque, Gazette hebdomadaire, 1877.

diminue d'emblée la tonicité musculaire, ne va jamais, croyons-nous. jusqu'à déterminer une paralysie veritable. Il n'en est pas de même de l'inflammation, ou plutôt de l'œdème inflammatoire, car c'est lui principalement qui réagit sur les plans musculaires adjacents à la surface ou au foyer atteints par la phlegmasie.

Si cette dernière est intense, suraiguë, accompagnée d'un œdème inflammatoire dont la partie liquide est abondamment chargée de fibrinogène et de globules blancs, le plan musculaire adjacent ne tarde pas à subir, par le contact et la propagation de cet œdème dans ses espaces interfasciculaires, des modifications nutritives telles qu'il ne résiste. pas à la violence, et que ses éléments constitutifs, comme saisis par l'inflammation, meurent sur place et se stéatosent. Ceci est fréquent, par exemple, dans les portions du cœur immédiatement sous-jacentes à un péricarde atteint d'inflammation suraiguë. (Voy. Durand, étude sur le segment cellulaire contractile du cœur, thèses de Lyon, 1879.) La dégénérescence graisseuse aiguë, avec tous les caractères que nous lui avons assignés, se montre également dans les muscles de l'isthme et du voile palatin adjacents à une inflammation excessive et phlegmoneuse de la muqueuse. Que s'est-il passé dans ces cas, où, de par le fait même de la dégénérescence graisseuse répandue en nappe, la paralysie de l'isthme et du voile du palais s'explique pour ainsi dire d'elle même ?

Le tissu connectif intermusculaire est, dans ces cas, distendu par le liquide de l'œdème et infiltré de globules blancs.

Quand l'infiltration globulaire et l'œdème fibrineux inflammatoire ont dépassé un certain degré, l'organite musculaire ne peut trouver dans son milieu ambiant les éléments de sa réparation incessante, il meurt sur place, purement et simplement, et avant même d'avoir eu le temps de réagir.

La nappe musculaire ainsi intéressée n'est pas seulement paralysée, elle est temporairement détruite, et elle ne deviendra de nouveau un plan musculaire actif que lorsque la *myosite formative réparatrice* aura régénéré les muscles détruits, en les réédifiant aux dépens des éléments du tissu intermusculaire transformés en cellules musculo-formatives, et passant par toutes les évolutions connues de ces dernières (1).

IV. Lorsque l'inflammation adjacente est moins aiguë, lorsque l'œdème fibrineux est moins compact, et l'infiltration globulaire moins intense, l'organite musculaire peut réagir, l'inflammation excite son activité formative ; il participe à la phlegmasie au lieu d'être brusquement tué par elle. On voit alors se développer le processus de la myosite suraiguë.

Celle-ci conduit rapidement, on le conçoit, à la paralysie des plans musculaires atteints ; paralysie qui ne peut, non plus que celle de la stéatose, cesser que lorsque de nouveaux éléments musculaires se sont formés. Aussi voit-on durer souvent longtemps les phénomènes locaux paralytiques consécutifs aux angines inflammatoires intenses.

Lorsque l'inflammation voisine est de moyenne intensité, la réaction du tissu musculaire est beaucoup moins généralisée et moins évidente que dans le cas précédent. La myosite affecte alors le type subaigu. Le point où elle a été le mieux étudiée est incontestablement le myocarde (voy. thèse citée de Durand). Sous les plaques d'endocar-

____

(1) Voy. Ranvier : Leçons sur le système musculaire in Progrès médical, 1876-79, — et Traité technique, article « Tissu musculaire ».

dite, on rencontre fréquemment des fibres cardiaques arborisées qui ont repris exactement l'apparence de cellules musculo-formatives embryonnaires. L'axe de ces cellules contractiles est occupé par un boyau de protoplasma granuleux semé de noyaux ; tout autour de ce cylindre protoplasmique central, la substance musculaire est réduite à une minime écorce contractile striée. Enfin le ciment qui réunit les cellules musculaires au niveau du trait scalariforme d'Eberth s'est dissout, et, en s'enflammant, la cellule a repris sa complète individualité ; elle n'est plus solidaire de ses congénères.

En résumé, nous pouvons dire avec certitude, autorisé à la fois par l'anatomie pathologique et par la clinique, qu'il existe des *inerties primitivement d'emblée musculaires*, résultant de ce fait, que l'organe contractile est devenu inerte, soit parce qu'il a été frappé de stéatose, soit parce que la myosite a détruit sa substance contractile, soit parce que l'action thermique du milieu intra-musculaire surchauffé l'a coagulée, rendue cassante, et l'a transformée, en fin de compte, en blocs inertes de substance colloïde.

L'hyperthermie, l'intoxication aiguë anoxémique, l'inflammation adjacente, telles sont les grandes causes de destruction du premier chaînon de la chaîne motrice : l'*organite musculaire*. Ces causes de destruction se retrouvent à chaque pas dans les maladies aiguës, et l'anatomie pathologique concorde ici exactement avec les données et les inductions fournies par la clinique positive.

V. Comme les muscles striés, les muscles lisses sont, dans les maladies aiguës, le siège d'impotences fonctionnelles : mais l'hyperthermie ne les lèse pas facilement comme elle le fait pour les muscles striés. Jusqu'à présent on n'a rien trouvé de semblable à l'état moiré, à la dégénération colloïde, dans les plans musculaires lisses chez les malades atteints d'affections aiguës, accompagnées d'état fébrile hyperpyrétique. La fibre musculaire lisse est en effet bien plus solide et plus rési tante que le faisceau primitif strié en travers, la substance contractile n'y est pas morcelée en disques minuscules, d'autant plus vulnérables qu'ils offrent des surfaces de contact plus multipliées. Toutes les raisons anatomiques sont d'ailleurs ici inutiles puisque l'anatomie pathologique clinique n'a point, dans ces cas, montré de lésions corrélatives aux états fébriles accompagnés de hautes températures.

Mais l'inflammation adjacente paralyse temporairement les plans des fibres lisses, sans y déterminer, à moins qu'elle ne soit soutenue et intense, des réactions inflammatoires dont le processus est d'ailleurs mal connu. Portée à un certain degré, la phlegmasie peut cependant tuer sur place les éléments musculaires. C'est ce qui arrive notamment dans l'endartérite. Les grandes cellules étoilées et ramifiées situées sous l'endothélium de l'endartère aortique et pulmonaire, que Virchow a trouvées entièrement granulo-graisseuses dans l'aortite, et qui ne sont (J. Renaut, Société de biologie, 1878), vraisemblablement, que des cellules musculaires ramifiées, et lisses, sont également ment frappées de mort dans l'inflammation de la membrane interne des gros vaisseaux.

L'anatomie pathologique du muscle dans les maladies aiguës nous révèle donc des lésions qu'on peut réunir en deux groupes.

Dans le premier, on voit le muscle frappé d'emblée dans la vitalité, il meurt en subissant la stéatose, ou se détruit parce que la substance contractile a été coagulée, et que cette lésion conduit fatalement à la rupture du faisceau, et à l'écrasement de sa partie restée intacte sous l'effort même de sa propre contraction, devenue excessive parce que le muscle n'est plus tendu sur ses insertions.

Dans le second, l'élément musculaire réagit, s'enflamme, revient à l'état embryonnaire. Ses éléments cellulaires détruisent plus ou moins complètement l'édifice compliqué de la striation musculaire: la substance contractile est gonflée, morcelée, englobée par le protoplasma et résorbée par lui.

Dans ces deux groupes de faits, l'inertie musculaire se produit nécessairement, l'organe contractile a cessé d'exister, le système nerveux n'est plus qu'un excitateur dépourvu désormais de matière excitable, et dont l'incitation, agissant sur des masses musculaires profondément altérées, reste sans résultat jusqu'à ce que les organes contractiles, lentement restaurés, aient recouvré leurs aptitudes fonctionnelles.

ÉTAT DE NOS CONNAISSANCES SUR L'ANATOMIE PATHOLOGIQUE DES CORDONS ET DES CENTRES NERVEUX DANS LES PARALYSIES DES MALADIES AIGUES.

Ce que nous avons dit, en commençant, de la constitution schématique de *la chaîne motrice directe*, fait bien comprendre l'influence du système nerveux sur les masses musculaires. L'appareil neuro-musculaire, considéré dans sa simplicité primordiale, se réduit à la cellule nerveuse excito-motrice, au cordon conducteur et aux organes terminaux contractiles. Or, chez l'hydre d'eau douce, une cellule excito-motrice épidermique unique possède le plus souvent une série de pieds contractiles dont elle commande à elle seule l'action synergique. Quand la différenciation organique a divisé l'appareil moteur en trois chainons, la cellule nerveuse, le nerf, le muscle, le filament cylindre-axile de Deiters qui constitue le nerf, *et qui n'est*, nous le répétons, *qu'une expansion de la cellule excito-motrice étendue sans interruption de cette dernière à la cellule contractile*, est formé de filaments qui se branchent en Y une multitude de fois (Ranvier). Ces branches, toutes venues d'une même cellule, vont se rendre à une infinité de cellules musculaires qui forment un faisceau par leur groupement et constituent par leur ensemble un *muscle proprement dit*. Ce muscle tout entier est parfois commandé par une seule cellule nerveuse, ou, s'il est trop volumineux, reçoit son incitation d'un même groupe de cellules motrices similaires réunies en ganglion. Enfin, les ganglions commandent chacun une série de muscles synergiques, qu'ils mettent en action par une excitation commune, isochrone, et réglée dans sa distribution pour arriver au but de la fonction motrice, qui est l'action harmonisée des masses contractiles disposées en vue d'un mouvement d'ensemble. Quand tout un appareil moteur ainsi constitué est paralysé simultanément dans toutes ses parties, on est en droit de rechercher physiologiquement la cause de l'akinésie plus haut que le muscle, dans le nerf déjà formé en faisceau, et réunissant les rameaux de distribution émanés de la masse contractile paralysée ; ou même, dans le centre ganglionnaire qui est l'aboutissant commun de toutes ces fibres et qui les résume pour ainsi dire.

C'est même ici le lieu de faire remarquer que, dans certains cas de paralysie consécutive à une inflmamation muqueuse ou séreuse, adjacente au plan musculaire intéressé (comme il arrive par exemple dans certaines paralysies postangineuses), on voit la suppression du mouvement local se faire systématiquement dans toute une série de nappes musculaires étalées sous la membrane atteinte par la phlegmasie, de façon à supprimer ainsi toute une série de mouvements associés. On est alors en droit de se demander, si l'inflammation propagée n'a pas atteint les branches de distribution des nerfs musculaires, et, si l'arrêt du mouvement n'est pas une conséquence de leur lésion. La myosite est en effet dans ce cas, non plus disséminée par points, comme l'est la transformation vitreuse de la fibre contractile touchée par la chaleur et modifiée par une sorte d'action de contact ; et, vraisemblablement, l'irritation phlegmasique, qui remanie tous les éléments d'un milieu enflammé, a dû toucher aussi les filets nerveux juxta-terminaux. Mais la névrite parenchymateuse vraie d'une part, c'est-à-dire celle qui reproduit le type de la dégénération du segment périphérique d'un nerf sectionné ; et. d'autre part, la névrite interstitielle, c'est-à-dire l'œdème aigu du nerf tel que les recherches de M. Charcot, puis celles postérieures de Baerensprung l'ont montré dans le zona névralgique, sont encore à trouver dans les masses musculaires, enflammées et immobilisées au voisinage d'une membrane atteinte elle-même d'inflammation interstitielle et intense.

Nous entrons, en effet, de plain-pied, pour ce qui va suivre, dans le terrain des considérations vraisemblables et des hypothèses, et nous ne justifierons que trop, par la description, la réserve formulée dans le titre même de ce paragraphe. Ici l'anatomie pathologique *médicale*, c'est-à-dire celle qui a pour but de déterminer les lésions corrélatives aux symptômes observés, n'a, non seulement, pas dit son dernier mot, mais commence à peine à parler. En ce qui concerne du moins les paralysies consécutives aux maladies aiguës, les lésions nerveuses constatées à l'autopsie, et étudiées histologiquement d'une manière convenable, sont peu nombreuses. Fort peu pourvu encore de données anatomiques positives, indiscutables, force nous sera souvent de chercher à interpréter les faits, force nous sera de raisonner par inductions physiologiques. Lorsque, par exemple, nous aurons constaté qu'une paralysie du deltoïde, consécutive à un exanthème ou à la fièvre typhoïde, s'est comportée, dans son évolution, à la façon d'un point de téphro-myélite antérieure, de proposer l'hypothèse qu'elle est consécutive à un foyer d'irritation ou de dégénération des ganglions moteurs intra-médullaires antérieurs, qui, dans l'état normal, commandent le mouvement du groupe musculaire intéressé. Nous pourrions multiplier les exemples, mais celui que nous venons de donner suffira, sans doute, pour bien faire comprendre la pensée qui doit nous guider constamment dans ce qui va suivre.

Rappelons encore que ce qui détermine, dans une masse musculaire, le mouvement régulier, c'est la série des terminaisons nerveuses juxta-contractiles, plaques motrices ou taches motrices, jouissant de leur intégrité ; recevant l'incitation motrice par une série de ramifications cylindre-axiles continues. Rappelons que cette incitation motrice doit venir d'une cellule ganglionnaire, ou d'une série de cellules excito-motrices associées, dont l'intégrité matérielle et fonctionnelle est parfaite. Si, sur un point, l'arborisation cylindre-axile continue est interrompue, ou si ses fonctions conductrices sont abolies, l'inertie musculaire se produit. Si la cellule ou les cellules nerveuses ne fonctionnent plus normalement, le mouvement de la masse contractile cesse également.

Dans le nerf, la lésion peut donc consister : 1° dans une lésion fonctionnelle ou matérielle de la plaque ou de la tache motrice ; 2° dans une section de nerf, ou dans la perte de ses propriétés par suite d'une lésion matérielle, ou encore dans ce qu'il conduit une action d'arrêt.

Pour la cellule, les lésions sont tout à fait analogues à celles qui, dans le nerf, mènent à l'interruption de la conduction. L'élément ganglionnaire peut être intoxiqué, fragmenté, détruit, ou enfin recevoir d'un autre centre ganglionnaire une action d'arrêt qui enraye la sienne propre.

Toutes ces causes de paralysie ne sont point indiquées par la logique *a priori*, mais par une longue suite de faits expérimentaux dont la liste serait longue et où les noms de Magendie, de Bernard, de Longet, de MM. les professeurs Vulpian, Brown-Séquard, Ranvier, Charcot, reviendraient à chaque instant. Ces faits physiologiques étant d'ailleurs aujourd'hui connus de tous, nous ne croyons pas devoir les exposer ici dans leurs détails, et nous préférons entrer de suite, après ces courts préliminaires, dans le cœur même de notre sujet.

Quel rôle jouent les névrites dans la production des paralysies dans les maladies aiguës ? Cette question devait être posée la première, puisque nous étudions les paralysies qui font l'objet de cette étude en procédant du simple au composé, du muscle au centre, en remontant tout le long de la chaîne motrice. Nous devons dire, tout d'abord, qu'à part une intoxication aiguë, celle par le curare, on n'a aucune idée des lésions de l'éminence nerveuse terminale (plaque motrice de Rouget). Et même, dans l'empoisonnement curarique la lésion de cette terminaison est toute fonctionnelle. Au cours de l'empoisonnement et à sa suite, la plaque motrice ne subit aucune modification de forme appréciable, ni dans son arborisation cylindre-axile, ni dans ses diverses sortes de noyaux (Ranvier). Existe-t-il des poisons morbides agissant à la façon du curare? La question peut être posée, mais nullement résolue, et n'est pas même discutable dans l'état actuel de nos connaissances.

L'on connaît bien actuellement l'action de la névrite sur les masses musculaires commandées par le nerf intéressé. Cette action est portée à son maximum dans la névrite parenchymateuse , dont M. Charcot a fourni en 1874 (Leçons faites à la Faculté), une description si complète. Cette névrite reproduit exactement le processus dont est le siège le segment périphérique d'un nerf sectionné. Déterminée ordinairement par une compression (qui agit comme une section ou une ligature, ou encore une injection interstitielle d'acide acétique, *Erb*, *Vulpian*, *Pierret*) (1), cette névrite, quel que soit le point où le nerf a été comprimé ou lésé, débute d'abord par la terminaison, par la plaque motrice s'il s'agit d'un nerf musculaire, ou, du moins, nous pouvons induire qu'il en est ainsi très vraisemblablement, puisque tout nerf sectionné commence à dégénérer par son extrémité terminale, ainsi que l'a montré M. Ranvier (22 mai 1877; Leçons d'anatomie générale sur le système nerveux). Le muscle est ainsi le *premier* soustrait à l'influence nerveuse, et il est pris alors rapidement, et dans toute sa masse, d'une myosite destructive due à la prolifération des noyaux du sarcolemme qui fractionnent, en bourgeonnant, la substance contractile, comme les noyaux et le protoplasma du segment interannulaire d'un nerf coupé en tra-

(1) Contributions à la pathologie et à l'anatomie pathologique des paralysies périphériques par W. Erb (Deutsches Archiv für klin. Medicin de H. Ziemssen et F.-A. Zenker. T. IV, p. 535, 1868, et t. V, p. 42, 1869). Analyse de ce travail par le professeur Vulpian (Arch. de physiologie, 2ᵉ série, 1869, p. 783). Pierret, plusieurs cas de névrite parenchymateuse, même recueil, 1874, p. 968-972.

Landouzy.   19

vers, sectionnent le cylindre d'axe. C'est le professeur Pierret qui le premier, à notre connaissance, a signalé nettement la constance de cette myosite destructive (travail cité, page 971), dont l'intérêt est pour nous considérable. On a vu que la plupart de nos paralytiques ne sont pas des paralytiques simples, mais, que, très-rapidement, ils deviennent paralytiques-amyotrophiques, non pas que la maladie ait, *ipso facto*, entraîné la colliquation musculaire, mais parce que l'incitation trophique du nerf manque autant aux masses musculaires que l'incitation fonctionnelle.

Mais si, de ces notions positives, on passe à l'application aux paralysies consécutives aux maladies aiguës, on ne trouve point dans la science de cas incontestable où la névrite parenchymateuse ayant été observée, il soit absolument démontré qu'elle ait été autochthone, qu'elle soit née sur place, évoluant pour son propre compte, sans rien avoir à demander à un trouble fonctionnel ou nutritif portant ou sur son ganglion, ou bien sur son cylindre axile, en amont de la dégénération. C'est là, du reste, un point de doctrine, bien plus qu'un fait de détail dont la discussion devra être reprise à propos des observations récentes de M. Joffroy. En dehors de la compression localisée effectuée sur le trajet d'un cordon nerveux moteur, c'est-à-dire d'un *véritable accident* en quelque sorte traumatique, nous ne connaissions guère avant le travail de Joffroy d'exemple d'une névrite dégénérative, produite consécutivement à une fièvre. Les inflammations subordonnées aux pyrexies ne se déterminent donc guère sur un point du trajet des nerfs périphériques, du moins dans la forme parenchymateuse, ou, si cette détermination a parfois lieu, les circonstances qui la produisent et la lésion matérielle du cordon conducteur ne sont encore ni exactement démontrées, ni complètement définies.

Mais il en est autrement de la forme interstitielle de l'inflammation des nerfs ; cette forme, caractérisée par une
exsudation de plasma et de globules blancs dans le tissu
intrafasciculaire des nerfs, dans les fentes interlamellaires
de leur gaine lamelleuse, dans le tissu connectif de charpente ou fasciculant qui unit et sépare les faisceaux nerveux primitifs, et qui, porte les vaisseaux contractiles de
distribution artériels et veineux, cette forme, disons-nous, a
été constatée dans certaines affections aiguës. Dans le zona,
dont M. Parrot a montré exactement la relation de l'exanthème avec la distribution du nerf, M. Charcot a indiqué
l'existence d'une inflammation véritable. Les travaux modernes ont précisé ce fait, que cette inflammation est interstitielle et consiste dans un œdème inflammatoire aigu du
nerf, qu'on ne peut mieux comparer qu'à l'inflammation
érysipélateuse. Il ne s'agit plus ici d'une lésion destructive
comme dans le cas précédent, mais d'une congestion phlegmasique mobile qui peut avoir des fluctuations et des
poussées, et qui agit en comprimant douloureusement le
nerf intercostal ou toute autre branche nerveuse mixte sur
laquelle siège le zona. Ainsi, s'expliquent, et les redouble-
ments névralgiques et éruptifs, et la restitution *ad inte-
grum* des fonctions du nerf après une période parfois longue
d'anesthésie douloureuse, et enfin, l'irritation chronique,
parfois ascendante (Hardy) qui peut préluder et aboutir à
des scléroses (1). Mais, la névrite, en dehors du cas particulier de la paralysie saturnine, qui sort de notre sujet en
tant qu'affection chronique, a-t-elle été constatée sur les
nerfs moteurs correspondant aux masses musculaires paralysées consécutivement aux maladies aiguës? Ici encore

(1) A. Hardy. Clinique de la Charité : Leçons sur le Zona, in.
Gaz. médic. Paris, 1878.

l'anatomie pathologique n'a pas apporté de preuves déci-
sives, et pourtant, la vraisemblance dépose en faveur de
la possibilité de cette manière des lésions névritiques. Peut-
être faudrait-il chercher dans un procédé de névrite interstitielle la raison de certaines de ces paralysies limitées de
la tuberculose auxquelles nous avons fait allusion. Peut-
être faudrait-il chercher encore dans un procédé de névrite
interstitielle la raison de certaines de ces paralysies limitées, d'allures périphériques, frappant tardivement quelques-uns des muscles des jambes chez certains typhiques
qui, pour des causes parfois multiples, ont gardé pendant
des semaines des œdèmes des membres inférieurs ?

Mais, étant connues les lois de subordination vitale et
fonctionnelle si étroites des nerfs et de leur centre ganglionnaire, il nous paraît préférable d'étudier, avant les
lésions névritiques proprement dites, les lésions que
l'anatomie pathologique a trouvées dans la moelle.

Les données les plus positives et les plus récentes à cet
égard nous seront fournies par l'histoire des lésions auxquelles on a cru pouvoir successivement rapporter les paralysies de la diphthérie.

Les phases diverses par lesquelles a passé cette question
offrent un intérêt trop considérable, pour l'étude générale
des paralysies dans les maladies aiguës, pour que nous ne
soyons pas autorisé à entrer ici dans les plus grands détails.

ANATOMIE PATHOLOGIQUE DES PARALYSIES DIPHTHÉRITIQUES.

On sait, que, jusque, en 1862, les paralysies diphthéritiques étaient représentées comme le type des paralysies
sine materia, comme l'exemple le meilleur des fameuses
paralysies asthéniques de Gubler.

En 1862, MM. Charcot et Vulpian (1) publient la première observation d'altération des nerfs palatins dans un cas de paralysie diphthéritique du voile du palais. En voici le résumé :

La femme G..., entrée à la Salpêtrière pour un cancer de l'utérus, le 1er mars 1862, fut prise le 30 mars d'une angine diphthéritique qui se termina par la guérison le 9 avril. A ce moment, début de la paralysie du voile du palais qui alla en s'accumulant les jours suivants, la sensibilité du voile était conservée, il n'y avait ni paralysie des membres, ni troubles de la vue. La malade succombe le 16 mai. L'examen microscopique des nerfs du voile du palais montre qu'ils sont le siège d'altérations très marquées : « certains filets nerveux sont constitués par des tubes entièrement vides de matière médullaire. De distance en distance, on voit sous le névrilème des corps granuleux, dont quelques-uns sont elliptiques, pourvus d'un noyau bien distinct, et d'autres plus allongés semblent dépourvus de noyaux. Les filets nerveux altérés à ce degré sont rares. La plupart ne sont que partiellement altérés ; ils sont composés de tubes nerveux de deux ordres. Dans les uns, la matière médullaire est complètement intacte, dans les autres, la matière médullaire est devenue granuleuse. »

Cette observation marque une date importante dans l'histoire de la paralysie diphthéritique ; elle porte le premier coup à la théorie de l'essentialité de l'affection.

En 1867, Bühl (2) , examinant le système nerveux d'un malade mort de paralysie diphthéritique, observe dans le cerveau des extravasations sanguines avec ramollissement de la substance nerveuse, ainsi que des altérations des ra-

(1) Comptes-rendus de la Soc. de Biologie, 1862.
(2) Bühl. Einiges über Diphthérie. (Zeitschrift für Biol., 1868.)

cincs antérieures et postérieures de la moelle. Ces racines, ainsi que les ganglions spinaux, étaient augmentées de volume, augmentation due à la présence, dans le tissu conjonctif intertubulaire, de corps nucléaires, analogues à ceux que Bühl constate dans les fausses membranes diphthéritiques et qu'il regarde comme caractéristiques de ces produits. Pour Bühl, ces corps nucléaires capables d'organisatton plus avancée, et de transformation conjonctive, peuvent comprimer les éléments nerveux et amener ainsi les accidents paralytiques. La moelle ne présentait pas d'altérations appréciables.

En 1869 (1), MM. Lorain et Lépine observent un cas d'altération des nerfs palatins, analogue à celui de MM. Charcot et Vulpian.

Œrtel, en 1871 (2), publie une observation de paralysie diphthéritique avec autopsie. Les altérations constatées par cet auteur sont les suivantes : extravasations sanguines dans la cavité de l'arachnoïde, infiltration de noyaux dans les cornes antérieures, dans les gaines des nerfs et de la tunique externe des petits troncs veineux, mêlée à des granulations, enfin, exsudat croupal dans ie canal de la moelle. Cet auteur cherchant à reproduire la diphthérie chez des animaux, réussit à l'inoculer à des pigeons, et, bien que ces animaux n'eussent pas présenté de phénomènes du côté de la motilité, Œrtel trouve, dans un cas, une congestion méningée assez intense, et, dans l'autre, une multiplication des noyaux de la tunique externe des vaisseaux des centres nerveux.

En 1872, Liouville (3) trouve, dans les nerfs phréniques

<hr>

(1) Article Diphthérie. In nouveau Dict. de méd. et chir. pratiques, 1869.

(2) Œrtel. Deutsch. Archiv. für klinische Medicin, VIII, 1871.

(3) Thèse de Bailly, 1872.

d'un sujet ayant succombé à la paralysie diphthéritique, des altérations analogues aux lésions des nerfs palatins, décrites par MM. Charcot et Vulpian.

Leyden, cité par Senator (1), constate, dans une autopsie, des lésions constituant d'après cet auteur une sorte de *neuritis migrans* (névrite ascendante) pouvant, d'après lui, en gagnant les nerfs de proche en proche, remonter jusqu'aux centres nerveux et y déterminer des altérations amenant à leur suite la paralysie. C'est le premier cas dans lequel la névrite ascendante soit invoquée pour expliquer la pathogénie des accidents paralytiques de la diphthérie, névrite ascendante admise dans ce cas, bien plutôt par hypothèse que par constatation directe.

Nous montrerons plus loin, en discutant la nature des lésions de la paralysie diphthéritique, que, dans cette affection, aussi bien que dans les autres paralysies, des maladies aiguës, l'existence d'une névrite ascendante est encore à prouver.

Cependant, des altérations analogues à celles décrites par Bühl étaient trouvées dans quatre autopsies faites par MM. Roger et Damaschino. Les résultats communiqués par ces auteurs à M. Rathery sont consignés dans sa thèse d'agrégation (2) « Quant aux nerfs, ils présentent un état d'atrophie marquée des tubes nerveux. Cette atrophie tient à la disparition particlle de la myéline, qui, en certains points, parait granuleuse. Les cylindres d'axe ont conservé leur aspect normal. Cette altération se rencontre avec la même évidence sur les racines antérieures des nerfs rachidiens. »

En 1876, Pierret (3) communique à la Société de Biologie

(1) Ueber Diphthérie, in Virchow's Archiv. Bd I VI, 1872.
(2) Th. agrég. Paris, 1875.
(3) Comptes rendus de la Soc. de biologie, 1876.

le résultat de l'examen histologique de la moelle d'un malade mort de paralysie diphthéritique, dans le service de M. Millard, à Lariboisière. Pierret constate, sur le bulbe et la moelle épinière, des plaques de méningite diphthéritique disséminées avec endo et périnévrite des racines nerveuses correspondantes, les parois des vaisseaux étaient en outre épaissies, renfermaient des globules blancs dans leurs parois, et toutes les veinules étaient oblitérées. Les cellules nerveuses, la névroglie étaient normales. Nous trouvons, dans la thèse de Sainclair, l'observation clinique de ce malade et nous croyons devoir en donner ici un résumé, car la marche des accidents ne se rapproche guère de ceux que l'on observe dans la paralysie diphthéritique classique. Il s'agit d'un homme de 39 ans, entré le 6 décembre à l'hôpital, pour une angine diphthéritique et qui fut atteint, quelques jours après, d'une bronchite pseudo-membraneuse.

Le 9 janvier. Le malade commence à avoir un léger nasonnement, des troubles de la déglutition, et un peu de faiblesse de la jambe gauche; il meurt le 11 janvier, deux jours après le début des accidents paralytiques, ayant conservé pendant ses deux jours de la faiblesse de la jambe gauche. Ce ne sont guère là les symptômes ni la marche ordinaires de la paralysie diphthéritique : c'est un point que nous discuterons plus complètement par la suite.

Dans le courant de l'année 1876, M. Vulpian, ayant eu l'occasion d'examiner la moelle épinière de trois enfants atteints de paralysie diphthéritique, décrit ainsi qu'il suit le résultat de ses observations (1) : « Je n'ai vu sur aucune de ces moelles de trace de méningite, ni épais-

(1) A. Vulpian. Maladies du système nerveux, leçons faites à la Faculté, cours de 1876, publiées par le Dr Bourceret.

sissement des membranes , ni couche pseudo-membraneuse. La seule lésion bien nette que j'aie vue dans deux
d'entre elles, c'est une raréfaction du tissu conjonctif de la
partie externe et postérieure de la corne antérieure de la
substance grise, et une modification assez nette des cellules
nerveuses de cette partie. Les cellules étaient là devenues
plus globuleuses, le contenu était plus homogène et ne laissait pas aussi bien apercevoir le noyau ; peut-être les prolongements étaient-ils plus fragiles. Il m'a semblé qu'il y
avait aussi une légère multiplication des noyaux. En
somme, la lésion était peu considérable ; elle était surtout
reconnaissable au niveau des régions cervicale et dorsale
supérieure. Dans la troisième moelle, je n'ai rien distingué
d'anormal. »

Plus loin, M. Vulpian ajoute : « Au total, nos connaissances relatives à la pathogénie des paralysies diphthéritiques sont encore très bornées : il y a là tout un champ
d'études à explorer. »

En 1878, paraît le mémoire de M. Déjerine (1), portant
sur cinq cas de paralysie diphthéritique suivis d'autopsies
avec examen microscopique des nerfs et des centres nerveux. Jusqu'à Déjerine, les cas publiés avec résultat anatomique et examen microscopique étaient peu nombreux
et disparates ; cet auteur, se servant d'un procédé jusqu'à
lui peu employé, dans l'étude des lésions des centres nerveux, à savoir, l'examen à l'état frais, et après action de
l'acide osmique, des racines médullaires et des nerfs musculaires, constata dans les cinq cas qu'il eut l'occasion
d'observer des altérations très nettes. Voici résumée, très
brièvement, la nature des altérations constatées : atrophie

(1) J. Déjerine. Recherches sur les lésions du système nerveux dans
la paralysie diphthéritique, avec 1 pl. Archives de physiol. norm. et
pathol., 1878.

dégénérative (névrite parenchymateuse) des racines antérieures et des nerfs intra-musculaires. intégrité des racines
postérieures, altérations légères de la substance grise de
la moelle, intégrité de la substance blanche. Voici, du
reste, les conclusions de ce travail :

« 1" Il existe dans les paralysies consécutives à la diphthérie une lésion des racines antérieures ; cette lésion, analogue à celle que l'on observe dans le bout périphérique d'un
nerf sectionné, est de nature inflammatoire (névrite parenchymateuse).

2° Cette lésion est *constante* ; nous l'avons toujours ren-
contrée dans nos examens.

3° L'altération des racines antérieures a toujours été,
dans tous nos examens, rigoureusement correspondante
aux phénomènes paralytiques observés pendant la vie.
Dans les cas où la paralysie était bornée aux membres supérieurs, l'altération des racines ne s'observait plus à partir des premières paires dorsales.

4° Le degré de l'altération des racines a toujours été en
rai sondirecte de la durée de la paralysie. Plus cette dernière avait duré longtemps, plus les tubes nerveux étaient
altérés.

5° Les racines postérieures ne nous ont jamais présenté
de lésions manifestes.

6° L'examen de la moelle épinière paraît démontrer que
cette altération des racines est secondaire, et qu'elle est
consécutive à une altération médullaire.

7" Cette altération médullaire est de nature probablement inflammatoire ; elle siège dans la substance grise de
la moelle épinière sans affecter la substance blanche. Cette
altération est légère (du moins dans les cas que nous avons
observés), elle n'a pas de localisation appréciable dans aucun des groupes cellulaires de la substance grise ; elle pa-

raît être à la fois interstitielle et parenchymateuse. On peut désigner cette altération sous le nom de téphro-myélite légère, par opposition aux formes ordinaires de la téphro-myélite.

8° Nous n'avons jamais rencontré, dans nos recherches, les champignons décrits par certains auteurs comme la cause de la paralysie diphthéritique.

9° La doctrine de la spécificité de la paralysie diphthéritique nous semble infirmée, non seulement par l'observation clinique, mais encore par l'étude des lésions que nous venons de décrire. »

Le dernier travail dont nous ayons connaissance sur la paralysie diphthéritique est celui de Sainclair (1) ; s'il ne contient aucun fait nouveau relatif à cette question, il mérite pourtant de retenir l'attention comme ayant été inspiré par notre ami le professeur Pierret.

Rapportant l'observation de Pierret, et discutant la nature des lésions observées dans ce cas ainsi que dans celui d'Œrtel, M. Sainclair arrive à cette conclusion, au moins singulière, que les cas observés par Déjerine ne se rapportent pas à la paralysie diphthéritique, mais sont des paralysies ascendantes post diphthéritiques ; car, dit-il, la sensibilité dans ces cas n'était que très peu altérée. Cette conclusion nous surprend légèrement d'autant que, dans le cas observé par Pierret, et qui sert de base à Sainclair pour proposer une nouvelle explication de la paralysie diphthéritique, la sensibilité était parfaitement conservée. La conclusion du travail de cet auteur est que « la paralysie diphthéritique, si on veut la rattacher à une altération du système nerveux, peut demander à la méningo-lymphite une justification

---

(1) Sainclair. Contribution à l'étude de la pathogénie des paralysies diphthéritiques. Thèse de Lyon, 1879.

anatomique de ses symptômes qui ne lui offre pas la myélite antérieure subaiguë. »

Comme on le voit par ce résumé historique, les travaux
publiés ces dernières années sur ce point spécial de la
pathologie sont assez nombreux, et tous ou presque tous
ont montré l'existence de lésions matérielles du côté du
système nerveux; nous disons presque tous, car quelques cas
négatifs ont été cités : ce sont ceux de Hermann Weber (1)
et de Sanné (2). Mais, ici, il y a une distinction importante
à faire au point de vue de la valeur de ces cas. Les uns, et
ceci s'applique aux deux cas de H. Weber, ont été observés
à une époque (1864) où l'on commençait à peine à débrouil-
ler l'anatomie pathologique de la moelle épinière, et l'examen histologique était ou nul ou remarquablement insuffisant. Les lésions histologiques de la myélite aiguë, de la
paralysie infantile, de l'atrophie musculaire et de bien
d'autres affections médullaires étaient encore à peu près
inconnues, et la doctrine de l'essentialité avait encore de
solides bases qui ne furent sérieusement ébranlées qu'en
1865, lorsque MM. Prévost et Vulpian découvrirent les
lésions de la paralysie infantile. Rien d'étonnant que
M. Weber n'ait rien constaté du côté du système nerveux
dans la paralysie diphthéritique, lorsque des lésions médullaires, bien autrement grossières et constantes, commençaient seulement à être reconnues au microscope!

Les cas de Sauné, négatifs aussi, sont d'une date plus
récente et ne sont pas passibles des mêmes objections. Cet
auteur les mentionne dans son ouvrage, sans donner aucun
détail sur la façon dont le système nerveux a été examiné,
ni sur la technique employée dans ces recherches. Du reste,

(1) Ueber Lähmungen nach Diphtherie, in Virchow's. Archiv.,
p. 15, 1864.
(2) Traité de la diphthérie, 1877, p. 3.

ces cas ne prouvent rien contre les faits positifs observés par les auteurs précédemment cités, car en anatomie pathologique, il est très difficile d'affirmer qu'il n'y pas de lésions dans une affection, à moins d'avoir pratiqué un examen histologique complet de tous les organes : or les faits négatifs dont nous parlons sont loin de réaliser ces conditions.

Si nous résumons maintenant les travaux des auteurs précédents, nous voyons que les lésions révélées pour les autopsies peuvent être rangées sous deux chefs : lésions méningées (Œrtel, Pierret) et lésions des racines antérieures avec lésions médullaires légères (Déjerine).

Les lésions de méningite disséminée n'ont été observées qu'un très petit nombre de fois ; il n'en existe que deux cas dans la science : ce sont ceux des auteurs précédents. Nous devons à l'obligeance de nos distingués amis, MM. Barth et Dejerine, la connaissance d'un troisième cas semblable à ceux d'Œrtel et Pierret, concernant un homme atteint de paralysie diphthéritique du voile du palais et mort d'accidents bulbaires. A l'autopsie, on trouva une méningite bulbaire s'étendant de l'entre-croisement des pyramides jusqu'à la 2ᵉ paire cervicale, les nerfs palatins présentaient les altérations décrites par MM. Charcot et Vulpian en 1862.

Mais, pour intéressants que soient ces cas de lésions méningées, mêlées aux paralysies diphthéritiques, nous ne croyons pas qu'ils doivent prétendre à la valeur et à la portée des faits dans lesquels ce sont des altérations nerveuses proprement dites et non méningées qui ont été constatées.

A part le cas publié par Œrtel où, en même temps que des lésions méningées, il fut noté une multiplicaton très nette des noyaux dans la substance grise de la moelle, les cas de Pierret, de Barth et Déjerine peuvent être considérés comme des exemples d'accidents paralytiques sura-

joutés, durant la convalescence, par un procédé méningiti-
que; la preuve en est que la symptomatologie n'a plus rien
de cette physionomie si particulière à la paralysie diphthéritique. Dans le cas de Pierret, les accidents paralytiques
(faiblesse de la jambe gauche) ne précèdent que de 48 heures la mort amenée par des troubles respiratoires, conséquences d'une méningite bulbaire.

Quoi qu'il en soit, et sans vouloir affirmer que la paralysie diphthéritique relève toujours et exclusivement de la
lésion décrite par Déjerine, névrite des racines antérieures
avec altérations légères de la substance grise de la moelle,
nous croyons pourtant que, dans la majorité des cas, elle
relève directement ou indirectement des altérations décrites par cet auteur, et que les cas où des lésions méningées
pourraient être incriminées sont pour le moins exceptionnels. Et puis, il resterait à se demander, au cas où des
lésions méningées viendraient à être relevées dans la diphthérie, si celles-ci n'auraient rien à voir avec des lésions
premières myélitiques, il y aurait à se demander si elles
n'auraient rien à voir avec les lésions parenchymateuses
dont les racines antérieures sont le siège ?

Pour résumer en quelques mots toute cette histoire anatomo-pathologique des paralysies diphthéritiques que nous
avons dû faire complète parce que, par inductions et analogies (méthodes permises en attendant mieux), elle nous
aidera à comprendre les procédés paralysigènes vraisemblablement mis en œuvre par les autres maladies aiguës;
pour résumer cette histoire en ses enseignements fondamentaux, nous dirons qu'il parait acquis que :

1° Du fait de la diphthérie, les cellules spinales souffrent;

2° Du chef de l'adultération de la moelle, s'ensuivent des
lésions des racines antérieures;

3° En conséquence des altérations radiculaires surviennent les lésions de névrite parenchymateuses, les lésions de dégénération aboutissant à la paralysie.

Dans le cas particulier, les choses semblent se comporter, se suivre et se succéder avec la régularité et l'enchaînement de la subordination préétablie des nerfs à leurs ganglions. Non seulement la physiologie ne perd pas ses droits dans cette succession des phénomènes, mais les révélations de la clinique sont, de tous points, conformes aux constatations anatomo-pathologiques. Quelle est en effet la caractéristique de la paralysie diphthéritique? N'est-ce pas son apparition tardive, sa marche traînante, d'ordinaire lentement progressive? La caractéristique n'est-elle pas dans cette sorte de période d'incubation qui semble séparer la pleine efflorescence des fausses membranes du moment d'apparition des accidents paralytiques?

Cette période d'incubation, si apparente dans la marche typique de la paralysie diphthéritique, ne pourrait-elle pas justement correspondre au temps nécessaire à la diphthérie pour imprégner la moelle et déterminer les lésions *secondaires* que nous savons?

Quoi qu'il en soit de ces vues que nous devions au moins indiquer, les révélations anatomo-pathologiques de la diphthérie ont dans l'histoire générale des paralysies des maladies aiguës une importance capitale, elles comportent des enseignements qui dominent toute la question, à savoir, que les lésions de la névrite parenchymateuse ont été constatées sur les nerfs intra-musculaires et sur les racines antérieures, alors que l'examen minutieux de la moelle y révèle des lésions si peu grossières que leur existence eût pu paraître douteuse si elles ne s'étaient pas toujours trouvées proportionnelles à la dégénération des racines.

celle-ci invitant, de reste, à suspecter et à rechercher les lésions médullaires.

Lésions trouvées dans la variole. — En regard de ces lésions spinales de la diphthérie, légères et diffuses, nous devons placer les lésions décrites avec soin, pour la première fois, par Westphal dans la variole, et vues depuis chez plusieurs paralytiques qu'on aurait, sans le contrôle anatomique, continué à considérer comme atteints de troubles *sine materia*.

A l'autopsie du varioleux mort paraplégique dont nous donnons l'histoire, Westphal trouvant des lésions indiscutables de myélite disséminée n'hésite pas à rapporter à ces lésions les symptômes de la paraplégie.

Généralisant, avec toutes apparences de raison, cette interprétation, il rappelle les cas par lui publiés antérieurement, dans lesquels, à la suite de la variole, on observe un ensemble de symptômes analogues à ceux de la sclérose en plaques. Westphal présume que, dans ces cas, il y avait sans doute aussi des foyers disséminés d'altération dans la moelle épinière et l'encéphale. Suivant les circonstances, conclut Westphal, le travail morbide qui consiste d'abord en une myélite ou une encéphalite, pourrait donner lieu à une dégénération connective.

Les autopsies de Westphal, d'une importance considérable, éclairent d'un jour tout nouveau nombre de troubles moteurs dont la pathogénie ne pouvait être que pressentie.

C'est en rapprochant les faits de Westphal de l'observation d'un convalescent de variole atteint d'atrophie deltoïdienne que M. Vulpian était amené, préjugeant des lésions par les symptômes, à dire qu'il avait dû se produire, chez son malade, probablement dans les premiers jours de la variole, — car les douleurs qui précéde-

rent l'atrophie se montrèrent dès le début de la maladie,
— une altération de la substance grise de la moelle épinière dans les points correspondants à l'origine des nerfs
circonflexes, altération réparée en partie, puisque les
choses s'améliorèrent.

Aux lésions vues et décrites par Westphal dans la variole, aux quelques rares autopsies faites chez des paralytiques dysentériques, ne se bornent pas nos connaissances
sur les lésions du névraxe dans les maladies aiguës, puisque ces lésions apparaissent chaque jour évidentes au travers d'un ensemble symptomatique dont la physiologie ne
peut méconnaître la valeur .Nous faisons allusion à toutes
ces observations dans lesquelles, au cours ou au déclin de
la maladie, l'expression symptomatique a pris le masque,
tantôt d'une affection systématique (mode de paralysie infantile) ou diffuse (mode de paralysie ascendante).

L'adultération de la moelle, à en juger par la fréquence
de l'atrophie musculaire, accompagnant presque constamment la paralysie des maladies aiguës, semble surtout porter sur la substance grise et donner lieu à des lésions de
téphro-myélite antérieure diffuse, bien suffisante, du reste,
pour expliquer les lésions névritiques qui, étant donnée la
subordination vitale du nerf au ganglion, éclatent dès que
les cellules spinales sont le siège des troubles fonctionnels
ou nutritifs. Dans ces cas, les symptômes (paralysie, atrophie musculaire) en dépit de leurs allures périphériques
sont d'origine primitivement centrale ; dans ces cas, c'est
la moelle actionnée par les maladies aiguës qui, suivant
les lois physiologiques, trahit sa souffrance à la périphérie.

Mais à côté de ces cas, dans lesquels, en l'absence du contrôle direct de l'anatomie pathologique, tout implique
l'existence de troubles médullaires, n'existe-t-il pas des

faits démontrant que, pour si subordonnés qu'ils soient à la moelle, si rarement atteints par eux-mêmes et pour eux-mêmes, les nerfs puissent être touchés directement, d'emblée, personnellement, par la maladie aiguë?

En d'autres termes, les névrites directes, c'est-à-dire relevant d'une adultération directe et primitive du nerf dans un point où la maladie aiguë aura pu porter ses coups, ces névrites existent-elles? Les lésions névritiques ont-elles été constatées en dehors de toutes aberrations fonctionnelles ou nutritives de la moelle?

En dehors du cas bien connu de Bernhardt, de névrite radiale observée chez un typhique atteint de paralysie des muscles animés par le radial, en dehors de ces cas que nous laissons de côté comme se rapportant à la névrite interstitielle, nous ne connaissons guère comme ayant une valeur véritable que les cas récemment observés dans la variole, par Joffroy, et donnés par lui, comme des types de névrite parenchymateuse spontanée, c'est-à-dire relevant directement de la maladie générale, celle-ci donnant lieu à des déterminations d'emblée périphériques?

La conclusion de Joffroy repose sur l'étude clinique et anatomique de trois cas dans lesquels l'examen fait par Pierret et par lui démontre l'intégrité parfaite de la moelle et des méninges, alors que les nerfs correspondant aux groupes musculaires atrophiés étaient le siège d'une névrite parenchymateuse incontestable. Ces altérations, surtout très nettes dans l'autopsie de cette varioleuse dont nous avons rapporté l'histoire, étaient exactement proportionnelles comme siège et comme étendue aux troubles symptomatiques consignés dans l'observation.

La constatation de ces névrites parenchymateuses devait naturellement conduire à l'examen des racines nerveuses; malgré le très grand nombre de préparations faites sur les racines antérieures et postérieures des nerfs rachidiens, on ne trouva aucun tube nerveux altéré, d'où Joffroy conclut qu'il a eu affaire, dans l'espèce, à des névrites spontanées. Ne vaudrait-il pas mieux appeler ces névrites *primitives* pour marquer que le processus inflammatoire est né d'emblée sur le nerf sans l'intermédiaire de lésions des racines ou de la moelle, la variole pouvant, au dire de l'auteur, se passer de cet intermédiaire instrumental, et donner lieu à des déterminations d'emblée locales, partielles ou généralisées, au prorata des coups portés par la maladie générale sur les troncs nerveux ?

Mais cette névrite parenchymateuse primitive, autochtone, qui semble garantie, dans la variole, par la compétence spéciale de M. Joffroy, dans d'autres faits par la compétence non moins grande de M. Pierret et de son élève M. Gros, il resterait à déterminer par quel mécanisme la variole a pu la produire, car elle n'est, à tout prendre, qu'un des moyens paralysigènes des maladies aiguës. Que celles-ci mettent en œuvre des altérations de la moelle, des racines ou des nerfs, il reste à déterminer comment ces altérations se sont produites, il reste à trouver quel a été l'intermédiaire entre la maladie aiguë et les troubles fonctionnels et nutritifs dont les éléments constituants du névraxe ont souffert.

La cellule nerveuse recevant l'imprégnation de certains agents morbigènes ou l'impression d'une température hypernormale, n'est-elle point, dans un cas, frappée dans sa vitalité. Ne reçoit-elle pas, dans un autre cas, un ébranlement tel que son fonctionnement est simplement perverti et empêché, et cela, pour un temps tel que son cylindre-axile, souffrant d'emblée à son extrémité terminale, deviendra le siège d'une névrite, laquelle s'affirmera symptomatiquement et objectivement, alors, que la cellule nerveuse, remise de ses perversions nutritives et fonctionnelles, pourra ne plus trahir la cause première des accidents ?

HYPERTHERMIE ET LÉSIONS DES CENTRES NERVEUX. — Parmi les causes perturbatrices de la nutrition et du fonctionnement de la substance grise des centres nerveux, dans les maladies aiguës, une de celles qu'on doit, *a priori*, le plus incriminer, nous paraît être l'influence exercée par les températures fébriles.

Nous avons vu combien ces dernières peuvent léser le muscle, en agissant, d'abord, sur tout le système musculaire pour augmenter et pervertir son irritabilité hallérienne, puis en créant par points des lésions plus graves, qui aboutissent à l'état moiré, à la dégénérescence vitreuse, etc. Les éléments du système nerveux central sont, certes, au moins aussi délicats que les muscles striés. Une grenouille exposée subitement à un feu ardent n'est-elle pas mise en état tétanique aussi marqué que si on l'eût empoisonnée par la strychnine. La chaleur exerce-t-elle sur les éléments nerveux des animaux supérieurs et de l'homme une action analogue, lorsqu'elle vient à dépasser sensiblement la normale ? C'est ce que nous devons examiner.

Certes on aurait tort, imitant nombre de médecins dans leurs autopsies qualifiées de négatives, d'affirmer que, dans des cas où le système nerveux central a donné, en présence de l'hyperthermie, une série de réactions éclatantes telles que le délire, les convulsions, les phénomènes de perversion musculaire accusés par des soubresauts tendineux et des troubles ataxiques et paralytiques, on aurait grand tort d'affirmer que l'anatomie pathologique est en complet désaccord avec l'expérience clinique.

Les troubles nutritifs et fonctionnels les plus graves peuvent être parfois tributaires de lésions de minime apparence. Quoi de plus minuscule que la lesion atrophique d'une cellule des cornes antérieures, et cependant que d'altérations musculaires consécutives.

Il est une lésion à peu près constante dans tous les cas où l'hyperthermie fébrile a été longtemps observée, c'est une teinte rose pâle de la substance grise des circonvolutions, des corps opto-striés, de la substance centrale du névraxe, et que l'on a comparée à la teinte de l'*hortensia*. Cette lésion de coloration, à peine appréciable pour un observateur superficiel, est si constante dans une série de cas bien déterminés qu'elle mérite attention. Cette lésion a-t-elle une véritable importance au point de vue de la pathogénie des troubles qui nous occupent; exerce-t-elle sur les éléments délicats du système nerveux central une action spéciale; lèse-t-elle les cellules ganglionnaires ou les faisceaux blancs des centres gris d'une façon matérielle ? Voilà autant de questions, indiquées par l'obscurité même du sujet que nous traitons, et par la constance de l'apparition de la teinte hortensia dans les cas ou l'hyperthermie s'est produite, et où les phénomènes nerveux ont parallèlement éclaté?

C'est là une question neuve et délicate sur laquelle nous possédons peu de documents, aussi avons-nous fait appel à l'expérience de notre ami Renaut qui nous a communiqué, dans la note suivante, le résultat des recherches qu'il a faites dans ce sens.

« Depuis longtemps (1) déjà l'on s'est préoccupé de chercher à quelle lésion répond *la teinte rosée, couleur d'hortensia*, que l'on observe dans la substance grise de la moelle, des circonvolutions, et des corps opto-striés à la suite de certains états fébriles. Dans la fièvre typhoïde qui s'est ac-

(1) Note sur l'état rosé de la substance grise des centres nerveux par M. le professeur J. Renaut.

compagnée de symptômes ataxo-adynamiques graves, avec délire, soubresauts de tendons, carphologie, tous phénomènes produits concomitamment à une élévation hypernormale de température, ou à une chaleur fébrile atteignant environ 39,5 dans le rectum, et soutenue plusieurs jours à ce maximum, on trouve ordinairement la substance grise des centres nerveux colorée en rose. Mais, ceci n'est point spécial à la dothiénentérie ; l'on peut trouver la teinte rosée dans tout axe encéphalo-médullaire recueilli chez un sujet mort à la suite d'une fièvre exanthématique intense, d'une phthisie aiguë, de certaines intoxications comme l'alcoolisme aigu, ou d'une pneumonie typhoïde. Au sujet de cette lésion, et sans entrer dans l'historique de la question qui, depuis les travaux de Liebermeister, est devenu assez complexe, on doit se poser deux questions :

1° Quelle est la nature de la lésion qui donne naissance à la production de la teinte rose-hortensia ?

2° Quel est le rapport de cette lésion avec les phénomènes nerveux observés pendant la vie ?

1° *Nature de la lésion*. Les observateurs qui ont remarqué cette lésion s'accordent à dire qu'il ne s'agit pas ici d'un fait d'ordre congestif. La teinte rosée ne disparaît pas, en effet, après le lavage des vaisseaux par une injection d'eau salée ou même d'eau pure. M. Liouville a, depuis longtemps déjà, fait remarquer, dans diverses communications, que la teinte hortensia résiste au lavage. Il ne s'agit donc pas ici d'une rougeur analogue à celle de l'inflammation ou de l'hyperémie simples. Les éléments anatomiques des centres nerveux gris sont *teints* par une matière colorante spéciale, comme la peau est en réalité teinte par la matière colorante du sang dans l'ecchymose en voie d'évolution.

S'agit-il ici d'une ecchymose véritable, ou pour être plus exact d'une extravasation d'une partie des globules rouges faite dans les points envahis par la teinte rosée? Nullement. On sait comment procède une ecchymose vraie au pourtour d'un foyer hémorrhagique intra-cerébral, et d'autre part on ne trouve pas, dans les points intéressés, de globules rouges infiltrés le long des vaisseaux, ni engagés dans les espaces interorganiques. Au niveau des plaques, des nappes, ou des surfaces envahies par la teinte rosée, il n'y a pas eu d'effusion sanguine consécutive à une effraction vasculaire.

Les tissus examinés à l'état frais m'ont toujours paru dans l'état normal sauf une légère coloration rosée de la névroglie, des corps protoplasmiques des cellules ganglionnaires, et une réplétion intense des capillaires de la région. On ne peut appliquer ici les réactifs colorants ou coagulants : ils effacent la teinte rosée et l'on trouve, du reste, les centres nerveux dans une apparence absolue d'intégrité. Il faut donc dissocier les éléments des centres et les examiner dans leur propre plasma. Dans les autopsies d'hiver, par la gêlée, j'ai fait, à bien des reprises, des analyses histologiques de circonvolutions atteintes par la coloration rosée intense qu'on observe dans les fièvres à manifestations nerveuses, et, sauf la coloration diffuse des éléments, je n'ai trouvé aucune lésion matérielle. Mon maître et ami M. Cornil m'a souvent répété qu'il n'avait pas obtenu lui-même d'autre résultat.

Cette coloration rosée ne peut cependant venir que de la matière colorante du sang, mais ce qui précède montre que cette dernière a diffusé avec le plasma et que la coloration anomale n'est pas le résultat de la régression des globules émigrés hors des vaisseaux à l'état d'intégrité globulaire. On ne trouve, du reste, au niveau des plaques rosées, aucune infiltration exagérée de globules blancs, et l'on sait que cetle infiltration même est l'origine de la migration des globules rouges dans les régions envahies par la diapédèse.

L'hémoglobine du sang, dans ces cas, paraît donc s'être en partie dissoute dans le plasma sanguin des capillaires, et avoir diffusé de là, à l'état de faible solution, dans les espaces interorganiques, de façon à les remplir avec le liquide normal d'exsudation qu'elle teint et qui lui sert en quelque sorte de menstrue et d'agent vecteur.

L'influence de la chaleur fébrile pourrait, jusqu'à un certain point, rendre compte du phénomène précité. On sait que la température, élevée aux alentours de 44°, *fond* véritablement les globules rouges. Ces derniers alors teignent le plasma sanguin de leur hémoglobine mise en liberté. Les températures élevées des fièvres ont d'ailleurs sur d'autres éléments anatomiques, en particulier sur les fibres musculaires striées, une action tout à fait analogue. La myosine se coagule par places, le moindre mouvement des faisceaux contractiles restés sains dans le voisinage rompt les faisceaux coagulés devenus rigides.

2° *Effets de la lésion sur le système nerveux.* L'état rosé de la substance grise est rencontré régulièrement dans les formes nerveuses des états fébriles, caractérisées par le délire, et des troubles moteurs tels que les soubresauts des tendons, l'extrême excitabilité des masses musculaires (corde bicipitale) et aussi des états parétiques dont le plus saillant est accusé par le météorisme abdominal, résultant de l'inertie des muscles intestinaux annulaires. Il est clair que ni le délire, ni ces phénomènes anormaux observés dans la sphère de la motilité, ne peuvent être rapportés à l'état rosé des centres gris comme à une cause univoque. Mais, il y a une relation évidente entre les phénomènes cliniques et la lésion encéphalique. Etant interne de M. Fauvel, 1872, et pendant les vacances, époque où le service était fait, par M. Cornil, j'eus un exemple frappant de ce que j'avance. Un ancien alcoolique, présentant depuis quelque temps des troubles intellectuels, entra dans le service avec du malaise et de la fièvre que l'on attribua d'abord à une courbature; la fièvre continua, s'éleva; la température atteignit rapidement 40°, puis 41°5 et s'y maintint quatre jours. Le délire, l'état ataxo-adynamique se produisirent comme dans une dothiénentérie et le malade mourut dans un état véritablement typhoïde. *Tous les organes furent examinés par M. Cornil et par moi*, nous ne trouvâmes qu'une plaque arrondie de teinte hortensia dans les circonvolutions pariétales de l'hémisphère gauche au niveau d'une ancienne plaque laiteuse de la méninge. A ce niveau, il existait une coloration rose-hortensia du diamètre d'une pièce de cinq francs en argent. La substance grise convenablement examinée ne contenait rien d'anormal, que le liquide interstitiel rosé qu'on observe en pareil cas. Bien apparemment cependant, la cause de la mort était dans les troubles fonctionnels dus aux lésions encéphaliques, puisque, nulle part ailleurs, on ne trouvait rien qui pût l'expliquer ?

J'ai pensé depuis, que, de même que la matière colorante de la bile, celle du sang, lorsqu'elle est dissoute sous l'influence de la chaleur fébrile, et répandue dans les espaces inter-organiques du système nerveux, exerçait sur les éléments de ce dernier une influence véritablement toxique. Dans cet ordre d'idées, l'imbibition rosée des centres gris myélencéphaliques pourrait jouer un rôle important dans la production des symptômes nerveux, délirants et ataxiques, des états fébriles, et il y aurait lieu de se demander, si, dans certains cas, cette intoxication locale ne toucherait pas assez profondément les cellules ganglionnaires pour devenir dans la convalescence, l'origine de foyers inflammatoires déterminant secondairement des paralysies localisées d'origine centrale ; cela, de la même façon que des lésions d'origine thermique déterminent secondairement, dans les masses musculaires coagulées, la formation de foyers de myosites qui aboutissent parfois à des abcès ? »

En l'absence de données histo-chimiques positives, en présence des manifestations symptomatiques d'ordre nerveux si habituelles aux période de début ou d'état des maladies fébriles, en présence, enfin, de cette sorte de proportionnalité existant entre la teinte rose-hortensia et la diffusion des troubles nerveux, nous sommes amené, avec J. Renaut à penser, que les éléments du névraxe peuvent subir des lésions justiciables de l'élévation thermique de leur milieu.

La substance grise, plus richement vascularisée que la blanche, et par conséquent plus atteinte par la haute température du sang circulant, doit être alors, affectée de préférence. Il est difficile de dire actuellement si les cellules ganglionnaires sont directement touchées par la chaleur fébrile, et si leur écorce fibrillaire et cylindre-axile est alors coagulée comme l'est, en pareil cas, la myosine des muscles striés. On sait, que lorsque l'on tue une grenouille par la chaleur d'un bain porté à la température de 55 à 65 degres, les cylindres d'axe des nerfs, dissociés dix minutes après, sont devenus cassants comme verre, et que la myéline se montre aussi cassante et ne subit plus le phénomène d'expansion désigné sous le nom de vermiculation, (J. Renaut, communication orale). La chaleur fébrile exagérée produit-elle sur les cellules multipolaires des masses grises myélencéphaliques de l'homme

un état de coagulation analogue ? C'est ce qui n'a pas encore été déterminé exactement. Cependant Meynert (1) a
vu, dans un cas de fièvre typhoïde hyperthermique, où
les désordres fonctionnels du système nerveux avaient
été assez intenses pour faire penser à une méningite,
les cellules nerveuses des circonvolutions revêtir un aspect tout particulier. Elles étaient opaques, grossière-
ment granuleuses, avec un noyau présentant des signes
d'irritation accusés par la forme en sablier. Enfin leur
protoplasma était, sur beaucoup de points, fragmenté en
blocs d'où partait parfois le prolongement cylindre-axile
également cassant et granuleux. Ces lésions ressem-
blent fort à celles des muscles influencés par la chaleur.
Comme ces dernières elles ne se sont point montrées ré-
pandues en nappes, mais disposées par points, comme
si elles avaient été produites, non par une cause agissant
systématiquement, mais par des actions multiples de contact, plus intenses dans un lieu donné que dans les autres.

Les lésions rapportées avec plus ou moins de raison à
l'encéphalite par Wohlrab (2) présentaient le même caractère partiel.

Des lésions décrites par Meynert, Buhl et Lebert, il convient ds rapprocher celles qu'a vues Popoff, en 1875, dans

(1) Cité par M. Jaccoud, Traité de pathologie interne, t. II.
Voyez aussi à propos des lésions des centres nerveux dans les fièvres analogues à la dothiénentérie.
(a) Lebert. Prager Vierteljahrschrift, 1858.
(b) Buhl. Ueber der Warssergchaft im Gehirn bei Typhus, in Zeitschrift für rational. Medicin, 1858.
(c) Duchek. Ueber eimge Seltene Hirn und nervenscheimingenber
Verlanfe des Typhus, in Wochenblatt der Gesell. der Wiener.
Aerzte, 1866.
(2) Wohlrab. Ein fall von Varioloïden nut partiellen Encephalitis im
Gefolge. Arch. d. Heilkunde., 1872.

le laboratoire de Recklinghausen. Popoff rapporte en partie les symptômes nerveux présentés par les dothiénentériques à une véritable encéphalite superficielle, dont il trouve la preuve dans une prolifération portant, non-seulement sur la névroglie, mais encore sur les cellules pyramidales corticales. La seule réserve qu'il y ait à faire sur le travail de Popoff, c'est que, dans les lésions décrites par lui et revues par différents auteurs, il s'agit, peut-être, d'un processus dégénératif plutôt que d'une inflammation (1).

Ordinairement, dans ces cas où l'on rencontre des lésions positives des centres gris, les régions considérées comme saines sont reliées aux points malades par des nappes présentant la coloration rosée diffuse sur laquelle nous avons insisté plus haut. Ce qui montre bien que cette coloration est consécutive à un départ de sérosité colorée sortie des vaisseaux, c'est que la proportion d'eau de la substance encéphalique envahie est alors augmentée (Buhl), et le trouble nutritif qui résulte de la continuité d'un pareil état est accusé par l'aspect granuleux et l'infiltration graisseuse que Lebert a remarqués dans les petits vaisseaux. Lorsque les capillaires sont en effet le siège d'une diapédèse active, comme cela a lieu dans l'œdème prolongé, leur paroi est ordinairement lésée de cette façon.

La longue discussion qui précède, si elle ne met pas au jour tout un système de faits positifs (ce que du reste aucune discussion quelle qu'elle soit ne peut jamais faire), permet, du moins, d'ouvrir quelques aperçus relatifs à la pathogénie des lésions en foyer qui déterminent la production de paralysies de certains groupes musculaires dans les maladies fébriles. Il est bien évident que l'hyperther-

(1) Laveran, Fièvre typhoïde, in Eléments de pathologie et de clinique médicales, 1879.

mie touche les globules rouges, elle en fond une partie pour ainsi dire, et la matière colorante de ces globules communique au plasma qui leur sert de menstrue des propriétés anormales. Dans les maladies à détermination congestive, ce liquide filtre dans les tissus aux points congestionnés, se répand dans les espaces interorganiques et arrive au contact des éléments ; l'expérience apprend que ceux du système nerveux subissent des lésions de nutrition dans un pareil milieu, et ces lésions nutritives se traduisent régulièrement par des réactions sensitives, motrices, et psychiques absolument anomales.

Le délire, la stupeur intellectuelle, la douleur, les désordres du mouvement, l'état ataxique et ataxo-adynamique qui se reproduisent, avec une physionomie commune, dans des affections fébriles *disparates*, semblent reconnaître, pour cause générale, ces adultérations du milieu nutritif dont le signe cadavérique subsistant, est presque constamment la coloration rosée diffuse et l'œdème interstitiel signalé par Buhl. Mais, si, sur la majorité des points, tout se borne à des réactions nerveuses exagérées, comparables directement aux réactions musculaires déterminées par le surchauffement des masses musculaires, ne peut-il pas se faire, (et les observations de Meynert, de Westphal, de Wohlrab le démontrent), que, sur certains points, l'action nocive portée plus loin entraîne une lésion matérielle des éléments ganglionnaires, qui, dans certains cas, se montrent comme coagulés à la façon des faisceaux musculaires primitifs, atteints par la chaleur et dont la myosine s'est prise en masse ?

De pareils éléments anatomiques sont morts : ils sont supprimés comme le sont les cellules ganglionnaires des cornes antérieures dans la paralysie spinale infantile ; dans la sphère de distribution de leur filament de Deiters, ramifié

pourcommander un système de cellules contractiles, l'inertie motrice se produira, et, la fièvre tombée, et les désordres
généraux éclatants du système moteur une fois effacés,
une paralysie localisée pourra se démasquer. Cette paralysie sera souvent rapidement atrophique, la suppression
du centre ganglionnaire amenant consécutivement une
myosite dégénérative suraiguë, localisée dans les faisceaux contractiles répondant au filament de Deiters supprimé.

De ce processus relèvent vraisemblablement toutes ces
paralysies, qui, par leurs allures et leur expression symptomatique, révèlent d'emblée leur origine spinale : toutes ces
akinésies, qui, nées au cours ou au déclin des fièvres éruptives, constituent l'une des formes de la paralysie infantile.

IMPRÉGNATION DE LA MOELLE PAR CERTAINS AGENTS MORBIGÈNES.

Mais. d'autres causes qu'une adultération hyperthermique des éléments ganglionnaires ne peuvent-elles être
incriminées ? Ce que nous savons des myélites toxiques ne
peut-il pas s'appliquer avec quelque vraisemblance aux
procédés paralysigènes des maladies aiguës ? Les agents
morbides s'incorporant aux éléments anatomiques, comme
le font les poisons, n'exercent-ils pas des modifications
d'ordre physico-chimique incompatibles avec l'exercice
de ces éléments ? (Vulpian.) N'est-il pas facile de concevoir,
que la pénétration d'un principe morbide (miasme, virus,
matière septique, sang vicié) dans les organites nerveux
détermine une perversion de ces éléments ? Celle-ci ne peut-
elle pas devenir le point de départ, dans certains cas, d'un

travail inflammatoire ; dans d'autres, de troubles fonctionnels dont la durée sera proportionnelle au temps que
l'organisme mettra à reprendre possession de lui-même et
à se débarrasser de cette imprégnation délétère ?

L'idée de cette imprégnation de la moelle par certains
des agents morbigènes, ne s'impose-t-elle pas en face de
cette symptomatologie générale, d'allures spinales commune à presque toutes les maladies que nous avons étudiées ? Que signifie la rachialgie qui fait cortège à la plupart des maladies aiguës (1), sinon, que la moelle est *touchée* ? Que signifie la rachialgie de la période d'invasion de
la variole, sinon que l'ennemi est dans la place ? Les douleurs cervico-dorsales de la fièvre typhoïde(2), la rachialgie
si solennelle de la variole, les douleurs lombaires du rhumatisme articulaire suraigu, les douleurs névralgiques
irradiées du début des fièvres ne témoignent-elles pas toutes
de l'état de souffrance de la moelle et de ses méninges ? Et,
pour ce qui est des souffrances méningées ne sont-elles pas
subordonnées aux troubles myélitiques, au même titre que,
d'ordinaire, la céphalalgie trahit les perversions nutritives
ou fonctionnelles de l'encéphale ?

Cette céphalalgie, dont, suivant l'expression de Graves,
souffrent, dans leurs reins, les varioleux, qu'est-elle, sinon
l'expression et la conséquence de l'adultération de la moelle?
La fluxion méningée n'est-elle pas ici justiciable des données physiologiques émises par M. Vulpian (3), pour expliquer le rôle du froid dans la production des méningites;
n'est-elle pas la conséquence immédiate des troubles fonc-

(1) Villemin. Art. Rachialgie. Dict. encyclopéd. sciences médicales,
t. I, 4ᵉ série.
(2) V. Parisot. Quelques points de l'histoire de la fièvre typhoïde.
Th. doct. Paris, 1836.
(3) A. Vulpian. Leçons sur les maladies du système nerveux, p. 154.

tionnels spinaux dus à l'imprégnation de l'agent morbigène sur la moelle ?

Le poison (typhique, varioleux, maremmatique) adultérant le névraxe, il en résulte un trouble dans le fonctionnement trophique des parties de la moelle d'où naissent les fibres sensitives et sympathiques destinées aux méninges. Ce fonctionnement troublé, il s'ensuit une perturbation de la nutrition intime des éléments anatomiques de ces membranes qui trahissent, dès lors, leurs souffrances par cet ensemble de perversions motrices, sensitives ou vaso-motrices que nous savons.

La production possible de lésions méningées par le procédé que nous venons d'indiquer, est d'autant plus importante à considérer, que, ces lésions une fois produites, peuvent devenir à leur tour, causes d'adultérations de la moelle.

L'imprégnation spinale par les agents morbides ne doit donc pas être considérée uniquement dans ses conséquences irritatives, directes sur les éléments cellulaires du névraxe, cette imprégnation doit encore être envisagée dans ses conséquences *fonctionnelles*, puisqu'elle peut servir à expliquer les lésions méningitiques si fréquemment notées dans les autopsies des pyrexies. Sans vouloir nous étendre sur ce sujet, nous croyons à son importance, car les lésions méningées, conséquences des troubles myélitiques susindiquées, peuvent, à leur tour, engendrer des altérations soit de la moelle, soit de l'encéphale. Peut-être faudrait-il chercher à interpréter par ce mécanisme la fréquence relative de certaines meningo-myélites suppurées trouvées chez certains typhiques et varioleux ; peut-être faudrait-il expliquer par ce mécanisme les perversions motrices et sensitives survivant, parfois si longtemps, aux fièvres typhoïques ataxiques ?

Cette imprégnation de la moelle par les agents morbides, pour s'affirmer, dans quelques maladies, avec moins de bruit et de fracas que dans la variole et dans la fièvre typhoïde, ne paraît pourtant pas douteuse, à bien considérer la marche de ces maladies, le mode d'apparition des symptômes médullaires par lesquels ces maladies se révèlent : soubresaut des tendons, hyperesthésie, plaques d'anesthésie douloureuse, etc., etc.

Comment, même en faisant table rase des données si imposantes de l'anatomie pathologique, comment ne pas croire à l'imprégnation de la moelle par le poison diphthéritique, en face de la tendance à la généralisation des accidents paralytiques ?

Comment ne pas suspecter une altération de la substance grise de la moelle, se faisant, pas à pas (le poison semblant fuser de proche en proche) jusqu'au jour où le névraxe étant adultéré de partout, apparaissent ces paralysies trainantes, extensives, portant avec prédominance sur la motilité, donnant hâtivement la réaction de dégénérescence, intéressant pour une part la sensibilité, témoignant enfin, par leurs allures et leur diffusion, que tout le système spinal a été touché, depuis le bulbe jusqu'au segment lombaire ?

A juger des causes par les effets, il est évident que la moelle a été impliquée dans la genèse des accidents, mais, par quel procédé, quel a été l'intermédiaire entre la diphthérie et ses déterminations spinales ?

Ce procédé ; à en juger par l'allure peu bruyante des accidents, doit différer de celui mis en œuvre par les maladies septiques hyperthermiques que nous étudiions tout à l'heure. Ce procédé a-t-il quelque chose à voir avec une adultération lente de la moelle par les particules figurés dont la présence constante dans le sang des diphthéritiques ne peut plus guère être mise en doute(1) ? Peut-être, si la nature parasitaire de ces particules était suffisamment établie, faudrait-il chercher, dans le temps nécessaire à leur germination et à leur répullutation, l'explication, après tout rationnelle, de cette période d'incubation si particulière à la paralysie diphthéritique. Ne semble-t-il pas, dans cette évolution si originale qu'on peut en faire une caractéristique de la paralysie diphthéritique, ne semble-t-il pas, qu'une fois le poison diphthéritique dans l'économie, il lui faille un certain temps pour s'incorporer de proche en proche aux organites médullaires dont, par une action de présence, il pervertit plutôt qu'il ne détruit la fonction, puisque les paralysies sont souvent incomplètes et peu durables ?

L'avenir seul résoudra ce problème, dont les termes nous ont paru pouvoir se poser, étant données la marche, l'allure et la diffusion des paralysies diphthéritiques assez en rapport, *à priori*, avec l'idée d'une adultération spéciale. se faisant à doses successives et surajoutées, comme s'il y avait, derrière tout cela, nécessité d'une germination ou d'une infection lentement propagée d'élément à élément.

Pour ce qui serait des raisons à fournir des variantes sans nombre que la clinique enregistre dans la production, l'intensité, la forme et la durée des troubles moteurs dans les maladies aiguës, ces raisons pourraient se trouver, d'une part, dans la dose de l'agent morbigène. dans ses affinités pour tel ou tel système anatomique. d'autre part, dans la manière de réagir du malade, d'autre part encore dans les susceptibilités héréditaires ou acquises de son appareil nerveux, d'autre part enfin, dans certaines

(1) Voir Revue générale sur la diphthérie, par G. Homolle. In Revue des sciences médicales de Hayem, VIII, p. 382.

opportunités morbides générales ou locales créées de date récente ou ancienne. Qu'un agent morbigène à affinites spinales (variole, typhus, diphthérie), s'attaque à un organisme dont le système nerveux vient d'être perturbé par des émotions vives et répétées, violenté par des excès de tous genres, fatigué encore par les exigences d'une crois· sance rapide, alors l'agent morbide *aura beau jeu* pour manifester ses affinités dont les résultantes apparaîtront sérieuses, grâce à toutes ces conditions prédisposantes.

Dans cet ordre d'idées, nous pourrions invoquer plusieurs observations de nos malades, qui, à propos de maladies aiguës, ont montré dans leurs paralysies des tendances et des aptitudes spinales, comme tant d'autres, à propos d'une fièvre herpétique, à propos d'un érysipèle ou d'une pneumonie, révèlent leurs tendances cérébrales ! Ces faits ont une importance considérable : à tout prendre, les procédés mis en œuvre par les maladies aiguës, pour produire des troubles paralytiques, sont les mêmes que ceux dont elles usent pour produire les perversions psychiques, délirantes ou autres. Que la maladie aiguë fasse du patient, un inconscient, un délirant, un convulsionnaire, un débile, un parétique ou un paraplégique, les procédés qu'elle emploie sont, au fond, à peu près les mêmes (1), l'organe et la fonction troublés font la différence. En matière de paralysies de maladies aiguës comme dans les autres, tout est affaire de localisation ; aussi avons-nous vu que la variété dans la forme et l'allure de ces paralysies semblaient relever, pour une part, des affinités anatomiques spéciales à chacun des agents morbides ; pour une autre part (celle-ci au moins égale sinon supérieure à la première), des aptitudes pathologiques et des susceptibités organiques du malade.

(1) Voir Beau, Baillarger et Christian. Loc. cit,

En effet, si l'on en excepte la diphthérie, dont les affinités semblent bien spinales, si l'on en excepte encore la fièvre intermittente, dont les affinités sont plutôt cérébrales que spinales, les autres maladies, si portées qu'elles soient à se servir de procédés spinaux-paralysigènes, savent en mettre facilement d'autres en jeu, pourvu que l'âge, le sexe, l'hérédité et les aptitudes des malades les y invitent. De là, la variété infinie dans les paralysies des maladies, variété adéquate aux coups que celles-ci auront portés, tantôt exclusivement sur la moelle, tantôt exclusivement sur l'encéphale, là encore sur la moelle et l'encéphale. De là, les paralysies presque exclusivement spinales de la dysentérie, d'où les paralysies à prédominances cérébrales de la scarlatine et de l'érysipèle de la face, d'où les akinésies varioleuses et typhoïdes à révélation spinale (paraplégiformes), d'où encore les paralysies cérébrales (hémiplégie avec aphasie), ces dernières notées avec une fréquence relative chez les enfants. Par affinités corrélatives au sexe et à l'âge, nous entendons rappeler la tendance que marquent, assez généralement, les akinésies, à prendre chez les femmes, durant la période génitale au moins, la forme paraplégique ; chez les enfants, la forme hémiplégique ou cérébrale.

PARALYSIES ET CONVALESCENCE DES MALADIES AIGUES.

Toutes les causes, influences et circonstances que nous venons d'énumérer, comme jouant un rôle dans la genèse des paralysies des maladies aiguës, comme déterminant leur modalité et leurs allures, toutes ces causes nous semblent autrement efficaces et sérieuses que la débilité de la convalescence, que l'asthénie à laquelle Gubler attachait une importance si considérable. Disons, tout d'abord, que

l'apparition de certaines de ces paralysies pendant la convalescence (c'est le propre des akinésies diphthéritiques) ne
nous paraît pas un motif suffisant pour rendre la convalescence toujours responsable de leur venue. Nous serions
tenté de dire de ces paralysies, qu'elles viennent *pendant*
la convalescence et non *à cause* de la convalescence, lui
semblant, souvent, plutôt superposées que subordonnées.

Prenons l'exemple de la diphthérie, est-ce qu'on peut admettre que la convalescence ait beaucoup à voir dans l'apparition des paralysies, alors que la convalescence manque
si souvent ; alors que la maladie a si peu perturbé l'économie que, n'étaient les accidents paralytiques accusateurs,
on aurait pu méconnaître la diphthérie derrière une angine
dont malade et médecin ont à peine pris soin? Et puis,
combien de cas de diphthéries graves, ceux-là créant vraiment l'asthénie, qui échappent à toutes complications paralytiques! Et puis, n'avons-nous pas vu, que parmi les
maladies paralysigènes, ce n'était pas les plus asthéniques
qui enfantaient le plus facilement les troubles moteurs?
N'avons-nous pas vu, que, toutes proportions gardées, les
varioles ou varioloïdes bénignes, à convalescence rapide,
donnaient plus de paralysies que les varioles sévères? Quoi
de plus asthénisant enfin, que certaines formes de fièvre
typhoïde et de rhumatisme polyarticulaire suraigu, et
pourtant, quoi de moins commun, lors de leur convalescence, que l'apparition des paralysies?

Sans vouloir dénier à la débilité que laissent après elles
les maladies aiguës qui ont violenté l'économie, perturbé
les centres nerveux, qui ont amené une suractivité telle
dans la fonte et la rénovation des éléments cellulaires de
chacun des organes et des appareils, qu'on pourrait dire de
ceux-ci, qu'ils ont à réapprendre leurs fonctions; sans dénier
l'importance de ce désarroi dans lequel se trouve jetée

l'économie au lendemain d'une pareille révolution, sans dénier à tout cela une certaine valeur ; nous pensons, à n'envisager que la marche des paralysies, que leur subordination à la convalescence est peu de chose comparée aux autres influences. Nous croyons plus souvent à la *juxtaposition* des paralysies qu'à leur subordination à la convalescence des maladies aiguës. Et puis, si l'anesthésie jouait le rôle paralysigène qu'on lui attribue, est-ce qu'il n'y aurait pas proportion entre les paralysies et l'anesthésie? Or les faits n'établissent pas ce rapport, et tel diphthéritique profondément débilité par une angine tenace en sera quitte pour une paralysie du voile du palais, tandis que tel autre verra ses jours mis en danger par des accidents paralytiques, pour une amygdalite pelliculaire insignifiante ! Et puis, quand on admettrait l'asthénie comme cause adjuvante venant s'ajouter à l'ébranlement dont l'économie n'aura pu se remettre encore, il resterait toujours à expliquer comment et pourquoi la débilité dans laquelle le malade est *plongé tout entier*, aboutit aux modalités paralytiques systématisées, diffuses, étendues ou dissociées que nous savons !

Nous répétons, que si les paralysies diphthéritiques apparaissent, d'ordinaire, à échéance régulière, elles viennent plutôt pendant la convalescence qu'à cause de la convalescence et cela, d'une part, parce qu'il est dans les habitudes de la diphthérie de durer peu de jours, de marcher assez rapidement à la mort où à la convalescence ; parce que, d'autre part, la diphthérie emploie un certain temps pour mettre en œuvre ses procédés paralysigènes.

Ce qui est vraisemblable pour la diphthérie, apparaît aussi probable pour d'autres maladies aiguës. Pour que leur appareil paralytique se révèle, il ne suffit pas que les maladies aient frappé le système nerveux, il faut, suivant

la nature des coups portés et la manière dont l'organisme
réagira, parfois un temps tel, que les troubles moteurs, en
germe à la période aiguë de la pyrexie, n'apparaîtront
qu'au début de la convalescence ou même longtemps après
celle-ci, les perturbations nutritives ou fonctionnelles
étant justiciables de lésions scléreuses à évolution peu rapide. Dans cette catégorie de faits, rentrent tous ces cas de
paralysies ou de parésies mêlées de tremblements et de
troubles de la parole rappelant l'ataxie, la sclérose en plaques ou la maladie de Parkinson et sur lesquels ont insisté Westphal, MM. Charcot, Clément et Vulpian. Ici
encore, ne semble-t-il pas que le lien qui unit les troubles
moteurs à la convalescence, est moins un lien causal que
chronologique, la filiation étant simplement subordonnée
au procédé anatomique employé par la maladie pour perturber le mouvement?

PARALYSIE DIPHTHÉRITIQUE PALATINE ET NÉVRITE
ASCENDANTE?

Il va sans dire, que, parmi toutes les paralysies révélées
par la clinique, quelques-unes semblent mieux indiquées,
plus préparées encore, dans leurs formes et dans leur
siège, que toutes celles dont nous venons d'étudier les affinités avec la nature des agents morbides, avec l'âge, le
sexe et les aptitudes pathologiques des malades.

Nous voulons parler de l'akinésie du voile du palais qui
ne manque preque jamais de marcher la première dans le
long cortège des paralysies diphthéritiques. L'akinésie palatine ou pharyngée doit, croyons-nous, être considérée
comme le premier effet et non comme la cause des accidents
auxquels elle prélude d'ordinaire.

Les manifestations paralytiques débutent par la gorge, vraisemblablement, parce que les troubles nutritifs et fonctionnels dont ont souffert les muscles et les nerfs de la région, ont amoindri leur vitalité et en ont fait des *loci minoris resistantiæ* ; et puis, et surtout, parce que la phlegmasie. incitant la moelle, par voie réflexe, a pu, dans les points d'émergence des nerfs palato-pharyngés, éveiller la susceptibilité du cordon médullaire d'une façon telle, que, lors de l'imprégnation de la moelle par la diphthérie, ces points seront ceux sur lesquels se manifestera, au mieux et au plus vite, l'adultération du névraxe.

Cette vraisemblance est d'autant plus rationnelle qu'elle permet d'expliquer pourquoi, de toutes les akinésies diffuses des maladies aiguës, les paralysies diphthéritiques paraissent être presque les seules à compter la paralysie du voile du palais au nombre de ses manifestations si constantes, qu'on la peut presque dire presque obligatoire. Pourtant, quelle que puisse être, dans la détermination première de la paralysie, l'importance des troubles portés sur le voile du palais et la gorge par la phlegmasie pseudo-membraneuse, ces troubles expliquent très insuffisamment ce fait, au moins singulier, que la diphthérie paralysante, débute par le voile du palais, alors qu'elle est entrée par une tout autre porte que par la gorge ; alors qu'elle a pénétré l'organisme par le doigt comme dans l'observation de Paterson, par un vésicatoire sternal comme dans un fait de M. Bondet (communication orale), par un vésicatoire brachial ou dorsal comme dans les cas bien connus de Raciborski et de H. Roger.

Il y a, dans ce mode de début, quelque chose de singulier qui semblerait indiquer, que, pour des raisons anatomiques à déterminer, l'imprégnation de la moelle se fait avec prédominance, d'abord vers le bulbe (paralysie du voile du palais, troubles oculaires), puis par les régions inférieures (faiblesse des jambes) avant de diffuser au travers du né-vraxe.

Si nous insistons sur la genèse et la succession des para-lysies de la diphthérie, c'est que, leur début par la gorge a servi d'argument pour étayer de toutes pièces une théo-rie celle de la névrite ascendante, dans laquelle, on ad-met que les perturbations nutritives et fonctionnelles dont la moelle va être le siège lui sont apportées, de proche en proche, par les nerfs intéressés dans la phlegmasie. Nous avons dit comment pouvait se concevoir l'apparition pre-mière de la paralysie palatine. Ajoutons, que si la localisa-tion diphthéritique était pour quelque chose dans la trans-mission directe du processus paralysigène à la moelle, nous devrions trouver, une différence appréciable dans le temps qui sépare l'éclosion des troubles paralytiques et la montée de la *diphthérie* à la moelle, le transport de l'in-flammation devant varier avec la distance à parcourir.

Or, le temps qu'ont mis à paraître les paralysies dans certains faits de diphthérie ombilicale, vulvaire, dorsale ou digitale, ne semble pas avoir été plus considérable que dans les cas classiques où la diphthérie a frappé la gorge. Que la porte d'entrée de la diphthérie soit le pharynx, toute autre muqueuse ou la peau, son cheminement n'en paraît pas modifié, le temps nécessaire pour l'adultération du né-vraxe semble être le même, aussi, l'inflammation des nerfs compris dans les régions enflammées ne paraît-il, pas être le procédé mis en œuvre par la diphthérie pour adultérer la moelle.

Du reste, si les vraisemblances cliniques ne plaident pas en faveur de la névrite ascendante, y a-t-il d'autres raisons pour admettre ou rejeter cette théorie qui a pris dans l'histoire des paralysies des maladies aiguës, dans l'histoire des paralysies dysentériques, urinaires et dans bien d'autres, une importance trop considérable pour que nous ne l'envisagions pas dans tous ses détails ?

L'idée que l'on peut se faire de ce processus, que l'on désigne sous le nom de névrite ascendante (*neuritis migrans*, des Allemands), est la suivante : de même que les lésions médullaires retentissent sur les nerfs, de même ces derniers pourraient à leur tour retentir sur la moelle. L'auteur de cette théorie semble être Duménil, de Rouen (1), qui publia en 1860 un travail sur la névrite. Dans ce mémoire, l'auteur émet l'idée que certaines affections médullaires sont consécutives à des altérations nerveuses d'ordre périphérique, altérations remontant des extrémités vers le centre, et déterminant, dans la moelle épinière, des modifications permanentes ou passagères, suivant les cas. Pour Duménil, la paralysie labio-glosso-laryngée relevait d'une origine semblable. Les travaux, publiés ces dernières années sur les amyotrophies d'origine spinale, ont montré que l'opinion de Duménil n'était plus soutenable, du moins dans l'immense majorité des cas.

En Allemagne, la névrite ascendante a été admise comme vérité indiscutable, beaucoup plus facilement que chez nous; Fridreich et Leyden en particulier ont cherché à établir l'origine périphérique d'un certain nombre d'affections qui, en France, sont regardées comme relevant d'altérations primitives de la moelle épinière. Fridreich (2) a même été plus loin, il a cherché à expliquer ces altérations par des lésions primitives de la substance muscu-

<hr>

(1) Duménil. Contribution pour servir à l'histoire des paralysies périphériques et spécialement de la névrite. In Gaz. hebd., 1866.

(2) Fridreich. Ueber Müskelatrophie, ueber wahre und falsche Müskelhypertrophie. Berlin, 1874. Analysé in Revue des sc. méd.

laire : on connaît sa théorie sur l'atrophie musculaire progressive.

La pathologie expérimentale apporta un certain nombre de faits à l'appui de la théorie de la névrite ascendante.
En 1860, Tiesler publia un travail sur ce sujet, il opérait
sur des chiens, des lapins, mettait à nu le nerf sciatique et
l'irritait de différentes façons. Au bout d'un petit nombre
de jours, dans un cas au bout de trois jours, il se produisait une paralysie des membres inférieurs, la paralysie re-
montait, gagnait les membres supérieurs, et l'animal finis-
sait par mourir. A l'autopsie on trouvait du pus dans le
canal rachidien, la moelle ramollie, et le bout supérieur du
sciatique ne présentait pas de lésions bien manifestes (1).

Dans ses expériences, Feinberg, quelques années après,
obtint des résultats analogues, mais sans altérations notables du bout central des nerfs (2).

Roessingh (3) répétant ces expériences ne constatat jamais l'existence d'une altération dans le bout central d'un
nerf altéré, et encore moins de lésions médullaires.

C'est alors, qne M. Hayem, dans une série de recherches
ingénieuses (irritations mécaniques et chimiques des
nerfs), arriva à faire naître des altérations de la moelle
épinière analogues à celles de Tiessler, Feinberg, etc.
Mais, en même temps que M. Hayem provoquait des névrites avec propagation inflammatoire à la moelle, il mon-
trait qu'il s'agissait bien plutôt d'un processus de névrite
interstitielle que d'une névrite parenchymateuse : névrite

(1) E. Tiessler. Ueber neuritis. Diss. inaug. Kœnigsberg, 1869.
(2) Feinberg. Ueber Reflenlähmungen. Berliner Klinische. Wochenschrift., 1871.
(3) Roessingh. Contribution à la théorie de la paralysie réflexe. Anal.
in Rev. des sc. médicales, 1874.

interstitielle remontant le long de la gaine du nerf, de la periphérie à la moelle.

Ce n'est donc pas en suivant les lois de la conductibilité physiologique que l'inflammation des nerfs, gagnant de proche en proche, arrive à la moelle épinière, mais bien en se développant progressivement dans le tissu conjonctif.

La clinique nous fournit quelques exemples analogues, tels sont les cas de Heurteaux rapportés par Porson(1) et de Laveran (2), mais ce sont là des faits véritablement exceptionnels (Vulpian) (3).

Il faut, du reste, reconnaître que, jusqu'à présent, la démonstration clinique de la névrite ascendante aigue, avec un examen histologique complet, n'a pas encore été fournie. Eichhorst (4) a bien publié dernièrement, un cas de paralysie progressive qu'il qualifie de *neuritis-migrans*. A l'autopsie, il constata des lésions des nerfs périphériques sans altération aucune de la moelle épinière. L'auteur rapprochant les signes cliniques de ceux fournis par l'examen histologique, cherche à établir qu'il a eu affaire à une névrite ascendante, partant des extrémités périphériques des nerfs et remontant vers la moelle épinière. L'absence d'examen des racines rachidiennes et le peu de précision de l'examen histologique des nerfs sont de nature à faire repousser l'idée de la névrite ascendante, et, à regarder le cas publié par Eichhorst comme un exemple de névrite péri-

---

(1) Porson. Thèse inaug. Paris, 1873.

(2) Laveran. Contribution à l'étude du tétanos et de la névrite ascendante aiguë.

(3) Vulpian. Maladies du système nerveux. Leçons faites à la Faculté, recueillies par Bourceret. Paris, 1877.

(4) H. Eichhorst. Neuritis aucta progressiva. Hierzu Tafel VII. und IX. Virchow's Archiv., 1877.

phérique, dont la nature ascendante est au moins fort douteuse.

En résumé, nous croyons que si les altérations des nerfs périphériques peuvent parfois|retentir sur le névraxe, ce n'est guère par le procédé de la névrite ascendante, mais par l'intermédiaire de troubles fonctionnels entretenus sur la moelle (Vulpian).

Il parait établi que, dans l'immense majorité des cas, c'est la contraire qui a lieu, et que les lésions périphériques, en dépit de toute apparence, sont consécutives à des altérations d'origine centrale relevant de l'un quelconque des procédés étudiés précédemment.

Et pourtant, nous avons dit que Joffroy avait, au cours de la variole, décrit des lésions de névrite parenchymateuse avec intégrité des racines et des cornes spinales.

Ces névrites périphériques se conçoivent, après tout, *généralisées* au cours d'une maladie totius substantiæ, infectieuse comme la variole, pouvant, dans certains cas, porter d'emblée ses déterminations morbides sur les nerfs aussi bien qu'elle eût pu frapper les centres.

Mais, cette même cause infectieuse qui rend facilement compte des névrites périphériques *généralisées*, ne les explique plus guère partielles, étroitement localisées à certains muscles ou à quelques groupes musculaires.

Le rôle de l'agent morbide qui frappe certains nerfs, tandis qu'il épargne le plus grand nombre, devient ici plus difficile à saisir, et on se demande, si la maladie n'a pas dû mettre en œuvre d'autres procédés mieux adaptés aux déterminations morbides locales. Ces procédés ne pourraient ils pas être cherchés dans quelques unes des altérations vasculaires si fréquentes dans les maladies septiques ? Ces altérations ne pourraient-elles manifester leurs effets dans les gaines de certains nerfs comme elles produisent, avec élection, des lésions dans certains muscles ? Ne peuvent-elles pas aboutir à des troubles circulatoires localisés (fines thromboses, œdème) du cordon nerveux, compromettre sa vitalité, dans l'un ou plusieurs de ses segments, empêcher sa parfaite communication avec ses centres ganglionnaires et, en dernière analyse, aboutir à une névrite périphérique que l'anatomie pathologique viendra opposer à l'intégrité de la moelle.

Cette névrite, on le conçoit, en dépit de ses allures périphériques, relèvera encore et toujours du procédé général que nous avons indiqué à propos des lois de subordination du cordon nerveux à ses centres ganglionnaires. Quelque soit le moyen détourné, employé par la maladie pour produire la névrite, le procédé, en somme, apparait toujours le même. Que la communication du nerf avec la moelle soit coupée au niveau de la plaque de Rouget, au niveau du nerf intermusculaire, au niveau du plexus d'origine ou dans la moelle, cela est indifférent, la résultante sera toujours une névrite parenchymateuse et l'expression symptomatique apparaitra peu dissemblable.

C'est l'opinion qu'exprime M. Charcot (1) quand il dit : « La subordination vitale et fonctionnelle du nerf à la cellule, une fois connue, peu importe que, dans un cas, l'autopsie nous révèle une altération des cellules motrices spinales ou, dans un autre cas, une lésion des nerfs périphériques, puisque le premier effet de la section des nerfs n'est pas une dégénération descendante mais une altération de l'extrémité périphérique du nerf. »

De ces faits, nous croyons devoir tirer la conclusion suivante :

Si les procédés névritiques *directs* peuvent, dans les pa-

(1) Cours de la Faculté, inédit, 1879.

ralysies, être employés par les maladies aiguës, ils semblent l'être bien moins souvent, pourtant, que les procédés
myélitiques. Du reste, le départ à faire parmi les procédés
mis en œuvre par la maladie est, au point de vue de la
physiologie pathologique, moins important qu'on ne le
supposerait de prime abord, puisque, lésions du nerf,
conséquences de celles-ci (amyotrophie), expressions symptomatiques, toutes les résultantes en un mot finissent par
être les mêmes. Etant donnée la constitution de l'appareil
neuro-musculaire, il n'en pouvait être autrement; aussi,
après les détails dans lesquels nous sommes entré, croyons-
.nous être arrivé à cette démonstration, que, en matière de
paralysies des maladies aiguës, tout pouvait se ramener à
une question de détermination morbide, à une question
de localisations, celles-ci étant de beaucoup plus souvent
spinales que cérébrales, en vertu des affinités organiques et
des procédés instrumentaux des diverses maladies.

Rien ne paraît plus démonstratif : après l'analyse que nous
avons faite de la physiologie pathologique de la fièvre typhoïde et de la diphthérie surtout, que l'on peut considérer comme le type des maladies paralysigènes. Rien n'est
plus démonstratif à cet égard encore, que l'étude de certains troubles paralytiques, qui, étroitement localisés à certains appareils, véritables vivisections spontanées (Peter),
permettent de dépister, au travers de leur expression symptomatique, le nombre, le siège et souvent la nature des
coups portés par la maladie sur les centres nerveux.

PARALYSIES (BULBAIRES) CARDIO-PULMONAIRES.

Nous voulons parler ici des troubles paralytiques des
appareils pulmonaire et cardiaque si communs aux di-

verses périodes de certaines maladies aiguës. Ces troubles paralytiques sont d'autant plus importants à considérer qu'ils entrent, pour une part, non seulement dans les désordres fonctionnels (dyspnée, etc.), mais encore dans les désordres nutritifs (bronchites, congestion pulmonaire, broncho-pneumonie), dont ces organes sont le siège. Sans parler, des paralysies vaso-motrices qui semblent jouer le principal rôle dans l'élément bronchitique si constant au début de la fièvre typhoïde et des fièvres éruptives, n'est-on pas en droit de rapporter à la paralysie des nerfs vagues, outre l'anesthésie et l'akinésie laryngées, les perversions si fréquemment notées dans le rhythme respiratoire ? L'apparition de ces troubles pulmonaires, si bien vus et si bien étudiés par Duchenne, de Boulogne, et dont la physiologie pathologique s'éclaire à la lumière des observations et des expériences de Guttmann et de Rosenthal, ne témoigne-t-elle pas, que l'une des principales déterminations de la maladie s'est faite sur le bulbe ? N'est-ce pas de cette façon qu'on doit chercher à interpréter, étant connue l'action du pneumogastrique sur la circulation et la nutrition du poumon, les congestions hypostatiques, les infiltrations séreuses et les broncho-pneumonies si communes au cours des maladies aiguës ataxo-adynamiques, c'est-à-dire à déterminations spinales si évidentes ?

N'est-ce vraiment pas d'une localisation bulbaire que sont justiciables les troubles dyspnéiques dont Duchenne, de Boulogne, nous a cité tant d'exemples et qu'il rapporte à la paralysie des muscles de Reisessen : cette paralysie suffisant pour provoquer l'apnée simple ou l'apnée comateuse qui produisent consécutivement une accumulation d'écume bronchique et l'asphyxie. Cette paralysie des muscles de Reisessen prouve, en dehors même de toute constatation anatomique directe, qu'il s'agit là d'une manière de paralysie bulbaire.

Nous dirons, à ce propos, étant connues les affinités si grandes de la diphthérie pour la moelle, que c'est vraisemblablement dans la fréquence de ses déterminations sur les parties supérieures du névraxe qu'il faut chercher la raison des broncho-pneumonies et des troubles respiratoires, quels qu'ils soient, si fréquemment observés chez les diphthéritiques. Il y a là encore une manière de paralysie qui, du reste, se retrouve dans bien d'autres maladies aiguës, dans la fièvre typhoïde et dans les fièvres éruptives dont les affinités médullaires paraissent surabondamment établies.

Cette subordination paralytique des troubles et lésions pulmonaires aux déterminations bulbaires de la diphthérie, a été si complètement et si judicieusement établie par M. Revilliod (1) que nous ne saurions mieux faire que de reproduire la description qu'il a donnée de la génèse, des formes et des conséquences *de la paralysie du poumon* chez les diphthéritiques.

« Une des causes de mort, dit le professeur de clinique de Genève, les plus fréquentes chez les trachéotomisés, est un trouble d'innervation de l'appareil pulmonaire, trouble qui n'est que l'extension des paralysies qui s'observent dans d'autres régions et se traduit par la dyspnée expiratoire, l'anesthésie de la trachée et par des désordres nutritifs des poumons.

« Qu'observons-nous, en effet, trop souvent après cette phase de calme et de bien-être qui succède à la trachéotomie ? Les accès de toux ont nettoyé la trachée et les bron-

---

(1) Diphthérie, croup et trachéotomie, p. 181. Comptes-rendus et Mémoires du Congrès international des sc. méd. Genève, 1878.

ches ; il ne s'agit plus d'obstacle mécanique ; cependant le rhythme respiratoire perd sa régularité, il s'accélère ou se ralentit, il exige un effort plus prononcé à l'expiration surtout, et détermine une hypersécrétion de mucosités dont l'évacuation n'amène aucun changement. Il s'ensuit de la fatigue et de l'angoisse, de l'abattement. L'enfant ne mange plus et ne songe qu'à lutter contre une géne respiratoire qui ne s'explique ni par une quantité suffisante de fausses membranes dans les bronches, ni par des lésions étendues du parenchyme pulmonaire, appréciables à l'auscultation. La trachée, devenue insensible, ne réagit plus contre les mucosités qui l'encombrent, ni même contre le contact d'une plume. Enfin, il n'y a souvent aucun rapport entre la gravité des symptômes et l'état fébrile, quelquefois intense, peu après l'opération, malgré un état général et local satisfaisant, modéré, au contraire, alors que tout annonce une fin prochaine. Et à l'autopsie, que trouvons-nous ? Tout au plus quelques amas de mucosités dans les bronches, quelques foyers de splénisation, de pneumonie ou de congestion lobulaire, de l'emphysème, d'autres fois si peu que rien.

« En vérité, il y a dans ce tableau autre chose que la broncho-pneumonie vulgaire et qu'un processus réellement inflammatoire, autre chose qu'une complication. Ce qu'il y a, c'est une manifesfation du processus paralytique qui joue un si grand rôle dans l'histoire de la diphthérie. La fréquence de ces symptômes pulmonaires indéterminés n'a, en effet, d'égale que la fréquence de la paralysie de l'isthme du gosier et du pharynx, paralysie qui reste limitée à cette région, ou se propage à d'autres associations musculaires ou d'autres départements du système nerveux. Mais son siège de prédilection, celui par lequel elle prélude, est dans les ramifications du pneumo-gastrique. C'est par l'appareil de la déglutition qu'elle commence et par la régurgitation des aliments par la canule qu'elle s'annonce.

« Elle atteint la sensibilité comme le mouvement ; le vestibule de la glotte perd son exquise sensibilité, il ne se révolte plus au contact du bol solide ou liquide qui passe librement dans les bronches. Les mouvements péristaltiques de l'œsophage sont abolis, et le liquide dégluti remonte souvent sans effort ou déborde à l'orifice supérieur pour retomber dans les voies respiratoires. Nous sommes donc en face d'une série de symptômes témoignant de la paralysie du laryngé supérieur, des plexus pharyngiens, œsophagiens, c'est-à-dire d'expansions nerveuses en rapport immédiat avec les plexus cardiaques et pulmonaires, qui sont peu à peu envahis à leur tour, et répondent à la dégénérescence possible ou au trouble fonctionnel de leurs filets par les modifications du pouls, l'angoisse précordiale ou la mort subite d'une part, la dyspnée et les troubles pulmonaires d'autre part.

D'où, l'on doit conclure que la mort, tout en ayant lieu le plus souvent par le poumon, provient moins d'un processus inflammatoire proprement dit, que d'une paralysie du nerf vague et, en particulier, des rameaux qui se terminent dans les muscles de Reisessen. Cette *paralysie du poumon*, qui n'est que l'extension des troubles d'innervation qui s'observent plus haut dans le domaine de la même paire nerveuse, constitue ainsi la principale cause de la mort par la diphthérie. »

Les troubles respiratoires ne sont pas les seuls à témoigner que le bulbe est impliqué dans les déterminations morbides des maladies aiguës. Nombreux sont les phénomènes qui, apparaissant au cours ou au déclin de la diphthérie et de la fièvre typhoïde, témoignent tantôt d'une paralysie tantôt d'une excitation bulbaire. Certains troubles vaso-moteurs, l'accélération ou le relentissement du pouls avec anxiété précordiale et symptômes d'angine de poitrine, lipothymies, syncopes avec ou sans vomissements ; voilà plus de troubles qu'il n'en faut pour prouver l'imprégnation de la moelle allongée par l'agent morbide. Chez quelques malades (témoin l'observation XV, témoins nombre de faits cités par Duchenne et rappelés par M. Hallopeau (1)) ces phénomènes tiennent, dans le cortège des paralysies diphthéritiques, une place si importante qu'ils pourraient servir à constituer une des formes de la maladie. A côté de la forme spinale de la diphthérie et de la fièvre typhoïde, n'y aurait-il pas lieu de décrire une forme bulbaire dans laquelle rentrerait la série des troubles fonctionnels que nous venons d'énumérer ? Pour la diphthérie la chose est indiscutable ; pour certains cas de fièvre typhoïde et de variole, elle ne l'apparaît pas moins, si l'on envisage la persistance de certains troubles vaso-moteurs, les tendances syncopales, la fréquence relative de la mort subite, les troubles de la parole enfin, qui, mêlés à la faiblesse des membres et à quelques tremblements, donnent aux patients une physionomie parfois si ressemblante à celle de la paralysie labio-glosso-laryngée, ou de la sclérose en plaques.

L'analyse des paralysies s'attaquant au poumon ou au cœur, n'importe pas seulement à la physiologie pathologique générale des maladies aiguës. On pourrait chercher, dans ces troubles paralytiques, plus d'un des procédés que les états morbides mettent en œuvre pour produire ce que les pathologistes décrivent comme des accidents ou des complications sans trop s'apercevoir que les symptômes pulmonaires cardiaques ou autres, pourraient bien, après

(1 Des paralysies bulbaires. Th. agrég., 1875.

tout, n'être que des paralysies intéressant d'autres appareils que les appareils musculaires.

L'analyse des paralysies cardio-pulmonaires (bulbaires) était indispensable aussi parce qu'elle devait nous révéler qu'il n'est pas une modalité paralytique, si simple ou si compliquée soit-elle, qui n'ait pu et ne puisse se rencontrer dans les maladies aiguës.

Ces modalités paralytiques apparaissant, tantôt correctes et unies quand toutes les pièces d'un appareil sont également et uniformément compromises par le processus morbide, tantôt incorrectes, désunies, bizarres en apparence, quand divers appareils (noyaux bulbaires, cornes spinales, à fonctions différentes) sont inégalement ou incomplètement intéressés par une même lésion Cela dit, on comprend que les maladies aiguës, dans leurs déterminations organiques et leur expression phénoménale, aient pu revêtir *toutes les apparences*, depuis celles qui appartiennent en propre aux affections les plus systématisées dans leur substratum anatomique, ou les mieux réglées dans leurs allures (paralysie infantile, — myélite aiguë diffuse, — paralysie ascendante aiguë, etc.), jusqu'aux complexus symptomatiques confus, mêlés, irréguliers (affections cérébro-spinales frustes), dénotant que l'imprégnation morbide s'est faite d'une façon diffuse, irrégulière et non systématisée.

Si nous insistons avec tant de complaisance sur ces considérations, c'est qu'elles sont de tous points applicables non seulement aux formes des paralysies mais encore à l'infinie variété de leur évolution.

Différentes dans leur substratum anatomique les paralysies ne sauraient être semblables dans leur marche, leur durée et leur terminaison.

En dehors de la diphthérie dont nous avons décrit la

marche régulièrement progressive et régressive, la terminaison le plus souvent heureuse, tout ce que l'on peut dire
de plus général, c'est que les paralysies du début des maladies sont, d'ordinaire, peu intenses et peu durables, et
cela semble-t-il, parce que les procédés mis en œuvre pour
es produire, relèvent vraisemblablement plutôt de perversions fonctionnelles que d'altérations nutritives.

Il faudrait, pourtant, se garder d'attacher à cette distinction la valeur qui lui a été donnée par certains auteurs. Maintes observations que nous rapportons, témoignent, qu'au début aussi bien qu'au cours ou au déclin
d'une fièvre éruptive, la maladie peut avoir frappé la
moelle de telle façon qu'il s'ensuive des lésions, dont la
marche, la durée et la terminaison ne sauraient être déterminées d'emblée. Elles pourront être connues le jour seulement, où l'expression phénoménale, débarrassée de tout
le cortège symptomatique de la maladie aiguë, permettra
de reconnaître la nature, l'étendue et le siège de déterminations morbides. Ce jour là, la notion étiologique n'aura
plus qu'une mince valeur, il importera moins de savoir si
les symptômes paralytiques sont venus à propos de telle
ou telle maladie. que de chercher à reconnaître par l'analyse minutieuse des symptômes, si ceux-ci relèvent de
troubles purement fonctionnels, congestifs, inflammatoires ou destructifs de l'encéphale, de la moelle ou des
nerfs.

La paralysie reconnue, l'anamnése, si l'on excepte bien
entendu la diphthérie, ne pourra être d'un grand secours
pour fixer l'évolution des accidents, puisque ceux-ci (nous
ne cessons de le répéter) peuvent varier à l'infini dans une
même maladie.

La paralysie disparaîtra-t-elle complètement, s'amen-
dera-t-elle, ira-t-elle croissant, se compliquera-t-elle de

troubles sensitifs ou trophiques ? Ce sont là, autant de problèmes dont la solution doit être plutôt demandée aux déterminations organiques de la maladie qu'à sa nature. C'est par la recherche de ces localisations morbides qu'on pourra seulement se faire une juste opinion sur leurs tendances et leur destinée ; c'est alors seulement qu'on pourra attendre, du caractère indélébile et de l'aggravation forcée de certaines lésions, ou bien de la possibilité de leur disparition complète, la perte définitive ou le retour des fonctions.

CHAPITRE V.

Considérations générales
sur le diagnostic, le pronostic et le traitement des paralysies dans les maladies aiguës.

Il est bien des troubles moteurs, au cours ou au déclin des maladies aiguës, qui ne sont pas des paralysies et qui, d'ailleurs, s'en distinguent aisément.

Bien des malades, épuisés par une longue maladie, sont parfois dans un état de torpeur telle, que leur immobilité simule l'impotence, et pourtant, lorsqu'on vient à les exciter au mouvement, leurs muscles sont capables de contraction. Ce qui manque ici c'est l'incitation volontaire, le muscle peut y répondre.

Il en est ainsi de tous les cas où paraît cet amaigrissement rapide et général du système musculaire bien dénommé, par Gubler, colliquation musculaire : ces muscles même amaigris se contractent, que la nutrition s'améliore et, comme tous les autres organes, les muscles recouvriront avec leur volume normal leur fonctionnement complet.

La douleur est une autre cause d'immobilité : les rhumatisants qui souffrent de leurs jointures redoutent le mouvement, et, lorsque la période aiguë de la maladie est terminée, les restes de la fluxion disparue rendent chancelante la démarche du convalescent ; il est vrai qu'il peut y avoir un certain degré d'atrophie musculaire, mais ce n'est

point là de la paralysie ; si les mouvements restent pendant
quelque temps difficiles, c'est que les faisceaux musculaires ne se trouvent plus en nombre autour de l'articulation.
Cet exemple n'est-il pas propre à démontrer que l'atrophie,
à elle seule, ne saurait constituer un caractère important de
la paralysie comme le croyait Gubler et que, précisément,
il y a lieu de faire le diagnostic différentiel des paralysies
que nous avons étudiées et des amyotrophies.

En effet, dans beaucoup de ces amyotrophies, comme
dans l'atrophie musculaire progressive, si le muscle se contracte faiblement, c'est que beaucoup de fibres musculaires
ne sont plus là pour répondre à l'incitation et cependant
cette incitation est normale. Ajoutons, pourtant, que l'amyotrophie, à un degré variable, est presque toujours mêlée
aux paralysies que nous avons étudiées. L'atrophie musculaires est, certes, de tous les symptômes qui peuvent se
mêler à la paralysie, le plus commun ; il imprime à celui-ci
une physionomie particulière. Il importe de prendre en
considération, au point de vue diagnostique et pronostique, la présence ou l'absence de cette complication.

Lorsqu'il est admis que l'impotence est due à une para-
.ysie véritable, il s'agit de reconnaître la nature spéciale de
cette paralysie, en d'autres termes l'influence pathogénique
de la maladie aiguë : il est clair que l'élément principal du
diagnostic est ici l'anamnèse.

Ce paralytique vient d'avoir une diphthérie, une fièvre
typhoïde, une dysentérie, une fièvre intermittente et nous
savons, du reste, que dans ces maladies la paralysie est un
accident possible. De plus, la forme de la paralysie est
quelquefois une indication.

La notion d'une maladie antérieure ne saurait guère
échapper : ce sont des maladies d'ordinaire sérieuses et

d'une certaine durée qui engendrent les paralysies, et, s'il est vrai que l'influence pathogénique puisse s'étendre à une certaine période, cependant, le plus souvent, la maladie dure encore ou finit à peine. Il faut faire une réserve pour la diphthérie où, fréquemment, la paralysie est tardive. Ici, nous l'avons vu déjà, il n'y a guère de rapports entre la paralysie et l'intensité de la maladie, bien des angines d'apparence bénigne et de peu de durée peuvent être suivies de paralysies très étendues. Souvent même, l'apparition de cette complication fait reconnaître le caractère diphthéritique d'une angine antérieure dont la véritable nature avait été d'abord méconnue.

Mais, si la notion de la diphthérie a une telle importance, il s'en faut de beaucoup qu'il en soit ainsi de la plupart des autres maladies : *bien plus rare, bien moins typique est la paralysie des autres maladies aiguës*. Rappelons ici la statistique de L. Colin qui, sur plus de 800 cas de maladies aiguës, ne releva que deux paralysies. Par conséquent, noter chez un malade une diphthérie antérieure, c'est être bien près de reconnaître la nature de la paralysie.

Il faut prendre en très sérieuse considération les formes de la paralysie : sans doute, et nous y avons beaucoup insisté, ces formes sont extrêmement variables et *toutes les espèces* du genre paralysie peuvent être observées au cours ou au lendemain d'une maladie aiguë.

Cependant, il est des formes assez caractéristiques, le voile du palais se prend dans la diphthérie, il est habituellement respecté dans la fièvre typhoïde et toujours dans les autres maladies, à l'exception, peut-être, de certaines varioles angineuses?

Inversement, la vessie indemne dans la diphthérie est habituellement frappée dans la fièvre typhoïde.

Quelques formes hémiplégiques ont une valeur diagnostique incontestable : une hémiplégie droite, soudaine, avec aphasie ; telle est. huit fois sur douze, la paralysie de la fièvre intermittente.

On se souviendra, que l'hémiplégie de la fièvre typhoïde (accident rare au total), à prédominance droite aussi et accompagnée d'aphasie, se développe et se complète lentement ; on se souviendra surtout qu'elle est moins rare chez l'adulte que chez les enfants.

L'hémiplégie pleurétique, réflexe, débute brusquement, succède à une excitation de la plèvre, a souvent le caractère des hémiplégies variables, et, souvent aussi, s'accompagne de troubles intellectuels ou de convulsions épileptiformes.

On se rappellera que les accidents paraplégiques se voient surtout dans la fièvre typhoïde, dans les maladies des voies urinaires. la dysentérie et la variole, beaucoup plus rarement, du reste, dans cette fièvre éruptive qu'on ne le croit généralement ; la statistique de M. Huchard donne 10 cas sur 2,000.

Certaines paralysies sont remarquables par leur mobilité : c'est un fait bien connu que la paraplégie urinaire est soumise aux variations de l'affection causale, elle augmente avec la lésion rénale et rétrograde ou même disparaît quand celle-ci vient à guérir.

Le type le plus achevé de ces paralysies temporaires est bien certainement l'hémiplégie de la malaria : venue avec l'accès, elle disparaît avec l'accès, et, ce qui montre encore mieux combien elle se rattache directement au paroxysme fébrile, c'est que, comme la fièvre elle-même, elle cède au sulfate de quinine.

En regard de ces paralysies mobiles, plaçons les formes plus durables ou définitives, telles que les paralysies à type infantile de la rougeole et de la fièvre typhoïde et certaines paraplégies dysentériques et varioleuses. Enfin, la marche rapide, extensive, progressive, rappelant la forme de la paralysie ascendante aiguë, ne paraît pas avoir de prédilection marquée pour telle ou telle maladie, on l'a vue dans un grand nombre d'états morbides : la fièvre typhoïde, la pneumonie, le choléra, la diphthérie et les fièvres éruptives.

Ce premier diagnostic ne saurait aller au delà de ces indications générales : telle est, en effet, la variabilité extrême de toutes ces paralysies que, véritablement, il ne peut y avoir de signes qui permettent de rattacher avec certitude la paralysie à la maladie première.

Puisque ces formes sont aussi variables, il faut arriver à préciser l'espèce de la paralysie : est-elle névritique, médullaire ou cérébrale ?

La paralysie *vraiment* névritique est rare, elle se reconnaît du reste à ses caractères habituels : elle correspond exactement à la distribution d'un nerf ; tels sont quelques cas exceptionnels de paralysie du nerf radial et du nerf sciatique poplité, signalés au cours du typhus.

D'ordinaire, aux troubles de la motilité, se joignent des troubles de la sensibilité, de l'innervation vasculaire, glandulaire et des troubles trophiques.

Toutes les paralysies diffuses, dont la diphthérie nous offre le type, et qui semblent résulter des troubles fonctionnels ou nutritifs des cellules nerveuses, ont, en général, toutes les apparences, des akinésies périphériques. Elles sont reconnaissables à une amyotrophie plus ou moins hâtive et surtout à ce fait qu'elles donnent la réaction de dégénérescence.

Dans ces cas, la contractilité électro-musculaire sera plus ou moins diminuée. C'est à tort, croyons-nous, que Duchenne donne la conservation de la réaction électrique

comme un des caractères des paralysies diphthéritiques.
Erb a explicitement noté la réaction dégénérative dans
cette maladie, nous l'avons notée deux fois dans les mêmes
circonstances chez deux malades de la clinique de M. Hardy
M. Joffroy (1) dit expressément avoir vu, dans un cas
de paralysie diphthéritique, la contractilité faradique considérablement diminuée avec exaltation de la contractilité
galvanique, ce qui, ajoute-t-il avec raison, est de nature à
faire penser à une dégénérescence des nerfs primitive ou secondaire.

La preuve de cette dégénération (la grande chose, en
somme, qui importe au diagnostic et au pronostic) sera
fournie par la recherche des modifications subies par l'état
de la contractilité électro-musculaire.

Il s'en faut, pourtant, que cette recherche donne, dans
tous les cas, des renseignements aussi rigoureux que le faisaient espérer les derniers travaux de Erb (2). Toutefois,
on peut accepter comme certain, que chez un paralytique,
l'absence de modifications de l'excitabilité électrique des
muscles ou des nerfs au courant induit et au courant continu, témoigne de l'origine cérébrale des accidents.

Une paralysie périphérique, examinée tout à fait au début, pourrait donner même réaction, mais les modifications
surprises à quelques jours de distance, viendront témoigner qu'il ne s'agit pas de phénomènes paralytiques d'origine centrale. On surprendra une diminution parfois considérable de l'excitabilité électrique; tandis que l'action
du courant continu sera amoindrie, il faudra forcer les

(1) Loco citato.
(2) Handbuch der speciellen Pathologie und Therapie, von Ziemssen, vol. XII, p. 522. (Voir l'analyse des travaux de Erb sur la réaction
de dégénérescence par Straus, Pathologie du muscle, in Dict. de médecine et de chirurgie prat., t. XXIII, et Grasset, t. II, des Maladies du
système nerveux.)

courants faradiques pour obtenir des contractions. L'intensité de ces modifications, qui pourront aller depuis l'affaiblissement simple jusqu'à la presque disparition, permettra d'apprécier l'altération du nerf qui commande la dégénération musculaire.

Bientôt enfin, apparaîtrait la réaction de dégénérescence (Entartungs–Reaction) : diminution de la contractilité musculaire aux courants faradiques, exagération aux courants galvaniques dont on ne saurait méconnaître l'importance. Elle indique, partout où on la trouve, des altérations notables des nerfs et des muscles, sa disparition permet d'annoncer l'amendement et la guérison des paralysies amyotrophiques, sa persistance est de mauvaise augure.

A en croire certains observateurs, M. Joffroy, notamment, qui s'est efforcé, d'après le fait déjà cité, de rechercher les signes distinctifs des paralysies, subordonnées à une névrite parenchymateuse plutôt qu'à une lésion de la moelle, on reconnaîtrait les paralysies névritiques aux caractères suivants : « les muscles deviennent mous, maigres et perdent la contractilité volontaire et la contractilité faradique, en même temps qu'ils réagissent plus à la contractilité galvanique. »

Peut-être, pour les raisons physiologiques que nous avons données à plusieurs reprises, y aurait-il lieu de ne point attacher autant d'importance à ce diagnostic différentiel puisque la réaction de dégénérescence paraît se produire semblable, que la lésion s'attaque à la cellule nerveuse dans la moelle, ou au cordon nerveux lui-même.

Pour ce qui est du diagnostic des paralysies d'origine spinale il faut savoir, que les formes paralytiques reproduisent plus ou moins complètement les divers types des myélites aiguës, subaiguës ou chroniques, depuis les formes les plus diffuses jusqu'aux formes les plus systématiques.

Ce sont, d'ordinaire, les symptômes de la myélite subaiguë : la paralysie est symétrique, les sphincters peuvent
être intéressés, les réflexes peuvent être augmentés ou diminués suivant le siège et l'étendue de la lésion ; enfin, la
paralysie vaso-motrice peut, suivant le type observé, apparaître ou faire défaut. On se souviendra que la paralysie
vaso-motrice est un symptôme habituel de la myélite diffuse
et non de la paralysie infantile.

Du reste, ces formes spinales ont une marche très variable, irrégulière même et non point l'évolution, en quelque
sorte réglée, des maladies types de la moelle dont elles
prennent les allures : tantôt partielles, systématisées, tantôt diffuses et rapidement ascendantes, alors paraissent
les troubles respiratoires et bulbaires.

Ce syndrome bulbaire, rappelant plus ou moins le type
de la paralysie labio-glosso-laryngée, peut être, parfois,
la première manifestation paralytique d'une maladie aiguë.
Ces paralysies bulbaires symptomatiques appartiennent
surtout à la diphthérie et avec une fréquence bien moindre
à la variole et à la fièvre typhoïde. Comme les formes spinales deutéropathiques, ces formes bulbaires ont, d'ordinaire, les mêmes caractères d'évolution rapide, et d'expression symptomatique plus irrégulière.

La diffusion de la paralysie à la moelle, au bulbe et à
l'encéphale peut donner à ces formes deutéropathiques les
allures de l'ataxie, et surtout de la sclérose en plaques : on
sait, d'ailleurs, la part que prennent les maladies aiguës
dans l'étiologie de ces deux affections. Début rapide au
lendemain de la maladie aiguë, symptomatologie frusté,
marche accidentée, amendement assez fréquent, guérison
possible, tels sont les caractères ordinaires qui permet-
tront de distinguer ces formes secondaires des formes
primitives.

Ainsi, dans cette ataxie des maladies aiguës, l'incoordination motrice souvent, ne sera point précédée des troubles oculaires, les douleurs fulgurantes seront peut-être moins fréquentes ou même pourront faire défaut : le malade arrivera vite et d'emblée à l'incoordination, brûlant, pour ainsi dire, les longues étapes habituelles au tabes.

Reconnaitre à la paralysie son origine cérébrale est un diagnostic facile ; rien ou peu de chose manque au cortège habituel : forme hémiplégique avec ou sans aphasie, avec ou sans troubles psychiques, intégrité des réflexes, conservation de la sensibilité et de la réaction électrique, absence d'amyotrophie.

Dans ces formes cérébrales, quelques caractères appartiennent en propre aux paralysies des maladies aiguës ainsi, dans la fièvre intermittente, la paralysie est une hémiplégie d'accès.

Les troubles psychiques ont, d'ordinaire, une importance supérieure à celle qu'ils prennent dans le ramollissement et l'hémorrhagie : le tableau est souvent complexe, confus, sans prédominance symptomatique bien marquée. Hemiparésie, troubles aphasiques, torpeur intellectuelle, diminution et perte de la mémoire, tous ces symptômes peuvent bien rappeler le ramollissement cerébral, mais ils surviennent, au cours ou au déclin d'une maladie et chez un individu jeune.

Lorsque l'hémiplégie est moins nette, que les troubles de la motilité moins accusés sont aussi plus diffus, que les troubles intellectuels prédominent, cet ensemble simule la paralysie générale.

C'est cette forme que Beau et Christian ont fait connaître, particulièrement à la suite de la fièvre typhoïde, de la pneumonie, et de l'érysipèle de la face. Ce sont là, souvent. des pseudo-paralysies générales.

Le début brusque, la marche rapide, aiguë comme disait Beau, l'absence habituelle de rémissions, la prédominance des paralysies vraies, enfin la guérison possible, voilà autant d'éléments qui feront reconnaître le caractère deutéropathique de cette péri-encéphalite diffuse.

En résumé, le diagnostic aussi bien que la symptomatologie, servira, une fois de plus, à démontrer que ces paralysies ne sauraient garder légitimement aucun des noms par lesquels on a cherché successivement à les désigner.

Insuffisamment appelées *paralysies des convalescents*, puisqu'elles peuvent survenir bien avant la convalescence, à la période de début aussi bien qu'à la période d'état de la maladie ; improprement appelées *asthéniques*, puisque l'asthénie peut n'avoir rien à faire dans leur genèse ; improprement appelées *diffuses*, puisque beaucoup d'entre elles ont des tendances à se systématiser ; aussi improprement appelées *amyotrophiques* que *périphériques*, puisque l'atrophie n'est qu'un élément contingent de leur symptomatologie, et qu'elles paraissent le plus souvent résulter de lésions centrales ; faussement appelées *essentielles*, puisque tout prouve qu'elles sont *cum materia* ; insuffisamment appelées *réflexes* puisqu'un très petit nombre le sont ; ces paralysies ne peuvent, en nosographie, recevoir qu'une dénomination, celle que leur avait donnée la tradition, de paralysies *des maladies aiguës*, pour marquer leur caractère étiologique.

En résumé, le diagnostic des paralysies dans les maladies aiguës ne saurait être, généralement, qu'un diagnostic de probabilité, rarement il comporte la certitude.

Les modifications présentées par les syndromes paralytiques permettent d'en soupçonner la nature secondaire et quelquefois de les rattacher à une maladie déterminée. Ainsi, la paraplégie est propre à la dysentérie et à la variole, l'hémiplégie à la forme intermittente, à certaines fièvres typhoïdes, à la pneumonie des vieillards.

Mais, toutes ces paralysies sont dominées par celles de la diphthérie, la paralysie diphthéritique est vraiment la paralysie secondaire par excellence.

Toutes les maladies aiguës peuvent frapper le cœur ; mais, il en est une qui le frappe avec une intensité et une fréquence sans pareilles, le rhumatisme. De même, si toutes les maladies aiguës peuvent plus ou moins frapper le système nerveux moteur, il en est une qui le frappe avec une fréquence sans égale, avec une fréquence qu'il importe au diagnostic de connaître, la diphthérie. De sorte qu'on peut bien dire : ce que le rhumatisme est au cœur, la diphthérie l'est à la moelle.

Nous venons de voir combien grandes étaient les difficultés du diagnostic des paralysies des maladies aiguës ; ces difficultés ne sont pas moindres quand il s'agit du pronostic.

C'est bien là, dans cette question du pronostic, qu'il importerait d'étudier chaque cas en particulier, cependant on peut énoncer quelques propositions générales.

Beaucoup de ces paralysies secondaires sont moins graves que les maladies protopathiques des nerfs, de la moelle ou du cerveau, dont elles empruntent l'expression symptomatique.

C'est bien une lésion du même siège, mais de qualité et de nature différentes. Le plus souvent, l'organe peu profondément touché, plus troublé dans sa fonction qu'atteint dans ses œuvres vives, reprend son intégrité et sa fonction.

C'est le propre d'une foule de ces états parétiques plutôt que paralytiques de la convalescence, qui disparaissent au fur et à mesure que l'organisme retrouve son équilibre, que les centres nerveux reprenant pleine possession d'eux-mêmes, rendent aux masses musculaires, avec leur nutrition normale, leur complète activité fonctionnelle.

Mais, si la guérison, d'une façon générale, peut être plus fréquemment espérée, il ne faut pas oublier non plus que la mort est une conséquence possible d'une série d'accidents paralytiques.

Ainsi, les formes cervicales et bulbaires sont immédiatement graves et le malade peut être rapidement emporté par les troubles circulatoires ou respiratoires. D'autres localisations ne sont pas moins redoutables : la paralysie des dilatateurs de la glotte peut être accompagnée d'une telle anxiété respiratoire (Obs. de M. Villemin), qu'elle nécessite la trachéotomie immédiate sous peine d'asphyxie. Dans nombre d'observations (cas de M. Bergeron, de M. Millard, de M. Hardy), ce sont les muscles respirateurs (diaphragme, muscle de Reissessen) qui sont intéressés et c'est encore à l'asphyxie que succombe le malade.

Ailleurs, c'est une paralysie du pharynx ou de l'œsophage qui met les jours en danger : le malade peut périr asphyxié par la pénétration d'aliments dans les voies respiratoires, l'arrêt d'un bol alimentaire dans l'œsophage ou bien peut succomber à l'inanition.

Enfin, les lésions du decubitus acutus, les troubles viscéraux (néphro-cystite, bronchc-pneumonie, œdème pulmonaire) sont autant de complications qui, par leur importance, prennent le pas sur les troubles moteurs et peuvent tuer le malade à bref délai.

Mais, on aurait tort de s'en laisser imposer toujours par la diffusion des phénomènes paralytiques ; même dans les formes les plus étendues des akinésies diphthéritiques, on voit, d'ordinaire, les désordres rétrocéder graduellement et la guérison complète survenir. La convalescence de la fièvre typhoïde et de la variole présente perfois de ces paralysies diffuses, capables de guérison.

Le pronostic, dès les premiers jours, semble devoir s'imposer plus grave dans les formes moins étendues et qui, d'emblée, prennent davantage les allures d'une affection de la moelle : telles sont, toutes ces formes deutéropathiques de paralysie infantile, de myélite diffuse ou de sclérose, dont nous citons des exemples.

Ce n'est plus ici, à la notion étiologique qu'on doit demander les éléments du pronostic, mais à la forme, au siège et à l'étendue des lésions.

Pourtant, on se souviendra ici encore du caractère général de toutes ces paralysies qui doivent à leur nature deutéropathique de comporter d'ordinaire un pronostic moins sombre. Les éléments du jugement devront être puisés dans les considérations d'âge, de sexe, de susceptibilité morbide acquise ou héréditaire.

S'il est vrai qu'une certaine débilité du système nerveux semble appeler les déterminations des maladies aiguës, tantôt sur la moelle, tantôt sur l'encéphale, on devra se souvenir qu'il n'est pas moins prouvé par les observations, qu'une première atteinte de paralysie deutéropathique augmente encore cette singulière prédisposition. Telle est l'histoire de cette maladie, qui, paraplégique après une rougeole, le fut de nouveau après une variole.

Et, ce n'est pas seulement une maladie aiguë, qui peut réveiller cette susceptibilité paralytique, mais bien d'autres causes encore : tels sont les excès, les travaux exagérés et, d'une façon générale, toutes les fatigues nerveuses. C'est ainsi qu'il peut arriver que le système nerveux

. voulant, lors de la convalescence, reprendre toutes ses
fonctions, d'une façon trop hâtive, manifeste sa débilité par une attaque paralytique. En somme, la maladie aiguë et la convalescence sont souvent une cause
occasionnelle qui révèle la faiblesse du système nerveux constitué à l'état de locus minoris resistantiæ, soit
par des attaques de paralysie antérieure, soit par l'hérédité, soit par l'hystérie. C'est là une notion de pathologie
générale dont on doit se souvenir. Bien des diathèses, jusque-là latentes, sont éveillées par des causes occasionnelles
diverses, et la maladie aiguë peut être une de ces causes.

Bien des considérations générales que nous avons émises
à propos du diagnostic et du pronostic sont applicables au
traitement.

S'il est de règle dans le rhumatisme aigu d'ausculter le
cœur pour rechercher le début de l'endocardite, de même,
dans certaines maladies aiguës, dans la diphthérie, il faut
épier les premiers débuts de la paralysie.

Dans certaines maladies aiguës où les phénomènes fluxionnaires, notamment la rachialgie, semblent imposer l'idée
d'une détermination morbide sur le système nerveux, on
doit trouver là une indication et, peut-être, la méthode ré-
vulsive saurait-elle rendre des services ?

Mais, la principale indication au cours ou au lendemain
de toutes ces maladies qui ont profondément déprimé l'organisme, est de modifier l'état général, de relever les forces
du malade.

Beaucoup de ces paralytiques anémiques sont justiciables, jusqu'à un certain point, de la médication tonique employée sous toutes ses formes : le fer, le quinquina, le café,
le vin et l'alimentation réparatrice.

Cette médication est surtout applicable, et d'ordinaire suffisante, pour celles d'entre les paralysies dont la guérison est à peu près la règle et à laquelle il suffit d'aider.

Il est des cas où la médication s'impose, ce sont ceux où la pathogénie de la paralysie n'apparaît pas douteuse : tels sont certains faits de paralysies réflexes dans lesquelles il est indiqué de traiter une affection des voies urinaires pour modifier la paralysie, de faire tomber une fluxion articulaire pour rendre aux muscles de la région toute leur énergie, ou encore, de guérir une diarrhée pour voir les accidents paralytiques disparaître comme dans l'observation de M. Potain. Telles sont encore les paralysies d'accès, les paralysies de la malaria dont on préviendra le retour par le sulfate de quinine.

D'autres fois, certaines interventions sont recommandées par la localisation paralytique : c'est ainsi, que la paralysie du pharynx nécessite l'emploi de la sonde œsophagienne, soit pour prévenir l'inanition, empêcher l'arrêt du bol alimentaire dans l'œsophage ou sa pénétration dans les voies aériennes.

Dans un certain nombre de cas, l'électrisation est indiquée pour conjurer les accidents immédiatement menaçants. Duchenne, de Boulogne, qui a bien montré l'efficacité de cette médication rapporte plus d'une observation dans laquelle le malade ne dut la vie et la guérison qu'à l'emploi de la faradisation. Notre observation 15 est un exemple très concluant : le malade allait succomber à l'asphyxie due à la paralysie des muscles bronchiques, Duchenne faradise le thorax, les mucosités bronchiques sont expulsées et les accidents disparaissent.

On se souviendra, en pareille occurrence, que la région précordiale est la zone réflexogène du pneumogastrique (Duchenne).

Une autre indication fournie par les localisations paralytiques et par les accidents auxquels elles exposent, est le traitement de la dysphagie. La dysphagie est redoutable souvent, non seulement parce qu'elle rend l'alimentation incomplète ou impossible, parce qu'elle retarde la convalescence mais encore parce qu'elle compromet le succès de la trachéotomie. Dans ce cas, on aura recours à l'électrisation qui pourra se faire à l'aide du procédé employé par M. Onimus ; on appliquera deux électrodes d'un courant. continu soit à la région cervicale antérieure, soit sur la nuque ou bien encore l'un des pôles au devant du pharynx et l'autre sur la nuque. A chaque interruption du courant, et surtout à chaque alternative voltaïque, on pourra voir se produire un mouvement complet de déglutition.

L'emploi de l'électricité, faradique ou voltaïque, est parfaitement indiqué aussi pour les paralysies diaphragmatiques et oculaires dont il hâte la guérion.

En dehors de ces cas spéciaux, la médication générale des paralysies est ici applicable : on aura recours au seigle ergoté tant vanté par M. Brown-Séquard et à la strychnine. Trousseau, Delioux de Savignac, M. Tillier et plus récemment Henoch et Acker ont obtenu par ce médicament de beaux résultats : Acker employait l'azotate de strychnine en injections sous-cutanées. Dans un de ses cas où la guérison fut rapide, il s'agissait d'une paralysie du laryngé supérieur.

On administrera encore le médicament sous forme de teinture de noix vomique à la dose de V à X gouttes ou de sirop de sulfate de strychnine du Codex.

On se trouvera bien d'excitations cutanées sous forme de frictions sèches, aromatiques ou faites avec la pommade de Magendie.

On aura recours surtout à l'emploi de l'électricité, soit,

sous forme de courants induits préférés par Duchenne de Boulogne, soit sous forme de courants continus (Remak).

Il y a ici une double indication, inciter le nerf engourdi, agir sur les muscles qui, le plus souvent, ont subi un certain degré d'atrophie.

L'électrisation aura pour résultat d'exciter la nutrition du muscle en suppléant, pour ainsi dire, à l'influence trophique qu'il ne reçoit plus de ses centres. La physiologie expérimentale n'a-t-elle pas montré depuis longtemps, que si, sur un animal dont on a coupé les deux nerfs sciatiques, on faradise seulement un des membres, l'atrophie musculaire marche beaucoup plus vite dans le membre non électrisé (1).

Le plus souvent on combinera et on alternera, comme le faisait Duchenne, la faradisation localisée avec la galvanisation ; les courants interrompus semblant agir surtout sur le fonctionnement et la galvanisation sur la nutrition musculaire.

L'hydrothérapie est souvent très utile, c'est, on le sait, le véritable tonique des gens débilités : on aura recours aux douches générales ou locales, selon les cas ; on les donnera, soit le long de la colonne vertébrale, soit sur la région sternale suivant les indications formulées, à propos de l'électricité, par Duchenne, de Boulogne.

Si le malade reste affaibli et languissant, les bains sulfureux seront donnés avec avantage ; on utilisera de même les bains de mer qui agissent à la fois comme excitants cutanés et comme toniques, On se trouvera mieux encore d'envoyer le paralytique parfaire sa guérison aux eaux sulfureuses chaudes, telles que Aix, Luchon, Aix-la-Cha-

(1) Brown-Séquard. Société de Biologie, 1849.

pelle, ou bien aux eaux sulfureuses salines telles que Bour-
bonne, Plombières et Ragatz.

La persistance des troubles paralytiques pouvant indiquer la résolution imparfaite de lésions des centres nerveux, peut faire conseiller aux malades un séjour à La
Malou ou à Balaruc. Dans le même ordre d'idées, l'emploi
de l'iodure de potassium nous paraîtrait justifié : donné à
faibles doses et d'une façon prolongée, il aurait pour avan-
tages d'aider à la résolution dans tous ces cas où la paralysie durable a souvent pour raisons d'être des lésions à
tendances sclérosiques. On se trouverait bien également de
l'application de pointes de feu le long de la colonne vertébrale.

Enfin l'hygiène de ces paralytiques ne doit point être
négligée : la susceptibilité de leur système nerveux doit leur
faire éviter les émotions, les fatigues, car il est à craindre
que ces excitations n'aggravent la paralysie ou même ne
lui donnent une extension plus grande.

INDEX BIBLIOGRAPHIQUE

ACKER. — Deutsch. Arch. für klin. med., vol. XIII.

AUBOUIN. — De l'épilepsie et de l'hémiplégie pleurétiques. Thèse Paris, 1878.

AUBRUN et PLOUVIEZ. — Union méd., 3 août 1861.

AVICENNÆ. — Opera venetiis apud Juntas, 1562, t. III.

AXENFELD. — Des névroses. Paris, 1864.

BOUILLON-LAGRANGE. — Gaz. hebd., 1859.

BRENNER. — Petersburger med. Zeitschrift, 1866.

BOUTIN (Henri). — Thèse Paris, 1859. Union med., 1865, v. XXVIII. p. 93.

BROWN-SÉQUARD. — Leçons sur les paralysies des membres inf., 1865.

BUHL. — Einiger über diphtherie Zeitschrift für biol., 1868.

BURROW'S. — On desorders of cerebral circulation, p. 196.

BARNIER. — Paralysies sans lésions organiques appréciables. Thèse d'agrégat. Paris, 1857.

BERTIN DU CHATEAU. — Etude des paralysies dites réflexes et des accidents consécutifs à la thoracentèse. Th. doct., 1878.

BAILLY. — Sur les paralysies consécutives à quelques maladies aiguës. Thèse Paris, 1872.

BŒRWINCKELL. — Schmidt's Jahrbücher, p. 288-436.

BARASCUT. — Gazette des hôpitaux, 1868.

BAUDIN. — Des complic. de la rougeole chez les enfants. Thèse Paris, 1835.

BEAU. — Mémoire sur une affection cérébrale qu'on peut appeler paralysie générale aiguë. Arch. gén. de méd., 1852.

BERGERON. — De la paralysie consécut. à la rougeole. In Gaz. des hôp., 1868.

BILLARD. — Gazette médicale, 1865.

BLANCKAERT. — De la rougeole chez les enfants et de ses complic. Thèse Paris, 1868.

Boston medical and surgical Journal, juillet 1876.

BOUCHER (de Saucergues). — Gaz. des hôp., 14 mars 1863, p. 123.

BOUCHUT. — Paralysie diphthéritique. Gaz. hôp., 1865.

— Traité pratique des maladies des nouveau-nés. Paris, 1873.

— De l'état nerveux aigu ou chronique ou nervosisme. Paris, 1875.

— Nouveaux éléments de pathologie générale. Paris, 1875.

BOURNEVILLE. — Notes in Leçons de Charcot sur les maladies du système nerveux, t. I, 4e édition, 1880.

BROCHIN. — Art. Convalescence, in Dict. encyclop. des sciences médicales, t. XX, 1re série.

CARRIEU. — De la fatigue et de son influence pathogénique. Th. agrég. Paris, 1878.

CAMUSET. — Gaz. hôp., 1873.

CHABRIER. — Des accidents graves qui surviennent pendant le cours de la rougeole et de la scarlatine. Metz, 1860.

CHALVET. — Gaz. des hôp., 1871.

CHARCOT et VULPIAN. — Gaz. hebd., 1862, p. 386.

CHARCOT. — Leçons sur les maladies du système nerveux, 4e édition.

— Cours de la Faculté, in Progrès médical, 1877-1878.

— Altération des nerfs dans le zona. Soc. de biologie, 1866.

— Cours de la Faculté, 1879, inédit.

CHÉRON. — Thèse de Paris.

CHOMEL. — Diss. hist. sur une épidémie du mal de gorge gang. Paris, 1749.

CHRISTIAN. — Folie consécut. aux mal. aiguës. Arch. méd., 1873, p. 256.

COLIN. — Mémoire de médecine militaire, 1860.

— Etudes cliniques de méd. milit., 1864.

COLLINY. — Arch. méd., 1836.

CONTOUR. — Du choléra épidémique, p. 40, 1849. Paris.

CHARPENTIER. — Contribution à l'étude des paralysies puerpérales, 1872.

CLÉMENT. — Tremblements consécutifs aux maladies aiguës. Lyon, 1877.

DAMASCHINO. — Leçons sur les maladies des voies digestives. Paris, 1880.

DAMASCHINO et ROGER. — Recherches anatomo-pathologiques sur la paralysie spinale de l'enfance. Gaz. méd. Paris, 1871.

DARCY. — De l'hémiplégie puerpérale. Th. Paris, 1877.

DEBOUT. — Bulletin de thérap., 32, p. 446.

DÉJERINE. — Arch. de phys. norm. et pathol., 1878.

DELASIAUVE. — Ann. méd. psych., juillet 1849.

DELIOUX DE SAVIGNAC. — Un. méd , 1867, v. III, p. 200.

DIEULAFOY. — Thèse inaug. Paris, 1869.

DONDERS. — In Traité d'ophth de Wecker.

DUCHENNE (de Boulogne). — De l'électricité localisée.

DUOURD. — Bull. de thérap., 32, p. 391.

DÉCORNIÈRE. — De l'endocardite puerpérale. Thèse de Paris, 1869.

DEPAUL. — Leçons de clinique obstétricale, 1872-76. Annales de Tocologie, 1875-76.

DURAND (A.-P.). — Etude anatomique sur le segment cellul. contractile et le tissu connectif du muscle cardiaque, 1879.

DESPLATS. — Paralysies périphériques. Thèse agrég., 1875.

DUJARDIN-BEAUMETZ. — De la myélite aiguë. Th. agrég. Paris, 1872.

EADE. — The Lancet, 16 juillet 1859.

EBSTEIN. — Deutches Arch., t. X, p. 597.

EMPIS. — Bull. de la Soc. méd. des hôp., 14 novembre 1860.

ERDINGER. — Union méd., 1867, v. III, p. 204.

ESQUIROL. — Maladies mentales, 1822.

EVRARD. — Des complic. de la rougeole. Gaz. des hôp., 1869, nº 110.

ERB. — Vol. XII, p. 409, in Ziemssen.

FABRICIUS (Ph.-Ch.). — De paralysi bracchii unius et pedis alterius dysentericis familiari.

FAUCHER. — Union méd., 1867.

FAURE. — Union médicale, 1857.

FERNET (Ch.) — Article Convalescence du Nouveau diction. de méd. et de chir. prat.

FOLLIN et DUPLAY. — Troubles de la motilité dans la hernie étranglée. Pathologie externe.

FORESTUS. — L. X, obs. 95.

FOVILLE. — Ann. méd. psych., janvier 1873.

FRERICHS. — Haeser's Archiv. Band X.

FLETWOOD CHURCHILL. — Dublin quaterly Journal of med., t. XVII, 1854. On paralysis occuring in gestation and in childred. (Inséré dans le Traité des maladies des femmes. Paris, 2º édit., trad. Dubrisay, revue par Leblond).

FERNET. — Du rhumatisme aigu et de ses diverses manifestations. Paris, 1865.

FELHOEN. — De la nature et du traitement des paralysies consécutives au croup. Th. doct. Paris, 1875.

FRITZ. — Symptômes spinaux dans la fièvre typhoïde, 1863.

GALEZOWSKI. — Traité des maladies des yeux, 2ᵉ partie, 1872, p. 730.

GARNIER. — Thèse de Paris, 1860, et Union médicale, 25 févr. 1852.

GERLIER. — Thèse Paris, 1866.

GOMES DO VALLE. — In escholiaste medico, nᵒˢ 122 et 138.

GRAVES. — Clinical medicine, trad. Jaccoud, 1863, t. I.

GREENHOW. — Edinburgh medical Journal, 1863.

GRIESINGER. — Maladies mentales, p. 223.

GRUNER. — Semeiotice Hake, 1775.

GYOUX (Ph.)· — Gaz. hebd., 1870.

GROS. — Contribution à l'histoire des névrites. Thèse Lyon, 1879.

GUBLER. — Des paralysies dans leurs rapports avec les maladies aiguës, et spécialement des paralysies anesthésiques, diffuses, des convalescents. Arch. génér. de méd., 1860 et 1861.

— De la paralysie amyotrophique consécutive aux maladies aiguës. Gaz. méd. Paris, 1861.

GRASSET. — Étude clinique sur les diverses manifestations hémiplégiques de l'intoxication paludéenne ; in Montpellier médical, avril 1876.

— Maladies du système nerveux, t. II.

HALLOPEAU. — Thèse agrégation, 1875.

HARTWIG. — Diss. inaug. Halle, 1874. Centralbl. f. chir., 1874, nᵒ 25.

HATTENBRENNER. — Jahrb. f. Kinderh., 1875.

HAYDEN. — Cas de paralysie après la diphthérie. Brit. med. J., 1868.

HEADLAND. — A case of diptheric paralysis. Lancet, 8 fév. 1873.

HERMANN WEBER. — Ueber lahmunger nach dipth. Virchow's Arch., t. XXIII.

HERVIEUX. — Bull. de la Soc. méd., 14 nov. 1860.

HIRSCHPRUNG. — Diphtherie paralysis. Hospitals, Tetende, 1873.

HUGLINGS-JAKSON. — Lancet, 1873.

HARDY. — Leçon clinique de la Charité, sur le zona, in Gazette méd. Paris, 1873.

— Leçon clinique de la Charité, sur les paralysies diphthéritiques et angineuses ; in Annales des maladies du larynx, juillet 1873.

HARDY et BÉHIER. — Traité de pathologie interne, t. I, 3ᵉ édition.

— Idem, t. IV.

HERVIEUX. — Traité clin. et prat. des maladies puerpérales, 1870.

HALLEZ. — Des localisations rhumatismales qui peuvent précéder la localisation articulaire aiguë. Paris, 1870.

HAYEM. — Des altérations de la moelle consécutives aux lésions des nerfs. Soc. de biologie, 1874.

HAYEM. — Note sur les altérations des muscles dans les maladies aiguës. Soc. de biologie, 1866-1870.
— Pathologie musculaire, in Diction. encyclopédique, t. X, 3ᵉ série.

IMBERT-GOURBEYRE. — Recherches histor. sur les paral. consécut. aux malad. aiguës. Gazette méd. Paris, 1863.
— Des paralysies puerpérales. Mém. de l'Acad., 1801.
— Albuminurie puerpérale. Mém. de l'Acad., 1855.

JACCOUD. — Des paraplégies et de l'ataxie du mouvement.
— Traité de pathologie interne.
— Nouveau dictionnaire de méd. et de chirurgie pratiques, t. XXVI. Paral. fonctionnelles.
JACQUOT. — Du typhus de l'armée d'Orient. Paris, 1858.
JAFFÉ-MAX. — Schmidt's Jahrbücher, etc., 1868, p. 215.
JOFFROY. — Mém. de la Soc. de biol., 31 juillet et 6 novembre 1869, p. 145.
JOFFROY. — De la névrite parenchymateuse spontanée (Archives de physiologie, 1879).
JOUSSET (de Belleyme). — Gaz. des hôp., 28 janvier 1860.

KAHLER und A. PICK. — Ueber ataxie und ataxie nach acuten Erkrankungen.
— Vierteljahrschrift für die praktische heilkunde. Prague, 1879.
KENNEDY. — Recherches sur quelques formes de paralysie qui se manifestent chez les enfants. (Extrait, in Arch. génér. de méd., 1850.)

LANCEREAUX. — De l'endocardite puerpérale. In Gaz. méd., 1862.
LEYDEN. — Traité clinique des maladies de la moelle épinière. Paris, 1879.
LEROY d'ÉTIOLLES. — Paralysies des membres inf. ou paraplégies consécut. aux maladies des organes génito-urinaires. Paris, 1856.
LASÈGUE. — Traité des angines. Paris, 1868.
LAVERAN. — Traité des maladies et épidémies des armées. Paris, 1875.
LABADIE-LAGRAVE. — Art. Nerfs, pathol. médic., in Dict. de méd. et de chirurgie pratiques.

Landry. — Paral. ascend. aiguë. Gaz. hebd., 1859.

Larivière (de Cambrai). — Gaz. des hôp., 1869, p. 435.

Larue. — Gaz. des hôp., 1873.

Laveran. — Arch. méd., juillet 1871.

Lefol. — Complicat. de la rougeole. Thèse Paris, 1841.

Legroux. — De l'aphasie. Th. agrég., 1875.

Lepecq de la Clôture. — Collect. d'obs. sur les mal. et const. épid.,
      1re partie, p. 532, 1778.

Lépine (R.). — De l'hémiplégie pneumonique. Th. doct., 1870.

—   Soc. de biologie, 1872.

—   Soc. médic. des hôpitaux.

—   Art. Pneumonie, in Nouveau diction. de médecine et de chi-
      rurgie pratiques, t. XXVIII.

De Lespinois. — Un. méd., 1867, v. III, p. 204.

Letzerich. — Ueber diphtheritis. Berlin, 1872.

Leudet. — Rem. sur les paral. essent. conséc. à la fièvre typhoïde.
      Gaz. méd., 1861.

Leudet (E.). — Recherches sur les troubles des nerfs périphériques
      (Arch. gén. de méd., 1865).

Liouville (H.). — Bull. de la Soc. anat., 1869-70.

Littré. — Gaz. méd., 1861, p. 353.

Loyauté. — Thèse Montpellier, 1836.

Lorain et Lépine. — Art. Diphthérie du Nouveau dictionnaire de mé-
      decine, t. XI.

Macario. — Bull. général de thérap., 1850, p. 543.

Magendie. — Leçons sur le choléra. Paris, 1832.

Magnan. — Mém. de la Soc. de biol., 1869, p. 273.

Magnier. — Des acc. graves qui surviennent dans le cours des affec-
      tions rubéoliques et scarlatineuses. Metz, 1860.

Maingault. — De la paralysie du voile du palais à la suite d'angine.
      Th. doct., 1854.

—   De la paralysie diphthérique. Paris, 1860.

Mansord. — Thèse Paris, 1874.

Marquez (de Colmar). — Gaz. de Strasbourg (22 oct. 1860).

Mayer (A.). — Union médicale, 1860.

Max-Jaffé. — Schmidt's Jahrbuch., 1862.

Mesnet. — Ann. med. psychol., 1866, I, p. 327.

Michaut. — Arch. de phys. norm. et path., 71-72.

Millard. — Thèse Paris, 1858.

Morel. — Traité des maladies mentales.

Morisseau. — Union méd., 23 oct. 1851.

MORGAGNI (II). — Contribution à l'étude des par alys. diphthéritiques, 1873.

MOYNIER. — Gaz. des hôp., 1859.

MAURICEAU. — Maladies des femmes et obs., édit. 1740.

MÉNIÈRE. — Observations et réflexions sur l'hémorrhagie cérébrale considérée pendant la grossesse et après l'accouchement. Arch. de médecine, 1828.

MANSORD. — Essai sur l'histoire de la diphthérie pharyngienne et sur les paralysies consécutives à cette affection. Thèse pour le doctorat. Paris, 1874.

MAGNE. — Des paralysies diphthéritiques. Thèse pour le doctorat. Paris, 1878.

ODIN. — Lyon médical, 1876.

ŒRTEL. — Studien ueber diptheritis Bayer artzlich intelligenzblatt, 1868.

OLIVIER (R.). — Essai sur le traitement de la paralysie amyotrophique consécutive aux maladies aiguës. Th. doct. Paris, 1862.

OLLIVIER (d'Angers). — Traité des maladies de la moelle épinière, tome II.

OLLIVIER (Auguste). — Notions sur l'endocardite et l'hémiplégie puerpérales. Mém. de la Soc. de biol., 1868 et 1869.

OPPOLZER. — Gaz. hebd.

PAULIN. — Paralysies consécutives à la fièvre typhoïde. Thèse pour le doctorat. Paris, 1879.

PAGENSTECHER. — Soc. d'ophthalmol. d'Heilderberg, 1864.

PALEY. — Th. doct. Paris, 1858.

PARISOT (V.). — Considérations sur quelques points de l'histoire de la fièvre typhoïde. Th. doct. Paris, 1836.

PARROT. — Considérations sur le zona. Union médicale, 1856.
— Note sur la fièvre herpétique. Gazette hebd., 1871.

PATERSON. — Medical Times and Gazette, déc. 1866.

PELLEGRINO-LEVI. — Arch. méd., février 1865.

PÉRATÉ. — Thèse Paris, 1858.

PAULIN. — Contribution à l'étude des paralysies consécutives à la fièvre typhoïde. Th. doct. Paris, 1877.

PERCHANT. — Thèse Paris, 1875.

PERRIER. — Rougeole épidémique, son importance et ses complications. Imp. Leroy. Calais, 1848.

PERRIN. — Gaz. des hôp., 1844.

Pery. — Thèse Paris, 1859.

Philippeaux. — Bull. thérap., 1867-72, p. 220.

Pierret. — Société de biologie, 1876.

Pirotte. — Arch méd. belges, oct. 1864.

Piso (Nic.). — De morbis cognoscendis et curandis. Ludg. Batav., 1736, t. I, p. 112.

Poyet. — Thèse Paris, 1877.

Proust. — Soc. anat., janvier 1860.

Peter. — Conférences cliniques sur la pelvi-péritonite et la paralysie utérine. Gaz. hôp., 1872.

Peter et Roger. — Art. Angines, in Diction. encyclopéd., 1872.

Peter. — Leçons de clinique médicale, t. II.

Quissac. — Montpellier médical, 1876.

Ranvier. — Cours d'anatomie générale du Collège de France sur le système nerveux.

— Leçons d'anatomie générale sur le système musculaire, recueillies par J. Renaud (Publicat. Progrès médical, 1880).

Rathery. — Des accidents de la convalescence. Thèse agrégat. Paris. 1875.

Rayer. — Traité des maladies des reins.

— Gaz. médic. Paris, 1832.

J. Renaut. — De la forme fébrile et rapide de la paralysie musculaire des saturnins. Gaz. méd., 1878, p. 394.

— Art. système nerveux, in Dict. encyclopédique des sciences médicales, t. XII, 2e série.

Richardson. — Med. Times and Gazette, 1856.

Roger (H.). — Rapport sur le mémoire de Maingault, lu à la Soc. méd. hôpitaux, 1859.

— Recherches cliniques sur la paralysie consécutive à la diphthérie. Arch. génér. méd., 1862.

Roger (H.) et Peter. — Art. Angines, in Dict. encyclop.

Roger (H.) et Damaschino. — Recherches anatomo-pathologiques sur la paralysie spinale de l'enfance. Gaz. méd. Paris, 1871.

Rufz. — Notes sur les principales complications de la rougeole ; Journal des connaissances médico-chirurgicales, 1836, p. 318.

Sanné. — De la diphthérie, 1877.

Schepers. — Berlin. Klin. Wochenschrift, 21 oct. 1872.

Schmidt's. — Jahrbücher, 1863, p. 166.

Scholz. — Arch. für psych. u. nerv. krank. III Bd., 3 Heft, 1872.

Scoutteten. — Traitement préservatif des accid. pouvant survenir à la suite de la rougeole et scarlatine. Metz, 1859. In Gazette hebdom.

Sée. — Bulletins de la Société méd. des hôpit., 1860 à 1861.

Sénator. — Ueber diptherie. Arch. für Pathol., anat. und phys., 1872.

Surmay.— Arch. méd., 1865, p. 678. Quelques cas de paralysie, etc.

Simon (Jules). — Thèse d'agrégation, 1866.

Simpson (James).— Clinique obstétricale et gynécologique. Trad. Chantreuil, 1874.

Schneider. — Paralysies consécutives aux maladies aiguës. Th. doct. Paris, 1877.

Sainclair. — Pathogénie des paralysies diphthéritiques. Thèse, Lyon, 1879.

Soulé. — Etude sur la fièvre typhoïde à forme ataxique. Th. doctorat. Paris, 1879.

Straus. — Art. pathologie du muscle, in Nouveau dict. de méd. et de chirurgie, t. XXIII.

Talamon. — Des lésions du système nerveux central d'origine périphérique (Revue générale). Revue mensuelle, 1879.

Tavignot. — Revue de thérap. méd. chirurg., 1865.

Thibaut. — Journal de méd. de l'Ouest.

Thore. — Ann. médico-psychol., 1850, 1re série, 7e année.

Thomaselli. — Gaz. hebd. 1861, p. 102.

Trousseau. — Lecons de clinique médicale. Gaz. des hôp., janvier 1860. Union méd., 7 oct. 1851. Gaz. des hôp., 30 juillet 1855.

Turc. — Beobachtungen über das menschlichen Rucken markes ; sitzungsberichte der Rais akad. d. Wissensch., t. XVI, 1855, p. 329.

Teissier. — De la valeur thérapeutique des courants continus. Thèse agrég. Paris, 1878.

Valleix. — Guide du médecin praticien, 5e édition. par Lorain, t. III.

Valentiner. — Deutsche Klinik, no 13, 1863.

Villemin. — Article Rachialgie, in Diction. encyclop., t. I, 4e série.

Vincent. — Paralysies dans la fièvre intermittente. Th. doct. Montpellier, 1878.

Vulpian et Charcot. — Gaz. hebd. Paris, 1862.

Vulpian. — Leçons sur l'appareil vaso-moteur. Paris, 1875.

— Préface du livre de Weir Mitchell.

— Influence des nerfs sur les muscles. Arch. de physiologie, 1871-72.

Vulpian. — Analyse du mémoire de Westphal, in Arch. de physiologie, 1873.
— Cours de la Faculté, inédit, 1876.
— Leçons sur les maladies du système nerveux, recueillies par Bourceret.
— Clinique médicale de la Charité, 1879.

Zarizianos. — Etude sur les phénomènes spinaux dans les fièvres éruptives. Thèse de Paris, 1866.
Zenker. — Arch. gén., 1865. Traduction de Fritz. Zeitschrift für rat. mediz. B. XXIV, Heft 2 et 3.
Zimmerman. — Traité de la dysentérie, ch. ii.
Ziemssen. — Handbuch der speciellen pathologie und therapie, passim.

Weber (H.). Virchow's Arch. für pathol. anat. Die nervenstœorungen und Lœhmungen, etc., t. XXV, p. 114, 1862, et t. XXVIII, p. 489, 1863.
Westphal. — Berliner klinische Wochenschrift, 1872, n° 47. Arch. de phys., t. V, 1873.
Wilson (Ewards). — British medical Journal, 1876, p. 675.

TABLE DES MATIÈRES

Paris. — A. PARENT, imp. de la Faculté de Médecine, r. M.-le-Prince, 29-31